நோய் தீர்க்கும் பழங்கள்

நோய் தீர்க்கும் பழங்கள்
Noi Theerkum Pazhangal
K.S. Subramani ©

First Edition: August 2015
216 Pages

ISBN 978-93-84149-30-7
Kizhakku - 831

Kizhakku Pathippagam
177/103, First Floor,
Ambal's Building, Lloyds Road,
Royapettah, Chennai 600 014.
Ph: +91-44-4200-9603

Email : support@nhm.in
Website : www.nhm.in

This book is not meant to be used, nor should it be used, to diagnose or treat any medical condition. For diagnosis or treatment of any medical problem, consult your own physician. The publisher and author are not responsible for any specific health or allergy needs that may require medical supervision and are not liable for any damages or negative consequences from any treatment, action, application or preparation, to any person reading or following the information in this book.

நோய் தீர்க்கும் பழங்கள்

கே.எஸ்.சுப்ரமணி

கிழக்கு

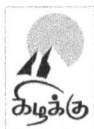

நன்றி

என்னை உணவு மருத்துவ எழுத்தாளனாக உருவாக்கிய
திரு லேனா தமிழ்வாணன் அவர்கள்
என் மூத்த சகோதரி செல்வி கதி.வள்ளியம்மை

சமர்ப்பணம்

ஸ்ரீ அரவிந்த அன்னைக்கு

முன்னுரை

இந்த நூலில் நோய்களைக் குணமாக்கும் 39 வகையான பழங்கள் பற்றிய பல அரிய உணவுக் குறிப்புகள் உள்ளன.

ஆப்பிள், மாதுளை, வாழைப்பழம், திராட்சை, ப்ளூபெர்ரி போன்ற பழங்கள் உடல்நலத்தைக் காப்பதில் முதலிடத்தில் உள்ளன. பழங்கள் நமது குணங்களைக் கூட ஆளுமை செய்யும் சக்தி வாய்ந்தவை என்பது உங்களுக்குத் தெரியுமா? குறிப்பாக தினமும் இரண்டு மாதுளம்பழம் சாப்பிட்டு வந்தால் பொறாமைக் குணம் அழிந்து நல்லதையே சிந்தித்து வாழும் தன்மை மிகும். மேலும் இந்தப் பழத்தில் உள்ள புனிகால்ஜின் (Punicalagin) என்கிற சத்து எல்லாவிதமான நோய்களையும் தீர்க்கவல்ல சக்திவாய்ந்தது. இதயநோய் தாக்குதல் இன்றி நீண்ட நாட்கள் வாழலாம்.

இதைப் போலவே ஒவ்வொரு பழத்துக்கும் ஒவ்வொரு விதமான திறன் உண்டு. ரத்தத்தைச் சுத்தப்படுத்தும் பழங்களும், நோய் எதிர்ப்புச் சக்தியை அதிகரித்துத் தரும் பழங்களும், நல்ல மனப்பான்மையைத் தரும் பழங்களும் மனிதர்களை ஆரோக்கியமாக வாழவைப்பதுடன் நீண்ட ஆயுளையும் எளிதில் வழங்குகின்றன. அனைத்து நோய்களையும் குணமாக்கி அவை மீண்டும் வராமலும் தடுத்துவிடுகின்றன.

சீசனின் போது குறைந்த விலையில் கிடைக்கும் பழங்களை நிறையவே வாங்கிச் சாப்பிடுங்கள். அதே நேரத்தில் மா, பலா, வாழை என மூன்றிற்கும் மிக முக்கியத்துவம் கொடுத்து கண்டிப்பாக உணவில் சேர்த்துக் கொள்ளுங்கள்.

பெண்கள் கிரான்பெர்ரி ஜூஸ் சாப்பிட்டு வருவது மிக நல்லது. இத்துடன் அன்னாசியும் அவசியம்.

அசைவ உணவுக்காரர்கள் மாதுளம்பழம், திராட்சை, பேரீச்சை ஆகிய வற்றிற்கு முக்கியத்துவம் கொடுத்தால் வாழ்நாள் நீடிப்பது உறுதி.

உடற்பயிற்சி செய்து ஆரோக்கியமாக வாழ்பவர்கள் இளமைத் துடிப்பைத் தரும் பழங்களின் பட்டியலில் உள்ள பழங்களைத் தேர்வு செய்து சாப்பிட்டு வரலாம்.

அழகையும் ஆரோக்கியத்தையும் தரும் பழங்களுக்கு முக்கியத்துவம் கொடுத்தால் வாழ்நாள் நீடிப்பது உறுதி. எனவே, குறைந்தது தினமும் மூன்று முதல் ஐந்து வகையான பழங்களையாவது சாப்பிடத் தொடங்குவோம். இதன் மூலம் நம் ஆரோக்கியத்தை மேம்படுத்த உறுதி ஏற்போம்.

வாழ்க நலமுடன்,

மிக்க அன்புடன்
கே.எஸ்.சுப்ரமணி

உள்ளே

அவாகோடா பழம்

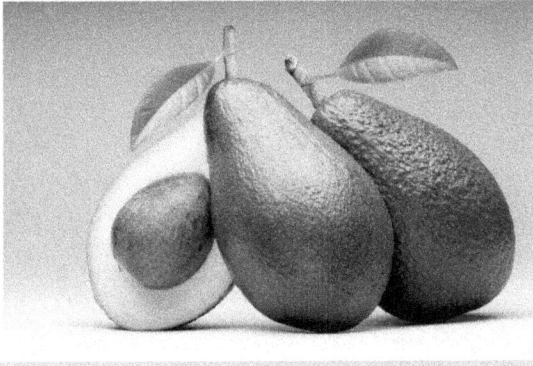

அதிக அளவு கலோரி உள்ள முதல் பழம் அவாகோடா!

உயர்தரமான பழ உணவாகவும் மருந்தாகவும் உள்ள அவாகோடா பழம், எளிதில் ஆவியாகக்கூடிய கொழுப்பு சம்பந்தமான அமிலத்தையும் பெற்றுள்ளது.

பழங்களிலேயே அதிக அளவு கலோரி உள்ள பழம் அவாகோடாதான். இப்பழத்தில் கண் களுக்கு பார்வைத்திறன் தரும் வைட்டமின் ஏ-வும் தாராளமாக உள்ளது.

100 கிராம் பழத்தில் 160 முதல் 225 சதவிகித கலோரியும், 2% புரதமும், 23% கொழுப்பும், ஒரு சதவிகித மாவுச்சத்தும் உள்ளன. தாது உப்புகளில் மூளைக்குப் புத்துணர்வு தரும் பாஸ்பரஸ் உப்பு 80 மில்லி கிராமும், கால்சியம் 10 மில்லி கிராமும் சிறிதளவு இரும்புச்சத்தும் கொண்டது அவாகோடா.

தொற்றுநோயை விரட்டியடிக்கும் அற்புதப் பழம்

இதயத்தைப் பாதுகாக்க!

இதயத்துக்குச் செல்லும் ரத்தக் குழாய்களில் கொலஸ்ட்ரால் அதாவது கொழுப்பு அடைக்காமல் பார்த்துக்கொள்ளும் முதல் ஐந்து உணவுகளுக்குள் அவாகோடா 80% நல்ல கொழுப்பைப் பெற்று இரண்டாவது இடத்தில் இருக்கிறது. (மற்றவை ஹேசல்நட்ஸ் 81%, ஆலிவ் எண்ணெய் 72%, பாதாம் பருப்பு 71%, கனோலா எண்ணெய் 60%) எனவே, மாரடைப்போ, இதய நோய்களோ இன்றி நீண்ட நாள்கள் வாழ அவாகோடா பழத்தையும், அவாகோடா எண்ணெயையும் சேர்த்துக் கொள்வது மிக மிக அவசியம்.

இதனால் ரத்தத்தில் கெட்ட கொலஸ்ட்ரால் (எச்.டி.எல்) அளவு குறையும்.

இஸ்ரேல் நாட்டில் தினமும் ஓர் அவாகோடா பழம் வீதம் மூன்று மாதங்கள் தொடர்ந்து சாப்பிட்டு வந்தவர்களின் ரத்தத்தில் 12% கெட்ட கொலஸ்ட்ரால் குறைந்தது நிரூபணமாகியுள்ளது.

மேலும் விந்து உற்பத்திக்கு வைட்டமின் சி தேவை. இவற்றைப் பெற மூன்று ஆரஞ்சுப் பழம் அல்லது 3 கப் ஸ்ட்ராபெர்ரி பழங்கள் சாப்பிட வேண்டும். அதற்குப் பிறகும் வைட்டமின் சி

அவாகோடா பழம், பேரிக்காய் வடிவிலும், சில பழங்கள் உருண்டை வடிவிலும் இருக்கும். பழங்களிலேயே ஊட்டச்சத்து மிக்க அவாகோடா பச்சை, சிவப்பு, பழுப்பு, இளஞ்சிவப்பு ஆகிய நிறங்களிலும் கிடைக்கின்றன. மெக்சிகன், குவாட்டிமாலா, வெஸ்ட் இந்தியன் என்னும் மூன்று வகையான பழங்களே அவாகோடாவில் முக்கியமான இனங்கள்.

பச்சடி, கிச்சடி, சூப் மற்றும் விருந்துகளில் சிறப்பு உணவு என்று விதவிதமான முறைகளில் இப்பழத்தைப் பயன்படுத்துகின்றனர்.

உடல் உறுதிபெற:

அவாகோடா உயர்தரமான புரதச்சத்து நிறைந்துள்ள பழம் என்பதால் அதைப் பாலுடன் சேர்த்து அருந்தினாலே போதும். அரிசி உணவு, கோதுமை உணவு ஆகியவற்றிற்கு ஈடான சக்தியை ஒரே ஒரு அவாகோடா பழமும் ஒரு கோப்பைப் பாலும் தந்துவிடும்.

இதில் உள்ள வைட்டமின் ஏ, நோய் எதிர்ப்புச் சக்தியை உருவாக்கித் தருகிறது. வைட்டமின் சி, வளர்சிதை மாற்றத்தைத் துரிதப்படுத்தி

தடையின்றி கிடைத்து விந்து உற்பத்தி அதிகரிக்க அவாகோடா பழம் ஒன்றோ அல்லது அஸ்பராகஸ் கீரை (தண்ணீர் விட்டான் கிழங்கு) ஒரு கப்போ சாப்பிட்டால் போதும். இவற்றில் உள்ள குளுட்டாதின் என்ற ஆன்ட்டி ஆக்ஸிடென்ட் விந்து உற்பத்தி தடையில்லாமல் உற்பத்தியாக உதவும்.

எனவே, ஆண், பெண் இருவருமே மூன்று ஆரஞ்சுப் பழமும், ஒன்றிரண்டு அவாகோடா பழமும் சாப்பிட்டு வந்தால் தாம்பத்ய உறவு சிறப்பாக இருக்கும். மலட்டுத் தன்மையும் குணமாகும்.

தர்பூசணி பழத்தில் உள்ளது போலவே அவாகோடாவில் தாராளமாக உள்ள குளுட்டாதின் காட்ராக்ட் பிரச்னை வராமல் கண்களைப் பாதுகாக்கின்றன.

அவாகோடா பழத்தில் தாராளமாக உள்ள, சக்திவாய்ந்த ஆன்ட்டி ஆக்ஸிடென்ட் முப்பது வகையான புற்றுநோய்க்காரணிகளை யும், எய்ட்ஸ் வைரஸையும் வேருடன் அழிக்கின்றன.

எனவே, இதயத்தைப் பாதுகாக்கவும், புற்றுநோய் இன்றி வாழவும் தினமும் இரண்டு அவாகோடா பழங்களாவது சாப்பிட்டு வருவது ஆயுளை நீட்டிக்கும் ஓர் எளிய அரிய ரகசியமாகும்.

நன்கு ஜீரணமாகச் செய்கிறது. சிறு குழந்தைகள் மெலிந்தும் உடல் குன்றியும் காணப்பட்டால் இப்பழத்தின் தசையைப் பாலில் கலந்து கொடுத்தால் போதும். குழந்தை உடல் உறுதிபெற்று வளரும்.

தினமும் ‘டானிக்’ போல் இந்தப் பழத்தையும் ஒரு கோப்பைப் பாலையும் சாப்பிட்டு வந்தால் எந்த வயதுக்காரரையும் தொற்றுநோய் அணுகவே அணுகாது.

மூளை துடிப்புடன் இருக்க...

இப்பழத்தில் உள்ள தாராளமாக உள்ள பாஸ்பரஸ் உப்பு, நரம்பு மண்டலத்தில் புதிய செல்களை உருவாக்குவதுடன் மாவுச் சத்தும் கொழுப்பும் உடனடியாகக் கரைந்து ஜீரணமாகவும் உதவுகிறது. மேலும் நரம்பு மண்டலத்தையும் மூளையையும் தூண்டிவிட்டு விழிப்புடன் வைத்திருக்கவும் இந்த பாஸ்பரஸ் உதவுகிறது. 100 கிராம் பழத்தசையில் 80 மில்லி கிராம் அளவுக்கு பாஸ்பரஸ் உப்பு உள்ளது. இப்பழத்தில் உள்ள கால்சியம் வயிற்றுப் பாகத்தில் தொந்தி ஏற்பட்டு விடாமலும் அஜீரணக் கோளாறுகள் நேராமலும் பாதுகாக்கிறது.

வயிற்றுவலியா?

வயிற்றில் அதிகமாகப் புளிப்புத்தன்மை உள்ள பொருள்கள் சேர்ந்து வயிற்றுவலி போன்றவை ஏற்பட்டால், பழுத்த பப்பாளிப் பழத்துடன் இந்த அவாகோடா பழத்தையும் சேர்த்துச் சாப்பிட்டால் போதும். வயிற்றுவலி உடனே குணமாகும். தொடர்ந்து நான்கு, ஐந்து நாட்களுக்கு பப்பாளிப் பழத்துடன் அவாகோடாவையும் சேர்த்துச் சாப்பிட்டு வருவது மிக முக்கியம். இதனால் வயிற்றுவலி பூரணமாகக் குணமாகும்.

சிறுநீரகத்தில் ஏற்படும் புண், வீக்கம் முதலியவற்றைக் குணமாக்க நவீன மருத்துவத்தில் இந்த இரு பழங்களையுமே சேர்த்துச் சாப்பிடச் சொல்லுகிறார்கள்.

சொறி, சிரங்கு

சொறி, சிரங்கு உள்ளவர்கள் அவாகோடா பழத்தை தொடர்ந்து சாப்பிட்டால் நல்ல பலன் கிட்டும். இப்பழத்திலிருந்து தயாரிக்கப்படும் எண்ணெயையும் உடம்பில் தேய்த்து வரவும்.

இப்பழத்தில் உள்ள வைட்டமின் சி புற்றுநோய்க்காரணிகளை யும் அடித்து விரட்டுகிறது. வைட்டமின் ஈ மலட்டுத் தன்மையைக் குணமாக்குகிறது.

தோல் நோயா?

தோல் நோயால் அவதிப்படுகிறவர்கள் அவாகோடா பழத்திலிருந்து எடுக்கப்படும் எண்ணெயை உடம்பு முழுவதும் நன்கு தேய்த்துக் குளித்து வந்தால் அந்த வியாதியிலிருந்து முற்றிலும் விடுபடலாம்.

எண்ணெயைப் பயன்படுத்துவதுடன் தோல் நோயாளிகள் தினமும் அவாகோடா பழத்தைத் தொடர்ந்து சாப்பிட்டு வந்தால் தோல் சம்பந்தமான எல்லா வியாதிகளும் உடனே விரைவாகக் குணமாகத் தொடங்கும்.

இந்தப் பழ எண்ணெயை அழகு சாதனப் பொருள்களில் முக்கிய மூலப் பொருளாகப் பயன்படுத்துகின்றனர். ஷாம்பு, குளியல் எண்ணெய் போன்றவற்றிலும் இந்த எண்ணெயைச் சேர்க்கின்றனர்.

கொழுப்பு சேராத கொழுப்பு நிறைந்த பழம்!

எந்தப் பழத்தையும் விட, அதிக அளவு கொழுப்புச்சத்து உள்ள பழம் அவாகோடா. ஆனால், இது எளிதில் ஆவியாகிற எண்ணெய்ப்பசை

உள்ள அமிலமாக இருக்கிறது. இதனால் தேவையான அளவுக்கு மேல் உடலில் கொழுப்புச் சேர்வதில்லை. எனவே, கொழுப்புச் சத்துள்ள இந்தப் பழத்தை பயமில்லாமல் நன்கு சாப்பிடலாம். ரத்தக்குழாய்களில் கொழுப்புச் சேராது.

உடனுக்குடன் சாப்பிடுக!

ஒரே ஒரு பெரிய விதையுடன் பேரிக்காயைப் போலக் காணப்படும் இப்பழத்தை உடனுக்குடன் சாப்பிட வேண்டும். பெரிய விதையைச் சுற்றி வெண்ணெய் போன்ற தசை இருக்கும். இதை உடனுக்குடன் சாப்பிட்டால்தான் நல்ல பலன் கிடைக்கும். வீட்டில் சேமித்து வைத்துச் சாப்பிட வேண்டாம். கடையில் வாங்கி வந்ததும் உடனே சாப்பிட்டு விடுங்கள்.

வாய் நாற்றமா?

சிலர் பேசும்போது வாய் துர்நாற்றம் வீசும். அந்தத் துர்நாற்றம் அகல இந்த அவாகோடா பழம் பயன்படுகிறது. இது குடல்களைச் சுத்தப்படுத்திக் கழிவுகளை வெளியேற்றி விடுவதால் வாய்துர்நாற்றம் அகன்று விடுகிறது. மலச் சிக்கல் உள்ளவர்களும், தினமும் அசைவம் சாப்பிடுகிறவர்களும், வாய் துர்நாற்றம் வீசுவதை அகற்றிக் கொள்ளவும், தங்கள் குடல்களைச் சுத்தமாக வைத்துக் கொள்ளவும் இப்பழத்தைத் தினமும் சாப்பிட்டு வரவும்.

அத்திப்பழம்!

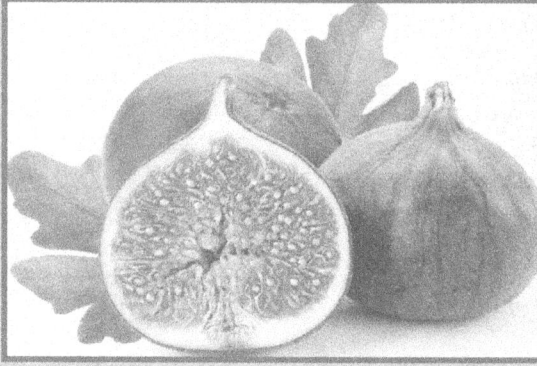

செய்திப் படங்களில் காந்திஜி படுவேகமாக நடந்து வருவதைப் பார்த்திருக்கிறோம். முதிய வயதில் இவ்வளவு சுறுசுறுப்புடன் காந்திஜி இருந்ததற்கு என்ன காரணம் தெரியுமா? அவர் சாப்பிட்ட அத்திப்பழம்தான்.

மூளையைச் சுறுசுறுப்பாக வைத்துக் கொள்ளும் பாஸ்பரஸ் உப்பும், எலும்பு மண்டலத்தை வலுவுடன் வைத்துக்கொள்ளும் கால்சியம் உப்பும் நிறைந்த பழம் இது. தவிர கார்போஹைடிரேட்டும் நிறைந்த பழம் அத்தி. இதனால் குறைவாகச் சாப்பிட்டாலும் நன்கு சாப்பிட்ட திருப்தியையும் சக்தியையும் அத்திப் பழம் கொடுத்துவிடும்.

பண்டைய மனிதர்கள் விரும்பிச் சாப்பிட்ட இப்பழத்தை இன்று சற்று அதிக விலை கொடுத்துத்தான் வாங்க நேரிடுகிறது. ஆனாலும் வாங்கிச் சாப்பிட்டால் தவறில்லை. காரணம், அந்த அளவுக்கு சக்தியும் உடல் நலமும் தரும் அரிய பழம் அத்தி.

ஆண்மைக் குறைவு போக்கும் அதிசயப் பழம்

புது அத்திப் பழத்தில் ஈரப்பதம் 86% இருக்கும். இதில் புரதம், கொழுப்பு, மாவுச்சத்து ஆகியவையும் உண்டு. கிடைக்கும் கலோரி எண்பது ஆகும். உலர்ந்த அத்திப்பழம் பலமடங்கு சத்து நிரம்பியது. உலர்ந்த அத்தியில் 100 கிராம் தரும் கலோரி 275 ஆகும். ஈரப்பதம் 23% மாவுச்சத்து 65%, நார்ச்சத்து 6%, புரதம் 5%ம் இருக்கும்.

இத்துடன் கால்சியம் 125 மில்லி கிராம், பாஸ்பரஸ் 77 மில்லி கிராம், இரும்புச்சத்து 3.3 மில்லி கிராம் என உள்ளன. மேலும் வைட்டமின் ஏ-யும் பி.காம்ப்ளக்ஸ் வைட்டமின்களும் கிடைக்கின்றன.

மேலும் 712 மில்லி கிராம் பொட்டாசியம், 60 மில்லி கிராம் மக்னீசியம் ஆகியவையும் உள்ளன. ரத்தம் திரவ நிலையில் இருக்க பொட்டாசியமும், இதயம் சீராக இயங்கிச் சுருங்கி விரிவடைய மக்னீசியச் சத்தும் உதவி செய்கின்றன.

எல்லாவற்றையும் விட சூரியசக்தி உணவு இது என்கின்றனர். காயவைத்து எடுத்துப் பயன்படுத்துவதால் இதனுள் சூரியசக்தி நன்கு பாய்ந்துள்ளது. இதனால் சாப்பிட்டதும் உடனே செயல்பட்டு உடலை ஆரோக்கியமாக வைத்திருக்க தீவிரமாக இயங்குகிறது.

உடனடி சக்திக்கு...

நம் உடலில் கால்சியத்தின் அளவு குறையும்போது எலும்பு மண்டலம் பாதிக்கப்படுகிறது. ஆஸ்டியோபோரோசிஸ் என்ற எலும்பு மெலிவு நோய் வந்துவிடாமல் தடுக்க இப்பழத்தில் தேவையான அளவு கால்சியம் அளவு இருக்கிறது. இத்துடன் மாவுச்சத்தும் அதிக அளவில் இருப்பதால் அத்திப் பழத்தைச் சாப்பிட்ட சில நிமிடங்களிலேயே உடலுக்குத் தேவையான சக்தியை நாம் உடனடியாகப் பெற்றுவிட முடிகிறது.

சதைப்பற்றுள்ள சுவையான பழம் இது. எளிதில் செரிக்கக் கூடியது. இப்படிச் சத்துணவாகவும், தாது உப்புக்களைக் கொண்டுள்ளதாகவும் இருப்பதால் இது மருத்துவ குணமுள்ள பழமாகவும் திகழ்கிறது. உலகச் சந்தையில் பேரீச்சை, உலர் திராட்சை ஆகிய உலர்ந்த பழங்களுள் அத்திப்பழமே அதிக அளவில் விற்பனையாகிறது.

உடல் வலிமைபெற:

பாலுடன் சேர்த்து சாப்பிடக்கூடிய பழங்களிலேயே மிகச் சிறந்த முதல் பழம் அத்திப்பழமே. (அடுத்து மாம்பழம்) காரணம், பாலிலும் கால்சியச் சத்து தாராளமாக இருப்பதால் நரம்பு மண்டலம் அமைதியாகி எப்போதும் புத்துணர்வுடன் வாழவைக்கும்.

இரவில் இதே முறையில் சாப்பிட்டால் ஆழ்ந்த தூக்கம் உடனே ஓடி வரும். தூக்கமின்மையால் அவதிப்படுகிறவர்கள் மூன்று உலர்ந்த

காந்திக்கு பிடித்த பழம்

காந்திஜி தென்னாப்பிரிக்காவில் இருந்தபோதுதான் அத்திப்பழம் உடல்நலனுக்குச் சிறந்த பழம் என்று கண்டு கொண்டார். அதனால் தம் இறுதிக்காலம் வரை அத்திப் பழத்தைத் தம் முக்கிய உணவாகவே பின்பற்றினார். அப்படி என்ன சிறப்புச் சத்து இருக்கிறது?

எந்த ஒரு பழம் அல்லது காய்கறியையும் விட ரத்தத்தில் கொலஸ்ட்ராலைக் கரைக்கும் நார்ச்சத்து 40 சதவிகிதம் அதிகம் இருக்கிறது.

எந்த ஒரு பழத்தில் உள்ளதைவிடவும் 1000% கால்சியம் அதிகம் உள்ள பழம் அத்தியே. பாலில் உள்ளதை விட இதில் கால்சியம் அதிகம்.

ரத்தம் திரவ நிலையில் இருக்கவும், இதயம் சீராகத் துடிக்கவும், நரம்பு மண்டலமும், தசையும் ஆரோக்கியமாக இருக்கவும் பொட்டாசியம் உப்பு நிறைய உள்ள வாழைப் பழத்தைத் தினசரி சாப்பிடச் சொல்வார்கள். அந்த வாழைப் பழத்தில் உள்ள

அத்திப்பழத் துண்டுகளைச் சாப்பிட்டுவிட்டு ஒரு டம்ளர் பால் அருந்திவிட்டுப் படுத்தால் இரவுத் தூக்கம் சுகமாக இருக்கும்.

அத்திப் பழங்களை நாற்பத்தெட்டு நாட்கள் தேனில் ஊறவைக்க வேண்டும். இப்படி தேனில் ஊறிய அத்திப் பழங்களை தினசரி இரண்டு பழங்கள் வீதம் சாப்பிட்டு வந்தால் உடல் வலிமை பெறும்.

நோயாளி விரைந்து குணமாக...

நீண்ட நாட்கள் நோயாளியாக இருந்து சிகிச்சை பெறுகிறவர்கள் விரைவில் குணமாக அத்திப்பழம் அருமருந்தாகவும், ஆரோக்கிய உண வாகவும் திகழ்கிறது. உடலுக்குத் தேவையான சக்தியையும் உடல் உறுதி யையும் மனத்துக்கு உற்சாகத்தையும் இப்பழம் புதுப்பித்துத் தருகிறது.

உடல் பலவீனமாக மெலிந்து காணப்படுகிறவர்களும், உதடு, நாக்கு, வாய் முதலியவற்றில் புண் உள்ளவர்களுக்கும் சிறந்த டானிக்காக அத்திப் பழச்சாறு நன்மையளிக்கிறது.

இதற்காகப் புதிய பழங்களை சாறாக மாற்றி அருந்தலாம். உலர் அத்திப்பழம் என்றால் 25 கிராம் அளவு எடையுள்ள பழத்துண்டுகளை அரை தம்ளர் தண்ணீரில் பன்னிரண்டு மணி நேரம் ஊறவைத்து, பிறகு அதே தண்ணீருடன் இன்னொரு அரை டம்ளர் தண்ணீர் சேர்த்து மிக்ஸி மூலம் இந்த உலர் அத்திப் பழத்துண்டுகளை சாறாக்கி அருந்தினால்

பொட்டாசியத்தை விட ஐம்பது சதவிகிதம் பொட்டாசியம் அதிகம் நிறைந்த பழம் அத்திப் பழம்.

மற்றவகை உலர் பழங்களைவிட நான்கு மடங்கு அதிகமாக தாவரவகைப் புரதம் அடங்கிய உணவும் அத்தியே ஆகும். புதிய பழங்களை விட பத்து மடங்கு அதிகமாகப் புரதம் உள்ள பழம் உலர் அத்திப்பழமாகும்.

எளிதாக ஜீரணமாகும் இயற்கை சர்க்கரையான குளுக்கோஸும், ஃப்ரூட்டோஸும் நிறைந்த பழம் இது.எந்த ஒரு பழத்தில் உள்ளதை விடவும் தாது உப்புகள் அதிகம் நிறைந்த பழம் இது. மிக உயர்வான நார்ச்சத்தான பெக்டின் மற்ற பழங்களைவிட அத்தியில் தான் அதிகம். இந்த பெக்டின் கொலஸ்ட்ரால் அளவைச் சரி செய்வதுடன் உடலில் உள்ள விஷம் கலந்த கழிவுப் பொருள்களையும் உடனே வெளியேற்றி விடுகிறது.

கொலஸ்ட்ரால், சோடியம் இல்லாத பழம் இது. மெதுவாக ஜீரணம் ஆகும் சர்க்கரை உள்ள பழம் இது.

போதும். ஒரு சில நாட்களிலேயே உடல் பலவீனம் குணமாகி வலிமையான உடலுடன் திகழ்வார்கள்.

12 மணிநேரம் ஊறவைத்து சாறாக்குவதால் இதில் உள்ள என்சைம்கள் வேகமாகச் செயல்பட ஆரம்பிப்பதால் பூரண உடல் நலம் பெறுவது மிக நிச்சயம்.

மலச்சிக்கலா?

நீண்டநாள் மலச்சிக்கலாம் அவதிப்படுகிறவர்கள் மேற்கண்ட முறையில் உலர் அத்திப் பழச்சாறை அருந்தலாம். இல்லையெனில் தினமும் இரண்டு அத்திப்பழம் அல்லது 25 கிராம் உலர் அத்திப்பழத் துண்டுகள் என்று சாப்பிட்டு வரலாம். எப்படிச் சாப்பிட்டு வந்தாலும் மலச்சிக்கல் உறுதியாகக் குணமாகும். இப்பழத்தில் உள்ள சின்னச்சின்ன விதைகளே மலச்சிக்கலைக் குணப்படுத்துகின்றன.

ஆஸ்துமாவுக்கு...

ஆஸ்துமா நோயினால் அவதிப்படுபவர்களின் உடலில் நோய் எதிர்ப்புச் சக்தியை அதிகரிக்கவும், ஆண்மைக்குறைவு குணமாகவும் தினமும் அத்திப்பழம் சாப்பிட்டு வந்தால் போதும். குழந்தை இல்லாத தம்பதிகள் உலர்ந்த அத்திப்பழத் துண்டுகளுடன், அதே அளவு எடையுள்ள பாதாம்பருப்பு, உலர் திராட்சை, வெண்ணெய்

ஆகியவற்றைச் சேர்த்துச் சாப்பிட்டு வந்தால் ஆண்மைக்குறைவும், பெண்மைக்குறைவும் குணமாகி கர்ப்பம் தரிக்க வாய்ப்பு அதிகரிக்கும்.

மூளையில் உள்ள லிம்பிக் சிஸ்டத்தை இப்பழத்தில் உள்ள பாஸ்பரஸ் உப்பு துடிப்புடன் செயல்பட வைக்கிறது. இதனால் எழுத்தாளர்களும், விஞ்ஞானிகளும் மூளைச் சுறுசுறுப்பைப் பெறலாம். நாள் முழுவதும் உழைப்பவர்கள் களைப்பின்றி உழைக்கலாம்.

எண்பது வயதிலும் சுறுசுறுப்பு:

அத்திப்பழத்தில் உள்ள இரும்புச்சத்து உடலில் எளிதில் சேர்வதால் ரத்த விருத்தியும் அதிகரிக்கும். இதனால் தான் தினமும் ஒரு அத்திப்பழத் துண்டுகளில் இரண்டு, மூன்று துண்டுகள் மட்டுமே சாப்பிடும் எண்பது வயதுக்காரர்கள்கூட மன உறுதியுடனும் செயல்துடிப்புடனும் வாழ் கிறார்கள். அந்த அளவுக்கு இப்பழத்தில் உள்ள பாஸ்பரஸ், இரும்பு, கால்சியம் ஆகிய உப்புகள் மூளையையும் நரம்பு மண்டலத்தையும் பலப்படுத்தி நிர்வகிக்கின்றன.

மூலநோயா?

மூலநோய்க்காரர்கள் 25 முதல் 50 கிராம் எடையுள்ள உலர்ந்த அத்திப் பழத்துண்டுகளை குளிர்ந்த தண்ணீரில் கழுவி ஒரு பாத்திரத்தில் போட்டு வைக்கவும். மறுநாள் காலை அதில் வெந்நீரைக் கலந்து பழத்துண்டு களைச் சாப்பிடவும். இதேபோல் காலையில் போட்டு வைத்து மாலையில் சாப்பிடலாம். இந்த முறையில் தொடர்ந்து சாப்பிட்டு வந்தால் பலன் கிடைக்க வாய்ப்புள்ளது.

பத்து வயதுக்கு உட்பட்ட குழந்தைகளும், கர்ப்பிணிகளும் தினமும் சாப்பிட வேண்டிய அரிய சத்துகள் கொண்ட உணவு அத்திப்பழம்.

சிறுநீரகப் பிரச்னையா?

புதிய அத்திப்பழத்தில் சுவையும் நீர்ச்சத்தும் தாராளமாக இருப்பதால் சிறுநீரகக் கோளாறுகள் உடனே குணமாகி சிறுநீர் நன்கு பிரிகிறது. கற்கள் கரைகின்றன. கல்லீரல், வயிறு, குடல் என மூன்றும் மிகச் சிறப்பாக இயங்க இப்பழம் உதவுகிறது. வறட்டு இருமலும் உடனே அகலும்.

புதிய அத்திப்பழத்தில் உள்ளதை விட நான்கு மடங்கு அதிகமாக மாவுச்சத்தும், தாது உப்புகளும் உலர் அத்திப்பழத்தில் உள்ளன. எனவே, சிறுநீரக நோயாளிகளைத் தவிர மற்றவர்கள் உலர் அத்தியை நன்கு உணவில் சேருங்கள். சிறுநீரக நோயாளிகள் உலர் அத்திப்பழச் சாறுடன் புதிய அத்திப் பழங்களையும் சாறாகவோ பழமாகவோ சேர்த்து வர வேண்டும்.

பென்ஜல்டிஹைட்

பண்டைய மக்கள் புற்றுநோயைக் குணப்படுத்தும் அரியபழம் என்று அத்திப்பழத்தை நம்பிச் சாப்பிட்டார்கள். இன்றைய ஜப்பானிய ஆய்வுகள் அவை உண்மை என்று நிரூபித்து விட்டன. அத்தியில் உள்ள பென்ஜல்டிஹைட் (benzaldehyde) என்ற பொருள் புற்றுக் கட்டிகளைக் கரைத்து விடுகின்றன என்று கண்டுபிடித்துள்ளனர்.

வயிற்றுப்புண் பூரணமாகக் குணம் பெற அத்திப்பழம் தொடர்ந்து சாப்பிடவும். நோய்க் கிருமிகள் உடலுக்குள் செல்லாமலும் இது தடுக்கிறது. அடிக்கடி காய்ச்சல் என்பவர்கள் அத்திப்பழத்தைத் தினமும் சாப்பிடுவதை ஒரு பழக்கமாக மாற்றிக் கொள்வது மிக நல்லது.

பக்கவாதம் இனி இல்லை!

முப்பது வயதுக்கு மேற்பட்டவர்கள் பக்கவாதத்தைத் தவிர்க்கத் தினமும் ஆறு புதிய அத்திப் பழங்களோ அல்லது 25 முதல் 50 கிராம் வரை உலர்ந்த அத்திப் பழத்துண்டுகளையோ சாப்பிடலாம்.

அத்தியில் உள்ள ஃப்சின் (Ficin) என்ற என்சைம், தாவரம் மற்றும் விலங்கு உணவு எது சாப்பிட்டிருந்தாலும் உடனடியாக ஜீரணமாக இந்த Ficin என்ற இந்த என்சைம் உதவுகிறது. எனவே, உணவிற்குப் பிறகு அத்திப்பழம் சாப்பிடுவது நல்ல பழக்கமே!

வெண்புள்ளிகளா?

வெண்புள்ளி நோயால் அவதிப்படுகிறவர்கள் தொடர்ந்து சில ஆண்டுகளாவது தினசரி அத்திப்பழம் சாப்பிட்டு வந்தால் இப்பழத்தில் உள்ள சோராலன்ஸ் (psoralenes) என்ற பைட்டோ கெமிக்கல், தோலின் வெண்மை நிறத்தைப் படிப்படியாக மாற்றிவிடும். கி.மு 4000ஆம் ஆண்டில் வாழ்ந்த பாபிலோனிய மக்கள் வெண்புள்ளிகள் மறையவும், இளமைப் பொலிவுடன் சிவந்த நிறத்தில் பளபளப்பான தோலைப் பெறவும் அத்திப்பழத்தையே சாப்பிட்டு குணம் பெற்றார்கள்.

அத்தியில் உள்ள பென்சல்டிஹைட் (benzaldehyde) என்ற இன்னொரு பைட்டோ கெமிக்கல், புற்றுநோய்க்கட்டிகள் உடலில் எங்கேயிருந்தாலும் உடனே கரைத்து விடுகிறது. புற்று நோய் வராமலும் தடுத்து விடுகிறது. இது 2013ஆம் ஆண்டு அமெரிக்காவில் நிரூபிக்கப் பட்ட உண்மை. எனவே, எப்போதும் ஒல்லியாகவும், அதே நேரத்தில் உடல், மனம், மூளை என மூன்றும் ஆரோக்கியமாகத் திகழவும் தினமும் அத்திப்பழம் சாப்பிடப் பழகுவோம்.

அப்ரிகாட் பழம்

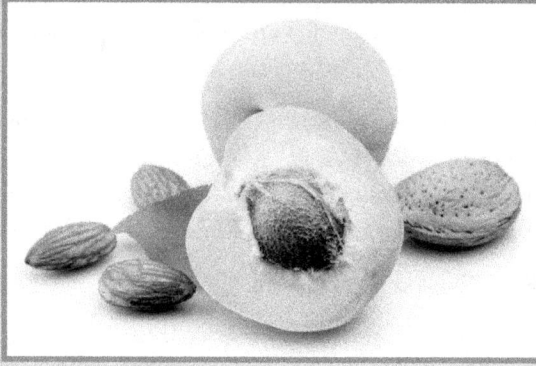

சிறந்த சத்துணவாகவும் டானிக் போன்று மருந்தாகவும் பயன்படும் பழம், அப்ரிகாட் (Apricot). சீமை வாதுமைப்பழம் என்று தமிழில் வழக்கப்படும் அப்ரிகாட் மஞ்சள் நிறத்தில் பீச் பழம் போல் காட்சியளிக்கும். ஆனால், பீச் பழத்தைவிட சிறு உருண்டை வடிவிலும், முட்டை வடிவிலும் காணப்படும். பீச் பழம் போலக் கொட்டையுடைய பழம் இது.

பண்டைய கிரேக்கர்கள் உணவாகவும் மருந்தாக வும் இப்பழத்தைப் பயன்படுத்தியுள்ளனர். பலவிதமான நோய்களைக் குணமாக்கும் அருமருந்தான இப்பழத்தை ரோமானியர்கள் வீனஸ் கடவுளுக்கு அர்ப்பணம் செய்துள்ளனர்.

அப்ரிகாட் காயாக இருக்கும்போது சற்றே புளிப்பாக இருக்கும். ஆரஞ்சுப் பழம் போல மரத்தி லேயே பழுக்க வேண்டிய பழம் இது. பழுத்ததும் பீச்பழம் போல நாவிற்கு இனிமையான சுவையை யும் வாசனையையும் தரும்.

மாரடைப்பைத் தடுக்கும் மகத்தான பழம்

பழமாகவும் உலர்ந்த பழமாகவும் பதப்படுத்தி இப்பழத்தைச் சாப்பிடு கின்றனர். பதப்படுத்தி டின்களில் அடைத்துப் பழச்சாறாகவும் அருந்து கின்றனர். இப்பழத்திலிருந்து மதுவும் தயாரிக்கப்படுகிறது.

100 கிராம் பழத்தில் மாவுச்சத்து 12%, புரதம் 1%, கால்சியம் 20 மில்லி கிராம், இரும்புச்சத்து 2.2 மில்லி கிராம், பாஸ்பரஸ் 25 மில்லி கிராம், வைட்டமின் ஏ, பி காம்ப்ளக்ஸ், வைட்டமின் சி போன்றவையும் உள்ளன. கிடைக்கும் கலோரி 50.

உலர்ந்த 100 கிராம் சீமை வாதுமைப் பழத்திலோ மாவுச்சத்து 74%, புரதம் 7%, கால்சியம் 110 மில்லி கிராம், பாஸ்பரஸ் 70 மில்லி கிராம், ஏ, பி, சி ஆகிய வைட்டமின்களும் உள்ளன. கிடைக்கும் கலோரி 300.

சக்தி தரும் உணவு

நம் உடல் செயல்புரிவதற்கான ஆற்றல் மாவுச்சத்திலிருந்து தான் கிடைக்கிறது. உடலுக்குத் தேவையான சக்தியைப் பெற இந்த அப்ரிகாட் பழத்தில் 74% மாவுச்சத்து கிடைக்கிறது. இப்பழத்தில் கிடைக்கும் பழச்சர்க்கரையும் மிக உயர்தரமானது. இதில் உள்ள இரும்புச்சத்து உடனடியாக ரத்தத்தில் கலந்து ரத்த விருத்தியை உண்டாக்கும். இதனால் ரத்த சோகை நோய் துரிதமாக குணமாகும். இப்பழத்தில் உள்ள வைட்டமின் சி தான் உடனடியாக இரும்புச் சத்தை ரத்தத்தில் கலக்க உதவுகிறது.

மாரடைப்பு இல்லை!

கால்சியச் சத்து அதிகம் உள்ள உணவுகள் உண்ணும்போது ரத்த அழுத்தம் உயர்வது தாமதப்படுகிறது! எலும்புகளும் நன்கு பராமரிக்கப்படுகின்றன. எனவே, வளரும் குழந்தைகள் உட்பட அனைத்து வயதினரும் எலும்பு, பல் முதலியவற்றின் வளர்ச்சிக்கும், உடல் கட்டுமானத்திற்கும் தேவையான கால்சியத்தை உலர்ந்த அப்ரிகாட் பழத்தில் இருந்து தாராளமாகப் பெறலாம். 100 கிராம் பழத்தில் 110 மில்லி கிராம் கால்சியம் கிடைப்பதால் இரவில் நரம்பு மண்டலம் அமைதியடைந்து நன்கு தூங்கவும் முடியும். இதனால் ரத்தக்கொதிப்பு, பக்கவாதம், மாரடைப்பு இன்றி நலமாக வாழலாம். உலர்ந்த அப்ரிகாட் பழம் ஹெல்த் ஸ்டோர்களில் கிடைக்கின்றன.

அறிவு பெருகும்!

வளரும் குழந்தைகளுக்கும் முதியவர்களுக்கும் பாஸ்பரஸ் சத்து தாராளமாக உள்ள பழங்கள் தேவை. ஒரு அப்ரிகாட் பழத்தின் மூலம் 70 மில்லி கிராம் பாஸ்பரஸ் உப்பு கிடைப்பதால் நரம்பு மண்டலமும்,

புற்றுநோய்த் தடுப்பு

அப்ரிகாட் பழத்தின் தனிச்சிறப்பு ஒன்று உண்டு. தக்காளிக்குச் சிவப்பு நிறத்தைக் கொடுக்கும் சைகோபன் என்ற நிறமி பீட்டாகரோட்டீனை விட இரண்டு மடங்கு அதிகமாக மிகுந்த வீரியத்துடன் புற்றுநோய் செல்களை அழித்து விரட்டுகிறது. தக்காளியில் இருப்பதைப் போலவே சைகோபன் சத்து அதிகம் ஒருமுகப்படுத்தப்பட்டு இருப்பது இரண்டே இரண்டு பழங்களில் தான் ஒன்று தர்ப்பூசணி, இன்னொன்று அப்ரிகாட் பழமே. இது இஸ்ரேல் நாட்டு ஆய்வாளர்களின் ஆய்வு முடிவு.

மூளையின் நரம்புகளும் உயிர்த்துடிப்புடனும் ஊக்கத்துடனும் இருக்கும். இதனால் மந்தப் புத்தியும் மூளைச்சோர்வும் கண்பார்வைக் குறைபாடும் ஏற்படாமல் முன் கூட்டியே தடுக்கப்படும். மூளை வளர்ச்சியும் அதிகரிக்கும்.

ரத்த சோகையைக் குணமாக்க மருத்துவர்கள் அப்ரிகாட் பழத்தையும், வால்நட் பருப்பையும் தான் சேர்த்துச் சாப்பிடச் சொல்கின்றனர். இந்த இரு உணவுகளும் மூளை வளர்ச்சிக்கும் உதவுவது ஆச்சரியமே. அந்த அளவுக்கு இரும்புச்சத்துடன் பாஸ்பரஸ் உப்பும் தரமாக உள்ள அரிய பழம் அப்ரிகாட்.

ஸான்னன்ட்டோனியாவில் உள்ள டெக்ஸாஸ் பல்கலைக் கழகத்தின் உடல் நல விஞ்ஞான மையம் பெக்டின் என்ற நார்ச் சத்து அதிகம் உள்ள ஆப்பிள் போன்ற பழங்களைச் சாப்பிட்டு வந்தால் பெருங்குடல் புற்றுநோய்க்கு முற்றிலும் தடை போடலாம் என்று கண்டறிந்துள்ளனர். மேலும் பெருங்குடல் புற்றுநோய் இருந்தால் கரையும் நார்ச்சத்தான பெக்டின் உடனடியாக 50 சதவிகித புற்றுநோயைக் குணமாக்கிவிடுகிறது. ஆப்பிளைப் போலவே பெக்டின் என்ற இந்த நார்ச்சத்து அப்ரிகாட் என்ற சீமை வாதுமைப் பழத்தில் பொங்கி வழிகிறது.

மலச்சிக்கல் இனி இல்லை!

தினமும் மலம் நன்றாக இளகி எளிதாக வெளியேற புதிய சீமை வாதுமைப் பழங்களைச் சாப்பிட வேண்டும். புற்றுநோயை ஒழிக்கப் பயன்படும் பெக்டின் என்ற நார்ச்சத்து எல்லாவிதமான கழிவுப்பொருள்களையும் உறிஞ்சி வெளியேற்றிக் குடலை நன்கு சுத்தப்படுத்திவிடுகிறது. குடல் நன்கு ஆரோக்கியமாக இருக்க

மேற்கண்ட முறையில் ஆறு புதிய பழங்களை இரவில் சாப்பிட்டால் போதும். உலர்ந்த அப்ரிகாட் என்றால் 25 முதல் 50 கிராம் வரை சாப்பிடலாம். மலச்சிக்கல் குணமானதும் தினமும் ஒரு வேளை இதே முறையில் ஒரு வேளை உணவுபோல் சாப்பிட்டு வரவும். இவற்றுடன் வேறு எதுவும் சாப்பிட வேண்டாம். இது ஆரோக்கிய உணவாக இருந்து உங்களைப் புதுப்பிக்கும்.

உடல் பருமனால் அவதிப்படுகிறவர்கள் இந்த முறையில் சாப்பிட்டு வந்தால் உடலில் உள்ள கொழுப்பை கால்சியச் சத்து வேகமாகக் கரைத்து உடலை, கொழுத்த சரீரத்தை நன்கு இறுகச் செய்யும். விரைவில் உடல் பருமன் குறைந்து கச்சிதமான உடல் தோற்றத்தைப் பெற்று விடுவீர்கள்.

தசைவலி நீங்க...

அப்ரிகாட் பழத்தைப் போலவே பழத்தின் கொட்டைக்குள் இருக்கும் பருப்பும் மருத்துவக் குணம் நிரம்பியது. பருப்பில் அதிக அளவு புரதமும், கொழுப்பும் உள்ளன. இதிலிருந்து தயாரிக்கப்படும் எண்ணெய், நோய்களின் கடுமையைத் தணிக்கும் மருந்து, நரம்புக் கோளாறுகளைத் தணிக்கும் மருந்து போன்றவற்றைத் தயாரிக்கப் பயன்படுத்தப்படுகிறது. இந்த எண்ணெயைத் தடவினால் தசைவலி அகலும்.

காயங்கள் ஆற அதன் மேல் இந்த எண்ணெயைத் தடவி வந்தால் போதும். வயிற்றில் குடல் பூச்சிகளை ஒழிக்க இந்த எண்ணெயை ஒரு தேக்கரண்டி வீதம் உட்கொள்ள வேண்டும். குடல் பூச்சிகளை ஒழிக்கவும், உடல் திடமாக இருக்கவும் டானிக் போல தினமும் இந்த எண்ணெயை ஒரு தேக்கரண்டி வீதம் சாப்பிட்டு வரலாம்.

அப்படியில்லையென்றால் ஒரே ஒரு சீமை வாதுமைப் பழத்தையோ அல்லது 25 கிராம் உலர்ந்த பழத்தையோ சாப்பிட்டு வந்தாலும் போதும்.

அறிவிலே தெளிவும் உறுதியும் வேண்டும் என்பவர்களும், வயது, உயரம் இவற்றிற்கு ஏற்ற கச்சிதமான உடற்கட்டையும் தோற்றத்தையும் விரும்புகிறவர்களும் தினமும் அப்ரிகாட் பழம் சாப்பிட்டு வருவதை இன்று முதலே ஒரு பழக்கமாகப் பின்பற்றினால் எல்லா நன்மைகளும் எப்போதும் தொடரும் என்பது உறுதி.

அன்னாசிப் பழம்

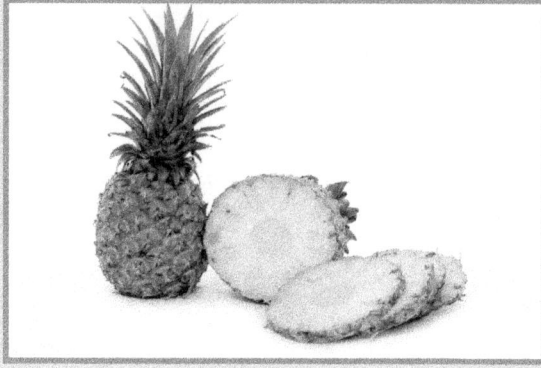

உலகில் அதிக எண்ணிக்கையில் அன்னாசிப் பழம் சாப்பிடுகிறவர்கள் அமெரிக்கர்கள்தான். அதனாலேயே அந்த நாட்டில் சிறுநீரகத்தில் கல் கோளாறு உள்ள நோயாளிகளின் எண்ணிக்கை மிகவும் குறைவாக உள்ளது. அதுவும் எந்த அளவு சாப்பிடுகிறார்கள்? உலகிலேயே ஹவாய்தான் அன்னாசிப் பழ உற்பத்தியில் முதலிடத்தில் இருக்கிறது. ஹவாயின் அன்னாசிப்பழம் உற்பத்தியில் 60% அமெரிக்காவுக்குத்தான் அனுப்பப்படுகிறது.

அன்னாசியில் உள்ள குளோரின் என்ற உப்பு, சிறுநீரகங்கள் சிறப்பாக இயங்கத் தூண்டிக் கொண்டே இருக்கின்றது. இதனால் உடலில் உள்ள விஷப் பொருள்களும், கழிவுப்பொருள் களும் உடனுக்குடன் சிறுநீர் மூலம் வெளி யேறி, உடல் ஆரோக்கியமும் புதுப்பிக்கப் படுகிறது. இது மட்டுமல்லாமல், தோலுக்கு அடியில் உள்ள அழுக்குகளையும் இப்பழச் சாறு வெளியேற்றிவிடுகிறது. இது ஆயுர்வேத சிகிச்சையில் உள்ள வழிமுறையாகும்.

வயாக்ராவாகச் செயல்படும் சாகசப் பழம்

அமெரிக்கர்களால் விரும்பி உண்ணப்படும் இப்பழம், நறுமணமும் இனிய வாசனையும் தசைப்பற்றும் இனிய சுவையும் கொண்டவை. இதனால்தான் உலகம் முழுவதும் இந்தப் பழத்தின் துண்டுகளையும் சாற்றையும் பச்சடி வகைகள், ஜூஸ், கேக்குகள், ஐஸ்கிரீம் முதலியவற்றில் சேர்க்கின்றனர்.

கால் ஆணி, மருக்கள் குணமாக!

அன்னாசிப் பழத்தின் துண்டுகளை உடலில் தோன்றும் மருக்கள், கால் பாதங்களில் வளரும் கால் ஆணிகள் முதலியவற்றில் வைத்துக் கட்டினால் உடன் பலன் தெரியும். அல்லது பழச்சாற்றையே மேற்கண்ட இடங்களில் தொடர்ந்து தடவி வரவேண்டும். கால் ஆணிகளையும் மருக்களையும் குறைந்த செலவில் உறுதியாக இதன்மூலம் குணப் படுத்தலாம்.

அசைவ உணவு எளிதில் ஜீரணமாக!

அசைவ உணவு ஜீரணமாக எளிய வழி ஒன்று உள்ளது. அசை உணவு சாப்பிட்ட பிறகோ, அல்லது பலமான விருந்து சாப்பிட்ட பிறகோ அவை உடனடியாக செரிமானமாக ஒரு டம்ளர் அன்னாசிப் பழச்சாறு அருந்தினால் போதும். காரணம். அன்னாசிப் பழத்தில் புரொமெலின் என்னும் செரிமானப் பொருள் இருக்கிறது. இந்த Bromelin என்ற பொருள் உணவில் உள்ள சத்துப் பொருள்களை உடனடியாக செரிக்கச் செய்துவிடுகிறது. அன்னாசிப் பழத்தை பழத்துண்டுகளாகவும் சாப்பிட லாம். ஆனால், பழச்சாறாக அருந்தினால் சாப்பிட்ட உணவு விரைந்து ஜீரணமாகும்.

அன்னாசிப் பழத்தின் மேலே உள்ள தோலை உரித்த பிறகு கிடைக்கும் பழத்தசையில் 50 கலோரியே கிடைக்கிறது. எனவே தினசரி 300 கிராம் அளவு வரை அன்னாசி சாப்பிடலாம்.

மலச்சிக்கல் உள்ளவர்களும், சாப்பிட்டது ஜீரணமாகாமல் வயிறு மந்தமாக இருக்கிறதென்று உணர்பவர்களும், உணவுக்குப் பிறகு ஒரு தம்ளர் அன்னாசிச்சாறு அருந்தினால் உடனடியாக உணவு செரிக்கும். நீண்ட நாள் மலச்சிக்கலும் குணமாகும்.

அமெரிக்கா, ஐரோப்பா போன்ற நாடுகளில் ஆட்டிறைச்சி, பன்றி இறைச்சி முதலிய துண்டுகளை அலங்காரம் செய்து விற்க இரண்டு அன்னாசிப் பழத் துண்டுகளை இறைச்சியின் இரு பக்கங்களிலும் வைத்து, சாண்ட்விச் போல் தருகின்றனர். அன்னாசி இல்லாமல் சாப்பிட்டால் சிலருக்கு எளிதில் ஜீரணமாகாது. ஜீரணமாகாதவர்கள்

குறிப்பிட்ட கடைகளில் அசைவ உணவு சாப்பிடுவதைத் தவிர்த்து விடுவார்கள்.

இதனால்தான் இரண்டு அன்னாசிப் பழத்துண்டுகளைத் தருகின்றனர். இதிலிருந்தே புரோமெலின் என்ற செரிமானப் பொருளின் சக்தியை நாம் நன்கு அறியவும் உணரவும் முடியும்.

(நம் நாட்டில் உணவில் இறைச்சியையும் சேர்த்துச் சாப்பிட்டால் அது உடனே ஜீரணமாகவே உருளைக்கிழங்கை அசைவ உணவு வகைகளுடன் சேர்த்துப் பரிமாறுகிறோம். ஆட்டுக்கறிக் குழம்பில் போடப் பட்டுள்ள உருளைக்கிழங்குதான் ஆட்டுக் கறித்துண்டுகளை வேகமாக வளர்சிதைமாற்றம் செய்து செரிமானம் ஆக உதவுகிறது.)

உடல் நன்கு தேற...

உடல் பலவீனமானவர்களும், நோயாளிகளும் உடல் நன்கு தேறி பலத்துடன் விளங்க, அன்னாசிப் பழச்சாற்றுடன் இரண்டு தேக்கரண்டி தேனை கலந்து அருந்தி வரவேண்டும். இதனால் களைப்பும் உடல் சோர்வும் அகலும். இதில் உள்ள சர்க்கரையும், சிட்ரிக் அமிலமும், மாலிக் அமிலமும் தேக ஆரோக்கியத்துக்கு நன்மை அளிக்கின்றன.

பெண்களுக்கான அரிய பழம் அன்னாசி!

டெக்ஸாஸ் பல்கலைக்கழகம் அன்னாசியில் மாங்கனீஸ் என்ற தாது உப்பு தாராளமாக இருப்பதால் எலும்பு மண்டலத்தை உறுதியாக்கி ஆஸ்டிபோரோசிஸ் என்ற எலும்பு மெலிவு நோய் வராமல் தடுக்கிறது என்று தன் ஆய்வில் கூறியுள்ளது. அன்னாசியை சாறாக அருந்துவது நல்லது. இதனால் இந்தத் தாது உப்பை உடல் உடனே உறிஞ்சிக் கொள்ளும்.

போரான் உப்பைப்போல மாங்கனீஸ் உப்பு எலும்பு மண்டலத்தைப் பலப்படுத்தும் ஆற்றல் உடையவை. எனவே, பெண்கள் அன்னாசியை அரைப்பழமாவது சாப்பிட்டு வரவும். அல்லது சாறாக அருந்தவும்.

மாதாந்திர விலக்கு அதிகம் வெளிப்பட்டால் உடலில் மாங்கனீஸ் உப்பு பற்றாக்குறையாக இருக்கிறது என்று அர்த்தம். எனவே, தினமும் அன்னாசிப் பழத்தை உணவில் சேர்த்தால் மாதவிலக்கு அதிகம் வெளிப்படுவது கட்டுப்படும்.

உடலில் வீக்கம் இருந்தால் அன்னாசி அந்த வீக்கத்தை படு ஆற்றலுடன் குறைத்து குணமாக்குகிறது என்று நார்த் டகோட்டாவின் கிராண்ட் ஃபோர்க்ஸில் உள்ள ஆய்வு மையம் கண்டுபிடித்துள்ளது. எனவே, கால், கைகளில் வீக்கம் உள்ளவர்களும் தினமும் அன்னாசி சாப்பிட்டு வரலாம்.

பத்தே நாட்களில் தொப்பையைக் குறைக்கலாம்!

இளம் பெண்கள் உட்பட அனைவரின் தொப்பையையும் கரைக்கும் சக்தி அன்னாசிப் பழத்துக்கு உண்டு. இரவு ஏழுமணிக்கு, ஓர் அன்னாசிப் பழத்தைச் சிறுதுண்டுகளாக நறுக்கி நான்கு தேக்கரண்டி ஓமத்தைப் பொடி செய்து அதில் போட்டு நன்றாகக் கிளறி ஒரு டம்ளர் தண்ணீர் ஊற்றிக் கொதிக்க விடவும். பிறகு அடுப்பில் இருந்து இறக்கி அதை அப்படியே இரவு முழுவதும் வைத்திருந்து மறுநாள் காலையில் அதைப் பிழிந்து சாறு எடுத்து வெறும் வயிற்றில் சாப்பிடவும். இந்த முறைப்படி பத்து நாட்கள் தொடர்ந்து சாப்பிட்டு வந்தால் உங்கள் தொந்தி கரைய ஆரம்பிக்கும். அதற்குப் பிறகு தினமும் ஒரு கோப்பை அன்னாசிப் பழத்துண்டுகள் சாப்பிட்டு வந்தால் போதும். இப்பழத்தில் தாராளமாக உள்ள கால்சியமும், மாங்கனீஸ் உப்புமே தொந்தியைக் கரைக்கின்றன.

ரத்த ஓட்டத்தில் கட்டி, தடை போன்றவை ஏற்படாமல் உடனுக்குடன் அவற்றைக் கரைத்து ரத்த ஓட்டம் சீராக இருக்கவும் உதவுகிறது.

இதயம் நன்கு வேலை செய்ய...

இதயம் நன்கு வேலை செய்ய அன்னாசி பயன்படுகிறது. இதனால் முப்பது வயதிலிருந்தாவது தினமும் ஒரு வேளையாவது இப்பழச்சாறு அருந்தி வந்தால் நீண்ட ஆயுள் உறுதி.

நன்கு பழுத்த அன்னாசியின் சாறு, சிறுநீர்க் கழிவினைத் தூண்டுகிற அரிய மருந்து பொருளாய்ச் செயல்படுகிறது. குடலில் உள்ள புழுக்களை அழித்துவிடுகிறது. பித்த நீரை வெளியேற்றி தேகத்துக்கு ஆரோக்கியம் அளிக்கிறது. அடிக்கடி காபி அருந்துபவர்கள் பித்த நீர் சுரக்காமல் இருக்க இப்பழத்துண்டுகளையும் ஒரு வேளை வீதம் சாப்பிட்டு வரலாம்.

ஜாமாகவும், பழமாகவும், சாறாகவும் பயன்படும் அன்னாசியால் ரத்தசோகை, மஞ்சள் காமாலை, அடிவயிற்றுக் கோளாறுகள் வயிற்றுவலி முதலியவை குணமாகின்றன.

கருக்கலைப்பு செய்ய!

துன்பம் இல்லாமல் கருக்கலைப்பு செய்ய இதில் உள்ள புரோமெலின் என்னும் அதே செரிமானப் பொருளே உதவுகிறது. ஆரம்ப நிலையில் உள்ள கருவை புரோமெலின் எளிதாக அழித்துவிடும். இதற்கு ஒரே விதி, கர்ப்பம் தரித்து உறுதியானதும் அதைக் கரைக்க விரும்பினால் கரு

முதிராத நிலையில் இருந்தால் அன்னாசிப் பழத்துண்டுகளைச் சாப்பிட வேண்டும், எனவே, மருத்துவரிடம் ஆலோசனை பெற்றே இதற்கு அன்னாசி சாப்பிட வேண்டும்.

குரல் வளத்துக்கான பழ ரச பானம்!

பாடகர்களும், பாடகிகளும் நல்ல குரல்வளம் பெறவும், நாத இதழ் களில் ஏற்படும் கோளாறுகள், தொண்டைப்புண் முதலியவை அகலவும் அன்னாசிப் பழச்சாறு பயன்படுகிறது. தொண்டைக்குள் வளரும் தசை நாளடைவில் அகன்று விடுகிறது. தொண்டை அழற்சி நோய் உள்ளவர்களும் இப்பழச்சாற்றை அருந்துவதுடன், இப்பழச் சாற்றால் வாய் கொப்பளித்து வரவும். இப்படிக் கொப்பளித்து வருவதால் முதல் நாள் தொண்டையில் வளர்ந்து இறந்துவிட்ட சவ்வுகள் அன்னாசி ரசத்தினால் வெளியேறிவிடும்.

பாடகர்களைப் போலவே பேச்சாளர்களும் இப்பழச்சாறை அருந்து வதுடன் கொப்பளித்து வருவதும் நல்லதே!

நோய் எதிர்ப்புச் சக்தி!

சிசிஎஸ் மற்றும் சிசிஇஸட் என்ற இரண்டு பொருள்கள் அன்னாசியில் தாராளமாக உள்ளன. இந்த இரண்டு பொருள்களும் உடலில் நோய் எதிர்ப்புச் சக்தியை அதிகரித்து, புற்றுநோய் செல்கள் எங்கெல்லாம் இருக்கிறதோ அந்தந்த இடங்களில் தாக்கி அழிப்பதைக் கண்டுபிடித்து உள்ளனர் ஆஸ்திரேலிய நாட்டு ஆராய்ச்சியாளர்கள்.

மாரடைப்பா?

ரத்தத்தில் ஹோமோசிஸ்டைன் என்ற பொருள் அதிகரித்தால் இதய நோய் அதிகரிக்கும். அன்னாசியில் உள்ள சத்துகள் ஹோமோசிஸ்டைன் என்ற இந்தப் பொருளை முற்றிலும் அழிக்கும். குடலையும் ரத்தத்தையும் சுத்தப்படுத்தி இதய நோய்கள் வராமல் தடுக்கும்.

இப்பழத்தில் தாராளமாக உள்ள துத்தநாக உப்பு ஆண், பெண் இருதரப்பினரின் மலட்டுத்தன்மையையும் விரைந்து குணமாக்குகிறது. வயாக்ரா போல் உடலில் செயல்படுகிறது. மேலும் மூளையில் உள்ள லிம்பிக் சிஸ்டம் என்ற அமைப்பு சிறப்பாகச் செயல்படவும் உதவுகிறது.

அளவான உணவு சாப்பிட விரும்பினால் முதலில் அன்னாசிச் சாறு ஒரு டம்ளர் அருந்தவும். பிறகு உணவு சாப்பிட்டால் குறைவாகவே சாப்பிடுவீர்கள். தினமும் சாப்பிட வேண்டிய அரிய பழம் இது.

ஆப்பிள் பழம்

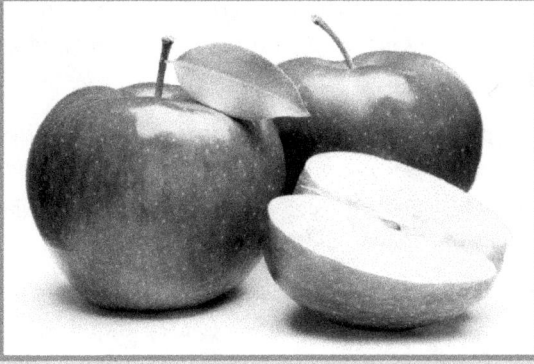

இரும்புச் சத்து அதிகமுள்ள பழங்களில் முன்னணியில் இருக்கும் பழம், ஆப்பிள்தான். இத்துடன் பாஸ்பரஸ் உப்பும் தாராளமாக அமைந்துள்ள பழம் இது. இந்த இரண்டு உப்பும் கலந்துள்ள பழம் என்பதால் தினமும் பாலுடன் ஒரே ஒரு ஆப்பிளையாவது சாப்பிட்டு வந்தால் ரத்த சோகை நீங்கிய ஆரோக்கியமான உடற்கட்டையும், பளபளப் பான மேனி வண்ணத்தையும் பெறலாம்.

மூளைக்கு வலுவையும், உடலுக்குச் சக்தியை யும் அளிக்கும் மிக முக்கியமான நான்கு பழங்களுள் ஆப்பிள் பழமே முதலிடத்தில் திகழ்கிறது. அடுத்த மூன்று இடங்களை திராட்சை, வாழைப்பழம், அத்திப்பழம் போன்றவை பெற்றுள்ளன.

காய்கறிகளுள் வெண்டைக்காயில் இருப்பது போல தரமான பாஸ்பரஸ் உப்பு ஆப்பிளில்

உடல் பருமன், கெட்ட கொலஸ்ட்ரால் குறைக்கும் அசத்தல் பழம்

ஆப்பிள் சாறு நல்லதா?

ஆப்பிளைச் சாறு பிழிந்து சாப்பிட விரும்பினால் தோலையும் மிக்ஸியில் சேர்த்து சாறாக்கி அருந்தவும். சாறு எளிதில் ஜீரணமாகும். எனவே, காலையில் ஆப்பிள் சாப்பிட விரும்பினால் கடித்தோ, துண்டுகளாக்கியோ சாப்பிடாமல் சாறாக்கி வெறும் வயிற்றில் அருந்தலாம்.

ஆப்பிள் பழ ரசத்தால் ரத்தத்தில் உள்ள புளிப்புத்தன்மை உள்ள பொருள்களும், தோலில் உள்ள பெக்டின் என்னும் நார்ச்சத்தும் சாறாக மாறியுள்ளதால் இருமல் சம்பந்தமான கிருமிகளும், கழிவுப்பொருள்களாக உடனே வெளியேறிவிடும்.

ஆப்பிள் மலச்சிக்கலை எளிதில் தீர்க்கும். உடலுக்கு ஊட்டச் சத்தையும் வழங்கும். மிக்ஸியில் இட்டு சாறாக்கிச் சாப்பிடு வதற்கான சிறந்த பழங்களுள் இதுவும் ஒன்றாகும். எளிதில்

இருப்பதால்தான் மூளை நரம்புகள் துடிப்புடன் இருந்து நன்கு சிந்திக்க உற்சாகத்துடன் செயல்பட நம்மைத் தூண்டிக்கொண்டே இருக்கின்றது.

எழுத்தாளர்கள் சாப்பிட வேண்டிய பழம்!

ஆரஞ்சுப் பழத்தைச் சாப்பிட்டதும் எந்த அளவு பழச்சர்க்கரை உடனடியாக ரத்தத்தால் உட்கிரகிக்கப்படுகிறதோ அதே அளவு வேகத் துடன் ஆப்பிளைச் சாப்பிட்டதும் பழச்சர்க்கரை உடனே ரத்தத்தில் கலந்துவிடுகிறது. இதனால் பழச்சர்க்கரையுடன் கலந்துள்ள பாஸ்பரஸ் உப்பு மூளையை உடனடியாகப் புதுப்பித்து விடுகிறது. இதனால் மூளையைப் பயன்படுத்தி வேலை செய்யும் சிந்தனையாளர்கள், எழுத்தாளர்கள், மருத்துவர்கள் போன்றவர்கள் இப்பழத்தைச் சாப்பிட்டால் மிகுந்த உற்சாகத்துடன் வேலை செய்ய முடியும்.

கொழுப்பு சேராது!

உடலில் கொழுப்பு சேரக்கூடாது. அதே நேரத்தில் உடலும் மனமும் துடிப்புடன் சக்தி இல்லமாகத் திகழ வேண்டும். இதற்கும் ஒரே வழி, தினமும் ஒன்றிரண்டு ஆப்பிள் நம் உணவில் இடம் பெற வேண்டும் என்பதே. ஏன் தெரியுமா? சாப்பிட்ட உணவுகளை 1000 மடங்கு வேகத்தில் வளர்சிதை மாற்றம் செய்யக்கூடிய சக்தியாக இதில் உள்ள வைட்டமின் சி திகழ்வதை அமெரிக்க விஞ்ஞானிகள் கண்டு

ஜீரணமாகும். ரத்தத்தில் சர்க்கரை அளவு உயராமல் பார்த்துக் கொள்ள 38 மைக்ரோ கிராம் அளவு குரோமியம் என்ற தாது உப்பு உள்ளது. இதனால் நீரிழிவு நோயாளிகள் பயமின்றி ஆப்பிள் சாப்பிடலாம். ரத்தத்தில் சர்க்கரையை இது சிறப்பாகக் கட்டுப்படுத்தும்.

இப்பழத்தில் உள்ள பெக்டின் ஒருவிதமான அமிலத்தைச் சுரந்து குடலில் உள்ள கெட்டுப்போன பொருள்கள், கெடுதியான பொருள்கள் போன்றவற்றை எல்லாம் உறிஞ்சிக் கழிவுப் பொருள்களாக வெளியே தள்ளிவிடுகிறது. இதனால் குடலுடன் ரத்தமும் சுத்தமாகிறது. எனவே மலச்சிக்கல் குணமாக ஆப்பிளை உணவில் பழமாகவோ சாறாகவோ தினமும் பயன்படுத்துங்கள்.

ஆப்பிளை வேகவைத்துச் சாப்பிட்டால் பேதி கட்டுப்படும். குழந்தைகளுக்கு இந்த முறையில் ஆப்பிளை கொடுக்கலாம்.

பிடித்துள்ளனர். எனவே, கொழுப்பு உள்ள உணவுகளை விரும்பிச் சாப்பிடுகிறவர்கள் ஆப்பிளைச் சாப்பிட்டு வந்தால் கொழுப்பு உடலில் சேமிக்கப்படாமல் கரைந்துவிடும்

உடலின் எதிர்ப்புச் சக்தியை அதிகரிக்கும் பழம்!

ஆப்பிளில் எலும்பு மெலிவு நோயைத் தடுக்க உதவும் போரான் என்ற தாது உப்பு தாராளமாக இருக்கிறது. எனவே, எல்லா வயது ஆண்களும் பெண்களும் தினமும் இரண்டு ஆப்பிள் சாப்பிட்டு வருவதைப் பழக்கமாக்க வேண்டும்.

ஆப்பிள் பழமானது கொலஸ்ட்ராலைக் குறைப்பதுடன் புற்று நோயையும் போராடித் தடுக்கிறது. நோய் கிருமிகளும், நச்சுப் பொருள்களும் உடலில் வசிக்காமல் பார்த்துக் கொள்ளவும் செய்கிறது. இது பசியை எளிதில் அடக்கும். அகோரப்பசி என்றால் ஒன்றிரண்டு ஆப்பிள் சாப்பிடவும். நார்ச்சத்து அதிகமாக இருப்பதால் மலச்சிக் கலின்றி ஆரோக்கியமாக வாழலாம்.

தினமும் ஓர் ஆப்பிள் சாப்பிட்டால் மருத்துவரிடம் செல்ல வேண்டிய அவசியமே இல்லை என்று ஒரு பழமொழியே உண்டு. இது உண்மை தான். நோய்க் கிருமிகள் தொற்றிவிடாமல் உடலை எதிர்ப்புச் சக்தியுடன் ஆரோக்கியமாக வைத்திருக்கிறது ஆப்பிள். மனிதனின் மூளையைக் காக்கும் உப்புகளுள் போரான் உப்பும் ஒன்றாகும்.

ஆப்பிளில் என்ன இருக்கிறது?

100 கிராம் ஆப்பிளில் 58 கலோரி சக்தி உள்ளது. நாம் சாப்பிடும் பெரிய ஆப்பிளில் 0.47 கிராம் புரதம், 95 கலோரி சக்தி, 4.4 கிராம் நார்ச்சத்து, பொட்டாசியம் 195 மில்லி கிராம், பாஸ்பரஸ் 20 மில்லி கிராம், கால்சியம் 11 மில்லி கிராம், மக்னீசியம் 9 கிராம் மற்றும் இரும்பு, மாங்கனீஸ், சோடியம், தாமிரம், துத்தநாகம் போன்றவையும் உள்ளன.

வைட்டமின் ஏ 98 சர்வதேச அலகுகள், தயாமின், ரிபோபில்வின், நியாசின், ஃபோலேட், பான்தோனிக் அமிலம், பைரிடாக்ஸின் போன்ற பி குரூப் வைட்டமின்கள், வைட்டமின் சி 8.4 மில்லி கிராம், வைட்டமின் ஈ 0.33 மில்லி கிராம், வைட்டமின் கே 4 மைக்ரோகிராம் என்ற அளவிலும் உள்ளன. புரதம் 20% என்ற அளவில் உள்ளது.

பார்வைத் தெளிவிற்கு வைட்டமின் ஏ-யும் கவலையில்லாத நல்ல மனப்பான்மைக்கு பி குரூப் வைட்டமின்களும் ஆண்மைக் குறைவைத் தடுக்க வைட்டமின் ஈ-யும் உதவுகின்றன.

எப்படிச் சாப்பிட வேண்டும்?

ஆப்பிளை நன்கு கழுவித் துடைத்துவிட்டுச் சாப்பிடுவதே சிறந்தது. தோலுடன் கடித்துச் சாப்பிடுவதால் பழத்திலிருந்து இறங்கும் அமிலங்கள் பற்களிலும், ஈறுகளிலும் உள்ள கோளாறுகளையும் குணப்படுத்தி நன்றாகச் சுத்தப்படுத்திவிடும். பழத்தைத் துண்டு துண்டாக வெட்டியும் சாப்பிடலாம். ஆனால், தோலைச் சீவக்கூடாது.

குழந்தைகள் ஒரு மாதம் ஆப்பிள் பழத்துண்டுகளைச் சாப்பிட்டு வந்தால் மூளை சுறுசுறுப்படைந்து நன்கு படிப்பார்கள். மற்ற வயதுக்காரர்களும் தினமும் ஓர் ஆப்பிள் வீதம் முப்பது நாட்கள் தொடர்ச்சியாகச் சாப்பிட்டால் மூளை சுறுசுறுப்படையும்.

ஆப்பிளின் தசையில் உள்ளதைவிட அதன் தோலில் ஐந்து மடங்கு அதிகமாக வைட்டமின் ஏ அடங்கி உள்ளது. ஆப்பிளின் உட்பக்கத் தோலில் தான் வைட்டமின் சி உள்ளது. எல்லாவற்றையும் விட இப்பழத்தின் தோலில் சக்தி வாய்ந்த குயிர்சிட்டின் என்ற புற்றுநோய் எதிர்ப்பு ஆன்ட்டிஆக்ஸிடென்ட் உள்ளது. மார்பகப் புற்றுநோய் உட்பட எல்லாவிதமான புற்றையும் இது தடுக்கும். மார்பகப் புற்றுநோய், பெருங்குடல் புற்றுநோயை மிகுந்த வீரியத்துடன் தடுக்கும். ட்ரிட்டெர் பினாய்ஸ் (Triterpenoids) என்ற பொருள் ஆப்பிளில் உள்ளது.

எனவே, அனைத்து வயதினரும் தோலை உரிக்காமலேயே காலை உணவுக்குப் பிறகு தினமும் ஓர் ஆப்பிளைச் சாப்பிட்டு வாருங்கள்.

காலையில் வெறும் வயிற்றில் ஆப்பிள் சாப்பிடக்கூடாது. அது செரிப்பதற்கு நேரமாகும். உணவிற்குப் பிறகுதான் ஆப்பிள் சாப்பிட வேண்டும்.

மஞ்சள் காமாலையா?

இப்பழத்தில் உள்ள மாலிக் அமிலம் குடல்கள், கல்லீரல், மூளை, சிறுநீரகங்கள் போன்றவை எப்போதும் நலம் குன்றாமல் நன்கு செயல்படத் தூண்டுகிறது. மஞ்சள் காமாலை, சிறுநீரகக் கற்கள், பித்த நீர் போன்றவை குணமாகத் தினமும் இரண்டு ஆப்பிள் சாப்பிடவும். காபி, பஜ்ஜி, வடை போன்றவற்றை அதிகம் சாப்பிடுகிறவர்கள் ஆப்பிளுக்கு முக்கியத்துவம் கொடுத்தால் மஞ்சள் காமாலையில் இருந்து தப்பிக்கலாம்.

ஆப்பிளில் தாராளமாக உள்ள பொட்டாசியம் சிறுநீரகத்தில் கற்கள் இருந்தால் உடனே கரைத்து விடுகிறது. ரத்தத்தைத் திரவ நிலையிலேயே வைத்திருக்க பொட்டாசியம் உதவுகிறது. இதனால் திடீர் மாரடைப்பு தடுக்கப்பட்டு வாழ்நாள் இயல்பாக நீடிக்கிறது.

மூட்டு வீக்கமா?

இப்பழத்தில் உள்ள யூரிக் அமிலம் வாதம் மற்றும் மூட்டு வீக்க நோயாளிகளின் வலிகளை உடனே குணமாக்கி விடுகிறது.

ஆப்பிள் பழத்தை அவித்து சூட்டுடன் வலியுள்ள இடத்தில் கட்ட வேண்டும். அவித்த ஆப்பிளையும் வாத நோயாளிகள் தொடர்ந்து சாப்பிட்டு வரலாம்.

தினமும் காய்ச்சல் என்பவர்களும், வறட்டு இருமலால் அவதிப்படுகிற வர்களும், கண் நோய்களுக்குச் சிகிச்சை எடுத்துக் கொள்பவர்களும் காலை உணவாக இரண்டு இட்லி மட்டும் சாப்பிட்டுவிட்டு அடுத்து இரண்டு ஆப்பிளைச் சாறாகவோ அல்லது பழத்துண்டுகளாகவோ பதினைந்து நாட்கள் இதே முறையில் தொடர்ந்து சாப்பிட்டு வந்தால் பூரண நலன் உறுதி.

தினமும் இரண்டு ஆப்பிள்!

தினமும் இரண்டு ஆப்பிள் சாப்பிட்டால் கெட்ட கொலஸ்ட்ராலை ஐம்பது சதவிகிதம் உடனடியாகக் குறைப்பதை பிரான்ஸ் நாட்டு ஆய்வாளர்கள் கண்டுபிடித்துள்ளனர். இதில் உள்ள கரையும் நார்ச்சத்தான பெக்டினே இந்தப் பணியைச் செய்கிறது. பெருங்குடல் புற்றுநோயையும் உடனடியாக முப்பது சதவிகிதம் இந்த அதிசய பெக்டின் குறைக்கிறது.

தலைவலியா?

தலைவலியைக் குணமாக்கும் செம்பு உப்பும், ஆஸ்பிரின் மாத்திரையில் உள்ள ஸாலிசைலேட்ஸ் (Salicylates) என்ற தலைவலியைக் குண மாக்கும் பொருளும் ஆப்பிளில் இயற்கையாக உள்ளன. ஸாலிசை லேட்ஸ் மிகவும் தாராளமாக உள்ள பழங்கள் ஆப்பிள், பேரீச்சை மற்றும் ஸ்ட்ராபெர்ரி, ப்ளூபெர்ரி பழங்களே. இந்த ஸாலிசைலேட்ஸ் தலைவலியைக் குணமாக்குவதுடன் பெருங்குடல் புற்றுநோயும் வராமல் தடுக்கிறது.

தலைவலியால் அவதிப்படுவோர் காலையில் ஆப்பிள் துண்டுகளை உப்பில் தொட்டு சாப்பிட்டு வந்தால் செம்பு உப்பும், ஸாலிசை லேட்ஸும் நன்கு கிடைத்து மூளை நரம்புகள் அமைதியாகி தலைவலி முற்றிலும் குணமாகும். 15 நாட்கள் இப்படிச் சாப்பிட்ட பிறகு உப்பில் தொட்டுச் சாப்பிடுவதை விட்டுவிட்டு எப்போதும் போல் கடித்தோ சாறாக்கியோ அருந்தலாம்.

உடல் பருமனாக இருப்பவர்கள் காலையில் இரண்டு இட்லி அடுத்து இரண்டு ஆப்பிள் என்று சாப்பிட்டு வந்தால் கெட்ட கொலஸ்ட்ராலும் குறைந்து உடல் பருமனும் காணாமல் போய்விடும்.

உடலுக்கு ஊட்டச்சத்து வழங்குவதுடன் உடலையும் மனத்தையும் மூளையையும் புதுப்பித்துத் தரும் மருத்துவ குணங்கள் கொண்ட பழம் என்பதால்தான் 'கடவுள்களின் உணவு' என்று இப்பழத்தைச் சிறப்பித்துக் கூறுகின்றனர். பைபிள், ஆப்பிள் பழத்தைச் சிறப்பித்துக் கூறுகிறது. ஆதி மனிதன் சாப்பிட்ட முதல் பழம் இதுதான். ஆமாம் ஆதாமும் ஏவாளும் சாப்பிட்ட முதல் பழம் ஆப்பிள் தான்.

வயதாக வயதாக ஃப்ரீராடிக்கல் திரவம் அதிகம் சுரந்து முதுமை அடைவது மட்டுமல்ல செல்களும் சிதைவடைவதால் இதயம், சிறுநீரகம், நுரையீரல் போன்றவை பாதிக்கப்படுகின்றன. இதனால் புற்றுநோய், இதயநோய் என்று தொடர்கிறது. ஆப்பிள் சாப்பிட்டு வந்தால் ஃப்ரீராடிக்கல் திரவத்தைக் கட்டுப்படுத்தும் சிறந்த நச்சுமுறிவு மருந்தான வைட்டமின் சி உடலுக்குத் தொடர்ந்து கிடைக்கும். இதனால் உடல் உறுப்புகள், செல்கள் சிதைவடைவது தடுக்கப்பட்டு ஆரோக்கியமும் இளமைத்துடிப்பும் உறுதியாகப் பாதுகாக்கப்படுகிறது.

எனவே, இன்று முதல் தினமும் இரண்டு ஆப்பிள் சாப்பிட்டு வாழ்நாளை ஆரோக்கியமாக நீடிக்கச் செய்வோம்.

ஆரஞ்சுப் பழம்

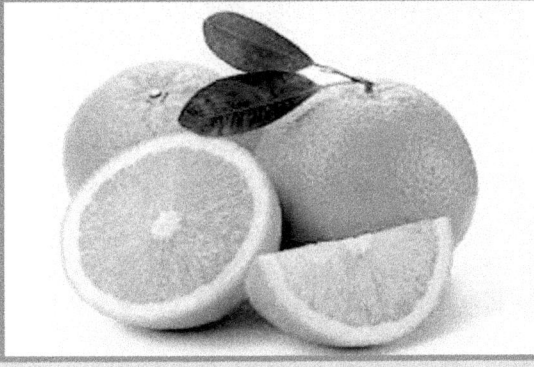

சுண்ணாம்புச் சத்து அதிகமுள்ள பழங்களில் முதலிடம் ஆரஞ்சுப் பழத்துக்குத்தான்!

பழங்களிலேயே மிக உயர்தரமான கால்சியம் என்ற சுண்ணாம்புச்சத்து ஆரஞ்சுப் பழத்தில் தான் உள்ளது. இது மூன்று கோப்பை பசும் பாலுக்கு இணையானது. இரவில் தூக்கம் வராமல் அவதிப்படுகிறவர்களுக்கு ஒரு கோப்பை ஆரஞ்சுச் சாறு அற்புத மருந்து. ஆம்! தூக்கமின்மையால் அவதிப்படுகிறவர்கள் இரவு உணவுக்குப் பிறகு ஒரு கோப்பை ஆரஞ்சுச் சாறோ அல்லது இரண்டு ஆரஞ்சுப் பழத்தையோ சாப்பிட்டு விட்டு படுக்கைக்குச் சென்றால் நிம்மதியான தூக்கத்தைப் பெறலாம்.

காலை உணவுக்கு அரைமணிநேரம் முன்பாக ஒரு கோப்பை ஆரஞ்சுப் பழச்சாற்றை அருந்தினால் நன்கு பசியெடுக்கும். காரணம் ஆரஞ்சு ஒரு நல்ல பசி ஊக்கி.

நுரையீரல் கோளாறுகளைக் குணமாக்கும் உயரிய பழம்

'பசியில்லை' என்பவர்களுக்கும், நோயாளிகளுக்கும் நீண்டநாள் மலச்சிக்கலால் அவதிப்படுவோருக்கும் இந்த ஆரஞ்சுச் சாறு மிகவும் நல்லது. பழமாகச் சாப்பிட்டாலும் சரி, சாறாகச் சாப்பிட்டாலும் சரி இது உடனடியாக, வயிற்றில் உள்ள செரிக்காத உணவு மற்றும் கழிவுகள் அனைத்தையும் அடித்துப் பிடித்து வெளியேற்றிவிடும்.

நீண்டநாள் வாழ ஓர் ஆரஞ்சு போதும்!

நீண்ட நாள் வாழ வேண்டும், ஆரோக்கியமாக வாழ வேண்டும் என்று விரும்புகிறவர்கள் தினமும் மூன்று ஆரஞ்சுப் பழம் அல்லது இந்தப் பழங்களைச் சாறாகவோ அருந்தி வந்தால் போதும்.

ஆரஞ்சுப் பழத்தைச் சாப்பிட்டதும் அது உடனடியாக ரத்தத்தினால் உறிஞ்சப்படுகிறது. இதனால் உடலுக்கு வெப்பமும் சக்தியும் உடனடியாகக் கிடைத்து விடுவதால் மிகவும் உற்சாகமாக சக்தியுடன் நாள் முழுவதும் செயல்பட முடியும்.

மலச்சிக்கல், உணவு செரிக்காமை போன்றவை பெரும்பாலான நோய்களுக்கு முக்கியமான காரணங்கள். மலச்சிக்கலைத் தீர்க்கும் சக்தி வாய்ந்த இரு பழங்களாக ஆப்பிளுக்கு அடுத்து ஆரஞ்சே திகழ்கிறது.

வாழ்நாள் நீடிப்பு!

ஆரஞ்சுப் பழத்தில் உள்ள வைட்டமின் சி-யும், கால்சியமும் உடலில் உள்ள திசுக்களைப் புதுப்பிக்கின்றன. தாராளமாக உள்ள கால்சியம் தடையின்றி இதயம் சுருங்கி விரியவும், பல், நரம்பு மண்டலம் போன்றவை உறுதியுடன் இருந்து எலும்பு மெலிவு நோய் வராமலும் பாதுகாக்கின்றன.

இப்பழத்தில் உள்ள ஏ, பி போன்ற பிற வைட்டமின்களும், சோடியம், பொட்டாசியம், மக்னீஷியம், கந்தகம், தாமிரம், குளோரின் போன்ற தாது உப்புகளும் நோய்க்கிருமிகளை படு ஆற்றலுடன் அழிக்கின்றன. பற்சொத்தைகளைத் தடுக்க இரண்டு கோப்பை ஆரஞ்சுப் பழச்சாற்றை மெதுவாக கொஞ்சம் கொஞ்சமாக உறிஞ்சிக் குடித்தால் போதும். காய்ச்சல் உட்பட நோய்களுக்குச் சிகிச்சை எடுப்பவர்களும் இரண்டு கோப்பை ஆரஞ்சுப் பழச்சாற்றை மெதுவாக கொஞ்சம் கொஞ்சமாக உறிஞ்சிக் குடிப்பது நோய் நிவர்த்திக்கு நல்ல வழி. இதனால் உடலில் பழச்சாறு ரத்தத்தினால் உறிஞ்சப்பட்டு ஆரோக்கியம் புதுப்பிக்கப் படுகிறது.

தொற்றுநோய்கள் வராது!

எல்லாவிதமான நோய்களுக்கும், குறிப்பாக ரத்தத்தில் விஷத்தன்மை உள்ளவர்கள் (விஷம் அருந்தியவர்கள்), அம்மை நோய்கள்,

டைபாயிட், ஷயரோகம் போன்ற நோய்களினால் பாதிக்கப் பட்டவர்கள் ஆரஞ்சு சாற்றை மேலே சொல்லப்பட்ட முறையில் பருகி வந்தால் உறுதியாக உடல் நலம் பெறுவார்கள். சிறுநீர் நன்கு பிரியவும் ஆரஞ்சுச் சாறு வழி வகுக்கிறது. தொற்று நோய்க்கிருமிகள் எதுவும் ஆரஞ்சுப் பழச் சாறு சாப்பிட்டவர்களை எளிதில் அண்டாது. இதனால் நோயாளிகள் துரிதமாகக் குணமாகி விடுவார்கள்.

இதயநோய் குணமாக ஆரஞ்சுப் பழச்சாற்றில் ஒரு தேக்கரண்டி தேன் சேர்த்து அருந்தவும். திடீரென்று நெஞ்சுவலி தோன்றினால் இந்த முறையில் ஆரஞ்சை அருந்தினால் வலி குறையும். அடுத்து மருத்து வரையும் சந்திக்கவும்.

காய்ச்சலின்போது தாகத்தைத் தணிக்கும் சாறாகவும் உணவு மருந்தாகவும் ஆரஞ்சு திகழ்கிறது. காய்ச்சல் விரைந்து குணமாக ஆரஞ்சுப் பழத்தையும் தினமும் சாப்பிட்டு வரவும்.

ரத்தத்தைச் சுத்தப்படுத்துவதுடன் மூல நோய், வயிற்றுப் பொருமல், போன்றவற்றுக்கும் நிவாரணம் அளிக்கிறது. உடலுக்குக் குளிர்ச்சி யையும் புத்துணர்வையும் தருகிறது. சிறந்த பத்திய உணவு, ஆரஞ்சு.

ஆஸ்துமா குணமாகும்!

ஜலதோஷம், சளி, ஆஸ்துமா, காசநோய், தொண்டைப்புண் முதலியவை குணமாக ஆரஞ்சுச் சாறுடன் ஒரு தேக்கரண்டி தேன், ஒரு சிட்டிகை உப்பு சேர்த்து அருந்தினால் போதும். மிகச் சக்தி வாய்ந்த மருந்தாகும் இது. நுரையீரல்களில் உள்ள கோளாறுகள் அனைத்தையும் குணமாக்கும் சக்தி படைத்தது இந்த ஆரஞ்சு.

இப்பழத்தில் உள்ள வைட்டமின் சி, சிட்ரிக் அமிலம் உள்ளதன் காரணமாக நன்கு பாதுகாப்பாக உள்ளது. எனவே, ஆஸ்துமா நோயாளிகள் இரவில் இரண்டு பழங்களைச் சாப்பிட்டு வரவும்.

மூக்கு ஒழுகும் ஜலதோஷம் குணமாக ஒரு கோப்பை பழச்சாற்றில் வெந்நீர் கலந்து அருந்தினால் ஜலதோஷம் கட்டுப்படும்.

கர்ப்பிணிகள் சாப்பிடலாமா?

கர்ப்பிணிகளுக்கு ஏற்படும் வாந்தி, மயக்கத்தை இப்பழச்சாறு கட்டுப் படுத்துகிறது. குழந்தை பெற்ற பிறகு பால் தரமுடியாத தாய்மார்கள் தங்கள் கைக் குழந்தையின் வயதிற்கு ஏற்ப 125 மில்லி வரை ஆரஞ்சுப் பழச்சாறு கொடுத்து வந்தால் போதும்.

குழந்தை பெற்ற பிறகு பல பெண்கள் தாறுமாறாக உடல்பருமனாகி விடுகிறார்கள். இவர்கள் தினமும் மூன்று முதல் ஆறு ஆரஞ்சுப் பழம்

இளமைத் தோற்றத்தைப் பாதுகாக்கும் அரிய சாறு!

உங்களின் உண்மையான வயதைவிட முதுமைத் தோற்றத்துடன் காணப்பட்டால் நீங்கள் தவறாமல் அருந்த வேண்டிய அரிய பழச்சாறு, ஆரஞ்சுப் பழச்சாறுதான்.

நாம் சில உணவுகளைச் சாப்பிட்டதும் ஃப்ரீராடிக்கல் என்னும் திரவம் உடலில் அதிகமாகச் சுரக்கிறது. இந்தத் திரவம் உடலில் உள்ள செல்களைத் தாக்கிக் குடல் பகுதிகளைச் சீரழித்து விடுகிறது.

ஃப்ரீராடிக்கல் திரவம் முதலில் உடல் தசையைத்தான் தாக்கு கிறது. இதனால் வயதுக்கு மீறிய முதுமைத் தோற்றம் ஏற்படு கிறது. இதுமட்டுமல்ல ஞாபகசக்தி குறைகிறது. பஃப்பல்லோவில் உள்ள நியூயார்க் ஸ்டேட் பல்கலைக்கழகம் இதைக் கண்டு பிடித்துள்ளது.

வரை சாப்பிட்டு வந்தால் இப்பழத்தில் உள்ள கால்சியம், கொழுப்பைக் கரைத்து உடலை மிகவும் கச்சிதமான தோற்றத்துக்குக் கொண்டு வந்துவிடும். ஆரஞ்சுச் சுளையாக சாப்பிடுகிறவர்கள் ஆரஞ்சுப் பழத்தைச் சாப்பாட்டுக்குப் பிறகே சாப்பிட வேண்டும். இதனால் ஜீரணசக்தி விரைந்து செயல்படும்.

100 கிராம் பழத்தில் கண்பார்வைத் தெளிவிற்கு 350 சர்வதேச அலகு என்ற வைட்டமின் ஏ உள்ளது. இதனால் காட்ராக்ட் பிரச்னை இன்றி வாழலாம். நீர்ச்சத்து 87%, புரதம் 0.9%, கொழுப்பு 0.3%, கார்போ ஹைடிரேட் 11%, கால்சியம், இரும்பு, சோடியம், பாஸ்பரஸ் ஆகிய உப்புகளுடன் பொட்டாசியம் 20 மில்லி கிராம், மக்னீசியம் 13%, ரத்தத்தைச் சுத்தப்படுத்தும் கந்தகம் 9 கிராம், குளோரின் 3 கிராம், தயாமின் 120 மில்லி கிராம், வைட்டமின் சி 70 மில்லி கிராம் என ஆரஞ்சுப் பழத்தில் உள்ளன.

ஆரஞ்சுப் பழத்தில் சத்துக்கள் பொங்கி வழிவதால் குடல் புழுக்கள் அழியும். வயிற்று வலி குணமாகும்.

பக்கவாதம் தடுப்பு! எந்த நோயும் தாக்காது!

இதயத்திலும் ஈரலிலும் தயாமின் என்ற வைட்டமின் பி, சேமித்து வைக்கப்பட்டுள்ளது. இந்த வைட்டமின் குறைந்தால் 'பெரிபெரி' என்ற நரம்பு சம்பந்தப்பட்ட நோயும், பக்கவாதத் தாக்குதலும் ஏற்படும். ஆரஞ்சுப் பழம் மூலம் இந்த வைட்டமின் எளிதாகவும்,

இனிப்பு மற்றும் கொழுப்பு உணவுகளை 300 கலோரி அளவு சாப்பிட்ட பிறகு ஒரு மணி நேரம் கழித்து ரத்தத்தைப் பரிசோதித்துப் பார்த்ததில் ஃப்ரீராடிக்கல் திரவம் அதிகம் சுரந்து ரத்தத்தில் கலந்திருந்ததைக் கண்டுபிடித்தனர்.

ஆரஞ்சுச் சாறு சாப்பிட்டவர்களின் ரத்தத்தில் ஃப்ரீராடிக்கல் அளவு குறைவாக இருந்தது. இனிப்பு, முட்டை, ஐஸ்கிரீம், பால், சாண்ட்விச், கோழிக்கறி போன்றவற்றைச் சாப்பிடுகிறவர்கள் உணவின் முடிவில் ஆரஞ்சுச் சாறையும் சாப்பிட்டு வந்தால் இதில் உள்ள வைட்டமின் சி, ஆன்ட்டி ஆக்ஸிடென்ட்டாகச் செயல்பட்டு, ஃப்ரீராடிக்கல் திரவத்துடன் எதிர்த்துப் போராடி அவற்றை அழித்துவிடுகின்றன. இதனால் உடல் அணுக்களும் குணமாகும். உடலும் முதுமை அடையாமல் இளமைத் தோற்றத்துடன் காட்சியளிக்கும்.

தாராளமாகவும் நமக்குக் கிடைத்து விடுகிறது. இதனால் மாரடைப்பு, பக்கவாத அபாயம் இன்றி வாழலாம்.

தைராய்டு சுரப்பி இருதயத்தையும், நுரையீரல்களையும் தன் கட்டுப் பாட்டில் வைத்துப் பாதுகாக்கிறது. உடலின் சக்தி உற்பத்திக்கும், தைராய்டு சுரப்பி நன்கு சுரக்கவும், சிறப்பாக வேலை செய்யவும் போதுமான அளவு வைட்டமின் சி தேவை. இதனால் உடல் வெப்ப நிலைமையும் சீராக இருக்கும். சுரப்பிகளும் சிறப்பாக இயங்க ஆரஞ்சில் உள்ள வைட்டமின் சி நன்கு உதவும். சுரப்பிகள் சீராக இயங்கி உடலின் வெப்ப நிலைமையும் சீராக இருப்பதால் எப்படிப்பட்ட வியாதி என்றாலும் பூரணகுணம் பெற்றுவிடலாம்.

வயிற்றுவலியா? ஜலதோஷமா?

வயிற்றுவலியால் அவதிப்படுகிறவர்களும், ஜலதோஷத்தால் துன்பப் படுகிறவர்களும் ஒரு டம்ளர் ஆரஞ்சுப் பழச்சாற்றில் 1/4 டம்ளர் தண்ணீர் சேர்த்து அருந்தினால் ஜலதோஷம் கட்டுப்படும். குடலில் உள்ள புழுக்களை அழித்து வயிற்று வலியும் குணமாகும். பூரண நிவாரணம் பெறும்வரை மூன்று நாட்களாவது தலா மூன்றுவேளை அருந்தவும். சுளையாகச் சாப்பிட்டால் நன்கு மென்று சாப்பிடவும். இதனால் வாய் சுத்தப்படுத்தப்படும்.

செரிமானப் பாதையைச் சுத்தப்படுத்துவதற்காகவாவது வாரத்தில் மூன்று நாட்களாவது தலா இரண்டு ஆரஞ்சுப் பழம் அல்லது சாறாக அருந்தி வரவும்.

தினமும் இருவேளை யாரெல்லாம் ஆரஞ்சுச் சாறு அருந்த வேண்டும்?

குறிப்பாக, திடீரென்று குடல்புற்று நோய், தொண்டைப்புற்று நோய் என்று சிலருக்கு வருகிறது. இவர்கள் தினமும் ஆட்டுக்கறி, கோழிக்கறி வறுவல், கேக், ஐஸ்கிரீம் என்று அதிகமாகச் சாப்பிட்டுச் சாப்பிட்டு தங்கள் உடலில் புற்று நோயையும் இருதய நோயையும் உருவாக்கும் விதத்தில் ஃப்ரீராடிக்கல் திரவத்தை அதிகம் சுரக்க வைக்கின்றனர்.

இதைத் தடுக்க மேற்கண்ட உணவுகளைத் தவிர்த்தோ அல்லது குறைவாகவோ சாப்பிடவும். இத்துடன் 150 மில்லி ஆரஞ்சுச் சாற்றை அருந்தவும். குறைந்தது மதியம், இரவு உணவுக்குப் பிறகு இந்த முறையில் அருந்தி வந்தால் ஃப்ரீராடிக்கல் திரவம் கட்டுப்படுத்தப் பட்டு நோய் எதிர்ப்புச் சக்தியுடன் இளமைத் தோற்றத்துடன் உயிர்த்துடிப்பு குன்றாமல் உற்சாகமாகக் காட்சியளிப்பீர்கள்.

ரத்தத்தில் நல்ல கொலஸ்ட்ராலை அதிகரிக்கும் ஹெஸ்பெரிடின் என்ற தாவர ரசாயனக் கூறு இப்பழத்தில் அதிகம் உள்ளன. இப்பழத்தில் உள்ள டெர்பினஸ் என்ற பொருள் புற்றுநோயைத் தடுக்கும்.

60 வயதிலும் அதற்குப் பிறகும் தோல் முதுமையடையாமல் இருக்க வேண்டும். அதற்கும் ஆரஞ்சுப் பழச்சாறு கைகொடுக்கிறது. தினமும் ஒரு டம்ளர் ஆரஞ்சுச் சாறு அருந்தி வந்தால் போதும். இதில் உள்ள செலினியம் உப்பு, செல்களில் உள்ள மெல்லிய தோல்களையும், திசுக்களையும் நோய் தாக்காமல் புதுப்பித்துவிடுகிறது. இதனால் திசுக்கள் இளமையாகத் தொடர்ந்து இருக்கிறது.

அனைத்து வயதினரும் 42 நாட்களாவது ஆரஞ்சுப் பழத்தைத் தினமும் உணவில் சேர்த்து ரத்தத்தைச் சுத்தமாக்கி நோய்களையும் குணமாக்கி இளமைத் துடிப்புடன் வாழ இன்றே உறுதிக் கொள்வோம்.

ஆலம்பழம்

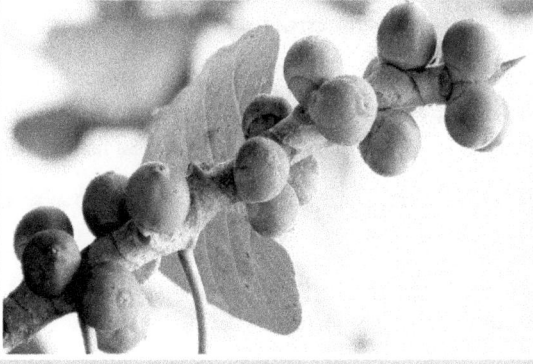

ஆண்களிலும் பெண்களிலும் இரு தரப்பிலும் மலடர்கள் உண்டு. இரு பாலர்களும் மலட்டுத் தன்மை நீங்கி அழகான குழந்தை பெற ஆலம்பழம் மிகவும் பயன்படும். செலவு குறைவு. ஆனால். பொறுமை வேண்டும். இதனால் இருபாலர்களின் மலட்டுத்தன்மை யும் விரைந்து குணமாகும்.

ரத்த விருத்தியுடன் விந்தையும் உற்பத்தி செய்து தருகின்ற பழம் ஆலம்பழம். மனைவி கருத்தரிப்பதற்குரிய சக்தியுள்ள விந்தை உற்பத்தி செய்து தருகிறது. கணவனும், மனைவியும் ஆலம்பழத்தைத் தொடர்ந்து 120 நாட்கள் (தூளாகச் செய்து) உட்கொள்ள வேண்டும்.

இதனால் உடல் பலம் பெற்று, மலட்டுத் தன்மை அகன்று தக்க விருத்தி ஏற்படும்.

மலட்டுத்தன்மையைப் போக்கி குழந்தை
பாக்கியம் தரும் அரிய பழம்

ஆலம்பழத்தைச் சாப்பிடும்முறை!

எந்த ஒரு நவீன மருந்திலும் இருபாலார்களின் மலட்டுத் தன்மையைக் குணமாக்கும் வீரிய சக்தி இல்லை எனலாம். நன்கு பழுத்த ஆலம் பழங்களைப் பறித்து வெயில் படாத இடத்தில் துணியை விரித்து, அதில், இப்பழங்களைக் காய வைக்க வேண்டும்.

பழங்கள் நன்கு காய்ந்ததும் மிக்ஸியில் இட்டு தூளாக்கவும். எவ்வளவு தூள் கிடைக்கிறதோ, அதே எடை அளவு சர்க்கரையையும் சேர்த்து, ஒரு பாட்டிலில் போட்டு பாதுகாப்பாக வைத்துக்கொள்ள வேண்டும்.

தினமும் காலையும், மாலையும் ஒரு கோப்பைப் பாலில் ஒரு சிட்டிகை அளவு இந்தத் தூளைக் கலந்து அருந்த வேண்டும்.

புதுமணத் தம்பதிகள் இந்த முறையைப் பின்பற்றினால் முதல் குழந்தை ஆண் குழந்தையாகவும் படு அழகாகவும் இருக்கும்.

கருநிறமுள்ளவர்கள் சிவப்பு நிறம் பெற இந்த முறையில் பாலுடன் ஒரு சிட்டிகை ஆலம் பழத்தூளைச் சேர்த்து அருந்தினால் போதும். ஆலம் பழத்தைப் போலவே சிவப்பாகி விடுவீர்கள்.

இதனால் தான், நல்ல கணவன் கிடைத்து, அவன் மூலம் நல்ல அழகான குழந்தையும் பெற ஆலமரத்தை மேற்கு வங்க மாநிலப் பெண்கள் பக்தியுடன் வணங்கி வருகின்றனர்.

ஆலம்பழத்தில் உள்ள டைரோசின் என்ற அமினோ அமிலம் தான் குழந்தையின் நிறத்தைச் சிவப்பாகத் தீர்மானிக்கிறது. தினமும் கீரை, பால், தயிர் போன்றவற்றைச் சேர்த்தாலும் டைரோசின் நன்கு கிடைக்கும்.

ஆலம்பழம் உடல் வலியையும் குணப்படுத்தும். அதில் நார்ச்சத்தும், கார்ப்போஹைடிரேட்டும் தலா $33^{1}/3\%$ உள்ளது.

மாத விலக்கு வருவதற்கு பத்து நாட்கள் முன்பிருந்தே ஆலம் பழச்சாறுடன் வாழைப்பழமும் உருளைக்கிழங்கு அவியலையும் உணவில் இருவேளை சேர்க்கவும்.

மாதவிலக்கு வந்து அடுத்த பத்து நாட்களுக்கும் இதே முறையில் உருளைக்கிழங்கும், வாழைப்பழமும் நன்கு சாப்பிட்டு வந்தால் கண்டிப்பாக அழகான ஆண் குழந்தைதான் பிறக்கும். இந்த உணவுகளில் பொட்டாசியமும், சோடியமும் அதிகம் இருப்பதால் ஆண்குழந்தை பிறக்கும்.

பெண் குழந்தை வேண்டும் என்றால் பழங்கள், காய்கறிகள் நன்கு சேர்க்கவும். முக்கியமாக உலர் திராட்சை, சாத்துக்குடி, பேரீச்சை,

கறிவேப்பிலை துவையல் ஆகியவற்றில் ஏராளமாக உள்ள கால்சியமும், பொட்டாசியம் அதிகம் உள்ள பாதாம்பருப்பு, முந்திரி, அக்ரூட், மாம்பழம், ப்ளம்ஸ், சோயா, பீன்ஸ், சோளம், வெற்றிலை போன்றவற்றையும் நன்கு சேர்த்துச் சாப்பிடவும். இதனால் அழகான பெண் குழந்தை பிறக்கும்.

ஆலம்பழங்களுடன் மனைவிதான் மேற்கண்ட உணவுகளைத் தொடர்ந்து சாப்பிட்டு வரவேண்டும். கணவன் சாப்பிடுவதால் பயன் எதுவும் இல்லை. ஆனாலும், கணவன் உடல் நலம் நன்றாக இருக்க அவரும் ஆலம் பழத்தூளுடன் மேற்கண்ட உணவுகளைச் சாப்பிட்டு வரவும்.

எனவே, சிறுவயதில் இருந்தே ஆலம் பழத்தை விரும்பிச் சாப்பிடு பவர்கள் நோய் நொடியில்லாமல் இருப்பர். மணமான முதல் ஆண்டே குழந்தையையும் பெற்றெடுத்து விடுவார்கள். எந்த விதமான செலவும் இன்றி சிவப்பான, வனப்பான மேனியைப் பெறுவார்கள். டைரோசின் மூளையையும் நன்கு புதுப்பிப்பதால் அறிவுத் தெளிவுடனும் உடல் உறுதியுடனும் நீண்ட நாட்கள் வாழ்வார்கள்.

இலந்தைப் பழம்

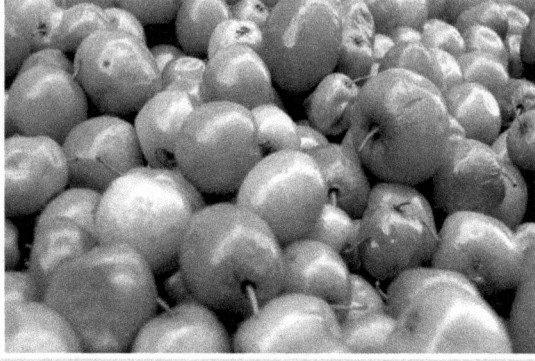

ஆரஞ்சுப் பழத்தைப் போலவே சீனாவில் தோன்றிய பழம் இலந்தை. செம்பழுப்பு நிறத்தோல் உடையது. இனிப்பும் துவர்ப்பும் கலந்த சுவையுடையதான சிறு பழம் இது. நான்காயிரம் ஆண்டுகளாக இப்பழம் சீனாவில் பயிர் செய்யப்படுகிறது.

சீன இலந்தைப் பழம் மிகச் சிவப்பாகவும் மிக இனிப்பாகவும் இருக்கும். சீனர்கள் இப்பழத்தை தேனில் அவிய வைத்து மிகவும் விரும்பிச் சாப்பிடுகிறார்கள். அதனால் இந்தப் பழத்தைச் 'சீனாவின் பேரீச்சம்பழம்' என்று அன்புடன் குறிப்பிடுகிறார்கள். இதனைச் சர்பத் தாகவும் தயாரித்து அருந்துகிறார்கள். இதற்காக இலந்தைப் பழத்தை உலர்த்திச் சேமிக்கிறார்கள்.

பழத்திலிருந்து சாற்றை எடுத்து, வெல்லக் கட்டிகள் போலத் தயாரித்து அமெரிக்காவிலும், சீனாவிலும் உட்கொள்கின்றனர். இந்தக் கட்டி களுக்கு ஜுஜுபெஸ் (Jujubes) என்று பெயர்.

மூளையைப் பலப்படுத்தும் சிறந்த பழம்

இந்தியாவில் இலந்தையை அவித்துச் சாப்பிடும் மக்கள் பஞ்சாபில்தான் அதிகம் உள்ளனர்.

எப்படிச் சாப்பிட்டாலும் ரத்தம் பீறிடல், வாய் வீக்கம் போன்றவை உடனே குணமாகும். கால், கைகள் என புண் உள்ளவர்கள் இலந்தை யைத் தொடர்ந்து சாப்பிட்டு வந்தால் புண்கள் குணமாகும். புண்களில் இருந்து ரத்தம் வருவது உடனே தடுக்கப்படும். எனவே, வயிறு உட்பட உள் உறுப்புகளில் புண் உள்ளவர்களும், இலந்தைப் பழம் சாப்பிட்டு வரவும். உடம்பில் உள்ள காயங்கள் விரைந்து ஆறவும் இலந்தைப்பழம் உதவுகிறது. இதனால் பித்தமும் குறையும்.

ஒரு கைப்பிடி போதும்! புண்கள் குணமாகும்!

பல் ஈறுகளில் ரத்தக் கசிவு, புளிப்பான பழங்கள் மற்றும் உணவுப் பொருள்களைச் சாப்பிட்டால் உதடு, வாய் முதலியவற்றில் புண், கூசுதல் முதலியன இருந்தால் இலந்தைப் பழத்தில் ஒரு கைப்பிடி அளவு சாப்பிட்டால் போதும். உடனே குணம் தெரியும். இரண்டு அல்லது மூன்று நாட்கள் இதே முறையில் ஒரு கைப்பிடி அளவு சாப்பிடவும்.

உடலில் உள்ள புண்கள், கொப்புளங்கள் ஆகியவை சீக்கிரமாகப் பழுத்து உடைய இந்த இலந்தை மரத்தின் சிறு கிளைகளையும், இலைகளையும் சேர்த்து அரைத்துக் கட்டினால் போதும். இத்துடன் ஒரு கைப்பிடி அளவு இலந்தைப்பழம் சாப்பிட்டு வர வேண்டும்.

ரத்தத்தைச் சுத்தப்படுத்த...

100 கிராம் இலந்தைப் பழத்தில் கிடைக்கும் கலோரி 74 ஆகும். பழத்தில் 17% மாவுப் பொருளும், புரதம் 0.8%-ம் இருக்கிறது. ஆப்பிளில் உள்ளதை விட இதில் வைட்டமின் சி அதிகமாக இருக்கிறது. 100 கிராம் பழத்தில் 77 மில்லி கிராம் அளவு வைட்டமின் சி இருக்கிறது. மேலும் கால்சியம், கரோட்டீன், பாஸ்பரஸ், நியாசின், தயாமின் போன்ற உயிர்ச்சத்துக்களும் உள்ளன. பெக்டின் என்ற நார்ச்சத்து, தாராளமாக சிட்ரிக் அமிலம், குறைந்த அளவில் மாலிக் அமிலமும் உள்ளன. எல்லா வகையான இலந்தைப் பழத்திலும் ஜிஸ்ஸிபிக் அமிலமும் டானின் என்ற பொருளும் உள்ளன.

சிட்ரிக் அமிலம் உடலில் கலப்பதால், ரத்தத்தில் உள்ள காரச்சத்து (அல்கலைன்) கூடுகிறது. இதனால் உடலில் ரசாயன மாற்றம் ஏற்பட்டு நோய்கள் உடனே குணமாகின்றன.

நீரில் கரையும் வைட்டமின் சி, உயிரியல் ஆக்ஸிகரணங்களில் பயன் படுகிறது. வைட்டமின் சி நோய்க் கிருமிகளை விரைந்து அழிக்கும்

தன்மையைக் கொண்டதாகும். அத்துடன் ஸ்கர்வி, பல் சம்பந்தமான நோய்கள், ரத்தப்பெருக்கு போன்ற குறைபாடு களையும் 'சி' வைட்டமின் விரைந்து குணமாக்குகிறது.

இவ்வளவு சத்துக்கள் உள்ளதால் ஆப்பிள், எலுமிச்சை, நெல்லி போல் ரத்தத்தைச் சுத்தப்படுத்துகிறது. செரிமான சக்தியை அதிகரிக்கிறது. பசியைத் தூண்டுகிறது. உடல் வெப்பத்தைத் தணிக்கிறது.

மூளை வளர்ச்சிக்கு உதவும் இலந்தைச் சாறு!

சுறுசுறுப்பில்லாமல் இருப்பவர்களும், மந்தப்புத்தி உள்ளவர்களும் கண்டிப்பாக இலந்தைப்பழம் சாப்பிட வேண்டும். குழந்தைகள் முதல் பெரியவர்கள் வரை மூளை புத்துணர்வு பெற்றுச் செயல்பட இப் பழத்தை அவசியம் சாப்பிட்டு வருவது நல்லது. காரணம், மூளையைத் தூண்டும் பாஸ்பரஸ் உப்புடன் ஜியூடாமிக் என்ற அமிலமும் இப்பழத்தில் இருப்பதே. இந்த அமிலம் ரத்தத்தில் இருந்தால் மூளை மிக நன்றாக வேலை செய்யும்.

இதற்காக ஒரு கைப்பிடி அளவு உலர்ந்த இலந்தைப் பழத்தை ஒரு லிட்டர் தண்ணீரில் வேகவைக்க வேண்டும். கொதித்து 1/2 லிட்டராக வற்றியதும், அதில் இரண்டு தேக்கரண்டி தேன் அல்லது சர்க்கரை சேர்க்க வேண்டும். இரவில் படுக்கப் போகும்போது இந்தப் பானத்தை அருந்தி விட்டுப் படுத்தால் ஜியூடாமிக் என்ற அமிலம் நன்கு சுரந்து ரத்தத்தில் கலந்து விடும். இதனால் மூளை நன்றாக வேலை செய்கிறது.

காய்ச்சல் குணமாக...

குளிர்க்காய்ச்சல், இருமலுடன் கூடிய காய்ச்சல், கடுமையான ஜலதோஷம் போன்றவற்றால் அவதிப்படுகிறவர்கள் மேற்கூறியபடி தயாரிக்கப்பட்ட பழச்சாற்றில் ஒரு சிட்டிகை மிளகுத்தூள் கலந்து அருந்தினால் போதும். இரண்டு அல்லது மூன்று வேளை அருந்தியவுடனேயே மூன்று பிரச்னைகளும் உடனே குணமாகும். கடுமையான காய்ச்சலிலிருந்து உடனே குணம் பெறவும் இதே முறையில் சாறு தயாரித்து அருந்தவும்.

சிறுநீர் கழிப்பதில் பிரச்னையா?

சிலருக்கு உடனடியாக சிறுநீர் கழிக்க முடியாது. இரண்டு அல்லது மூன்று நிமிடங்கள் கழித்தே சிறுநீர் வெளியாக ஆரம்பிக்கும். இலந்தை இலைகளை வேகவைத்து அடிவயிற்றில் தடவினால், சிறுநீர் கழிக்கும் போது ஏற்படும் வலி மற்றும் சிறுநீர் கழிக்க முடியாமல் அவதிப்படுதல் ஆகியவை உடனே குணமாகும்.

நரைமுடி சீக்கிரம் வராமல் தடுக்க...

இலந்தைப் பழத்தை கொட்டை நீக்கி அடைக்கு ஆட்டுவது போல் மிக்ஸியில் ஆட்டி அடையாகச் சுட்டு சாப்பிட்டு வந்தால் ஜீரண சக்தி அதிகரிக்கும். இதற்காக 1/2 கிலோ பழமாவது பயன்படுத்த வேண்டும். பழத்தைப் போலவே இதன் காய், மரப்பட்டை, கொட்டை, இலை முதலியவையும் மருத்துவக் குணங் களுடையவை. இதன் இலையை அரைத்துச் சீயக்காய், ஷாம்பு போல் பயன்படுத்தினால் தலையில் அழுக்கு எதுவும் சேராது.

சிறுவயதில் இருந்தே இலந்தை மர இலையை அரைத்துத் தலையில் தடவிக் குளித்து வந்தால், அவர்களுக்கு 50, 60வது வயதில்தான் நரைக்க ஆரம்பிக்கும். தலைமுடியை நரைக்க விடாமல் தடுக்கும் சக்தி இதன் இலைக்கு உண்டு. மேலும் பழத்தில் உள்ள வைட்டமின் சி, இரும்புச்சத்தை உடலில் நன்கு உறிஞ்சிக்கொள்ள உதவுவதால் தலைமுடி கொட்டாமலும், உதிராமலும் இருக்கும்.

மூலநோய் குணமாக!

மூலநோய்த் தொந்தரவு உள்ளவர்கள் வேகவைத்த இலந்தை இலைகளை சூடு ஆறுவதற்கு முன்பே ஆசனவாயில் வைத்துக் கட்ட வேண்டும். தினமும் இரண்டு மூன்று முறை இவ்வாறு பதினான்கு நாட்களுக்குக் கட்டினால் மூலவியாதி பூரண குணமாகும்.

அழகும் வலிமையும் பெற...

இலந்தைப் பழக் கொட்டையில் 73% மாவுப்பொருளும், புரதமும், தாது உப்புகளும் உள்ளன. பழத்திற்குள் இருக்கும் கொட்டையை உலர்த்தி, இடித்து மாவாகிக்கொள்ள வேண்டும். அந்தப் பொடியை தினமும் இரண்டு அல்லது மூன்று தேக்கரண்டி அளவு சாப்பிட்டால் உடலுக்கு நல்ல வலிமையும் வனப்பும் தொடர்ந்து கிடைக்கும்.

இந்தத் தூள் உணவு செரியாமையைக் குணமாக்கும். பிரசவத்தின் போது வயிற்றில் ஏற்படும் வலி, வாந்தி முதலியவற்றைத் தடுத்து நிறுத்த இந்தத்தூளில் இரண்டு தேக்கரண்டி வாயில் போட்டு தண்ணீர் அருந்தினால் போதும். பேதியைக் குணப்படுத்தவும் இதே முறையில் தூளைச் சாப்பிடவும்.

ஆப்பிள், பேரிக்காய் போல் அடிக்கடி இப்பழத்தையும் சாப்பிட்டு உடல் நலம், இளமை, துடிப்பான மூளை என அனைத்தையும் நாம் பெறுவோம்.

எலுமிச்சம் பழம்

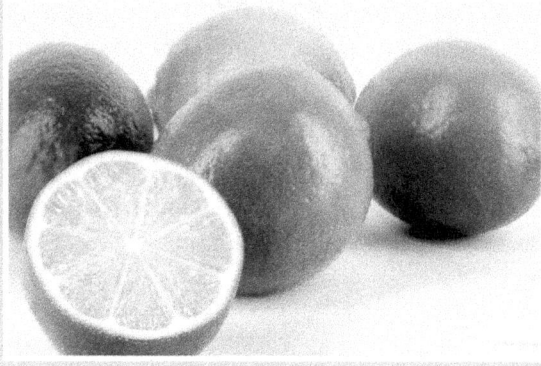

தலைவர்களுக்கு மலர் மாலைகள் அணி விக்கும்போது சிலர் தலைவரின் கையில் ஓர் எலுமிச்சம் பழத்தையும் கொடுப்பார்கள். இது எதற்காக? தலைவரை உற்சாகப்படுத்தத்தான்!

ஆம்! எலுமிச்சையை முகர்ந்து பார்த்தாலே உற்சாகம் பெருக்கெடுக்கும்!

காரணம், லினாலூல் (Linalool) என்ற நறுமணப் பொருள் எலுமிச்சையில் இருக்கிறது. இப் பழத்தை முகர்ந்தால் 100 வகையான மர பணுக்கள் உடலில் செயல்பட்டு மன இறுக்கம், கவலை போன்றவற்றை அகற்றி உடனடியாக மன அமைதியைத் தரும். மகிழ்ச்சியையும் புதுப்பிக்கும்.

எனவே, எப்போதும் கையில் ஓர் எலுமிச்சையை வைத்திருக்கவும். மனப் பதற்றம் ஏற்பட்டாலோ, கவலைகள் சூழ்ந்தாலோ எலு மிச்சையை அவ்வப்போது முகர்ந்து பாருங்கள். அமைதியை உணர்வீர்கள்.

ஆயுளை அதிகரிக்கும் அதிசயப் பழம்

ஸ்கர்வி நோய் குணமாகும்!

பழங்களுள் ஏழு முதல் எட்டு சதவிகிதம் வரை நன்கு ஒருமுகப் படுத்தப்பட்ட சிட்ரிக் அமிலம் உள்ள ஒரே பழம் எலுமிச்சைதான். சிட்ரிக் அமிலம் உடலில் கலப்பதால் வயிற்றுவலி, ஸ்கர்வி (முடியில் நிறமாற்றம், முடிஉதிர்தல், தோலில் ரத்தக் கசிவு, கறுப்புப் புள்ளிகள் தோன்றுதல்), அஜீரணம், மலச்சிக்கல் போன்றவை உடனுக்குடன் குணமாகின்றன. சிட்ரிக் அமிலம் ரத்தத்தில் கலந்ததும் காரச்சத்து அதிகரிக்கிறது. இதனால் உடலில் ரசாயன மாற்றம் ஏற்பட்டு வியாதிகள் உடனே குணமாகின்றன.

பல்வேறு நோய்களையும் குணமாக்கும் தன்மை கொண்ட இந்தப் பழத்தை மருத்துவக் குணப்பொருள்கள் அதிகம் கொண்ட முதல் பழம் என்று போற்றுகின்றனர்.

விளையாட்டு வீரர்களும், எவரெஸ்ட் போன்ற சிகரங்களில் ஏறும் மலையேற்ற வீரர்களும் தங்கள் களைப்பையும் போக்கிக்கொண்டு, உடலுக்குச் சக்தியும் சுறுசுறுப்பும் ஏற்பட எலுமிச்சையைத்தான் அதிகம் உபயோகிக்கின்றனர்.

அடுத்து, அஸ்கார்பிக் அமிலம் என்று சொல்லப்படும் வைட்டமின் சி எலுமிச்சையில் அதிகம் இருக்கிறது. இது வளர்சிதை மாற்றத்தைத் துரிதப்படுத்தி நோய்க்கிருமிகளை விரைந்து அழிக்கும் தன்மை கொண்டதாகும்.

சிலர் காலையில் எழுந்ததும் ஓர் எலுமிச்சை பழரசத்தில் ஒரு டம்ளர் தண்ணீரும் ஒரு சிட்டிகை உப்பும் சேர்த்து அருந்துவார் கள். இந்தப் பானம் உடலில் வளர்சிதை மாற்றத்தைத் துரிதப்படுத்தி நோய்க்கிருமி களை அழித்துவிடும். எனவே, சம்பந்தப்பட்ட நபர் நாள் முழுவதும் உற்சாகமாகத் தன் கடமையைச் செய்வார்.

எனவே, காய்ச்சல் நேரத்தில் மருந்து, மாத்திரைகள் சாப்பிட்டாலும் ஒரு வேளை எலுமிச்சை ரசம் + உப்பு + ஒரு தேக்கரண்டி தேன் + ஒரு டம்ளர் சுடு தண்ணீர் என சேர்த்து அருந்தி விடுங்கள். இதனால் விரைந்து குணமாவீர்கள்.

ஜலதோஷம் குணமாக...

சிலர் ஜலதோஷத்தினால் தொடர்ந்து அவதிப்படுவார்கள். அவர்கள் இரவு படுக்கப் போகும்போது அரை லிட்டர் வெந்நீரில் இரண்டு எலுமிச்சம் பழங்களைப் பிழிய வேண்டும். அதனோடு இரண்டு தேக்கரண்டி தேனையும் சேர்த்து அருந்திவிட்டுத் தூங்க வேண்டும். இந்த முறையால் ஜலதோஷம் உடனே குணமாகும்.

ஆரோக்கியமான வாழ்வுக்கு... அருந்த வேண்டிய சாறு!

ஆரோக்கியமாக உள்ளவர்களும் நோய்களுக்குச் சிகிச்சை பெற்று மருந்து சாப்பிட்டு வருகிறவர்களும் காலையில் ஓர் எலுமிச்சைப் பழத்தைப் பிழிந்து ஒரு டம்ளர் வெதுவெதுப்பான தண்ணீர், ஒரு சிட்டிகை உப்பு சேர்த்து இந்தச் சாறை அருந்தினால் போதும். இதனால் ஆரோக்கியம் புதுப்பிக்கப்படும்.

3/4 மணி நேரம் கழித்து உங்களுக்கு விருப்பமான காபி அல்லது தேநீர் அருந்தலாம். எலுமிச்சம் பழத்தில் ஆப்பிளில் உள்ளதைவிட பொட்டாசியம் உப்பு அதிகமாக இருக்கிறது. இந்த உப்பு ரத்தத்திலும் திசுக்களிலும் காடித் தன்மையை சமப்படுத்தி விடுவதால் திசுக்கள், தசையின் விறைப்புத்தன்மை, உயிரணுக்கள் முதலியன பாதுகாப்பாக உள்ளன. இதனால் இளமையும் நீடிக் கிறது. ஆரோக்கியமும் புதுப்பிக்கப்பட்டு பாதுகாக்கப்படுகிறது.

மீண்டும் மறுநாள் எலுமிச்சம் பழத்தை இதே முறையில் அருந்தும்போது ரத்தத்தில் காடித்தன்மை கூடியிருந்தால் அதைக்

ஊட்டச்சத்துக் குறைவினால் ஏற்படும் சொறி, சிரங்கு போன்றவை குணமாக ஓர் எலுமிச்சம் பழத்தின் ரசத்துடன் அரை டம்ளர் தண்ணீர், ஒரு தேக்கரண்டி தேன் அல்லது சுவைக்கு ஏற்ப சர்க்கரைச் சேர்த்துச் சாப்பிட்டால் போதும்.

ரத்த வாந்தியா?

நுரையீரல், வயிறு, குடல் முதலியவற்றில் இருந்து ரத்தம் வெளியேறி வாந்தி எடுப்பவர்கள் ஓர் எலுமிச்சை ரசத்துடன் ஒரு டம்ளர் தண்ணீர் சேர்த்துச் சாப்பிட்டால் போதும். உடனடி பலன் கிட்டும். இருப்பினும் ரத்த வாந்தி என்பதால் மருந்துவரையும் உடனே பார்க்கவும்.

தொண்டைப்புண் குணமாக!

தொண்டைப்புண் குணமாக எலுமிச்சை ரசத்தில் ஒரு சிட்டிகை உப்பு, ஒரு டம்ளர் தண்ணீர் சேர்த்து நன்கு கலக்கிவிட்டு அந்தத் தண்ணீரால் வாய் கொப்பளிக்க வேண்டும். தினமும் இரண்டு வேளை இதேபோல் கொப்பளித்து வரவும். மூன்று நாட்களில் நல்ல பலன் உறுதி.

இல்லையெனில் பழுத்த எலுமிச்சம் பழத்தை எடுத்து, இரும்புச் சட்டியில் சுட வைக்க வேண்டும். பிறகு ரசம் எடுக்க வேண்டும். ஒரு தேக்கரண்டி ரசத்துடன் ஒரு தேக்கரண்டி தேனையும் சேர்த்து மணிக்கு ஒருமுறை உட்கொண்டால் தொண்டையில் உள்ள புண், வலி முதலியவை குணமாகும். ஒரு நாளைக்கு மூன்று முறை இதே போல்

குறைத்து சமன் செய்து விடுகிறது. ஆரோக்கியமும் புதுப்பிக்கப் படுகிறது.

எல்லாவற்றையும் விட இதயத்தைச் சீராக இயங்க வைக்கும் பொட்டாசியம் உப்பு, எலுமிச்சை மூலமே எளிதில் கிடைத்து விடுகிறது. 100 கிராம் பழத்தின் மூலம் கிடைக்கும் 270 மில்லி கிராம் பொட்டாசியம் உப்பில் திடீர் இதய அடைப்பு தடுக்கப் படுகிறது. ஆப்பிளை விட எலுமிச்சம் பழம் விலையும் மலிவு.

சிறுநீரகத்தில் கற்கள் இருந்தால் உடைத்துக் கரைத்து விடுகிறது. கெட்ட ரத்தம் சிறுநீராக வெளியேற சிறுநீரகங்கள் நன்கு செயல் படவும், சுரப்பிகளில் இயக்கு நீர்கள் (Hormones) தடையின்றிச் சுரக்கவும் பொட்டாசியம் உப்பு உதவுகிறது. ரத்தக்கொதிப்பைக் கட்டுப்படுத்தவும், பெண்ணின் ஹார்மோன்கள் நன்கு சுரக்கவும் தினமும் ஒரு வேளை எலுமிச்சம் பழச்சாறு அருந்துவது நல்லது. இது நரம்பு மண்டலத்தை மிக உறுதியுடன் பாதுகாக்கும்.

அருந்தினால் போதும். இத்துடன் தொண்டையில் புண், வலி உள்ளவர்கள் அலோபதி அல்லது ஹோமியோபதி மூலம் மருத்து வரிடம் சிகிச்சை பெறுவது மிகவும் முக்கியம்.

ஊளைத் தசை உடனே குறைய...

ஊளைத் தசையால் அவதிப்படுகிறவர்கள் பதினைந்தே நாட்களில் தசை குறைந்து நன்கு திடமான உடலுடன் காட்சியளிக்க எலுமிச்சை சிறந்த பானமாகும். முதல் நாள் வெறும் தண்ணீர் மட்டுமே அருந்த வேண்டும்; வேறு ஒன்றும் சாப்பிடக்கூடாது. மறுநாள் மூன்று எலுமிச்சைப் பழத்தை மட்டும் சர்பத்தாகத் தயாரித்து அருந்து வேண்டும். உப்புக்குப் பதிலாக இரண்டு தேக்கரண்டி தேன் சேர்த்து அருந்தலாம். இது உங்கள் விருப்பம்.

அடுத்த நாள் 4 பழம், அதற்கடுத்த நாள் 5 பழம் என்று நாள் தோறும் ஒவ்வொரு பழம் வீதம் அதிகமாகச் சேர்த்துப் பயன்படுத்தவேண்டும். ஒரு நாள் பத்துப் பழங்களைப் பயன்படுத்தியதும் 9, 8, 7.. என்று மறுநாளிலிருந்து ஒவ்வொரு பழமாகக் குறைத்தும் பயன்படுத்த வேண்டும். இவ்வாறு செய்தால் 15 நாட்களில் தசை குறைந்து விடும். உடல் 'சிக்'கென்று மாறுவதை உணரவும் முடியும்! பார்க்கவும் முடியும்!

முதல் இரு நாட்கள் மட்டும் பசி எடுப்பதுபோல் இருக்கும். ஆனால், எலுமிச்சையிலேயே தேவையான அளவு சத்து இருப்பதால் அது பசிப்பதை சரி செய்து இளைக்க வைத்துவிடும்.

100 கிராம் எலுமிச்சையில் உள்ள 70 மில்லி கிராம் அளவு கால்சியமும், 40 மில்லி கிராம் அளவுள்ள வைட்டமின் சி-யும் தான் மேஜிக் போல உடல் தசையைக் குறைக்கிறது. வைட்டமின் சி தினமும் வளர்சிதை மாற்றத்தைத் துரிதப்படுத்துகிறது. இதனால் எலுமிச்சை பானம் அருந்தியதும் அதையும் துரிதமாக வளர்சிதை மாற்றம் செய்கிறது. உடல் பட்டினியால் இருந்தாலும் இதைச் செய்கிறது. பழத்தில் உள்ள கால்சியமே கொழுப்பைக் குறைத்துக்கொண்டே இருக்கிறது. இதனால் கொழுத்த சரீரம் இளக ஆரம்பிக்கிறது. எலுமிச்சை சர்பத்தை மூன்று வேளை வீதம் பிரித்துச் சாப்பிடலாம். இடையில் பசித்தால் தண்ணீர் நன்கு அருந்தவும்.

மிகவும் பசித்தால் கொழுப்பு நீக்கிய பாலில் தயாரித்த கெட்டித் தயிரை தினமும் இரு வேளை ஒரு டம்ளர் வீதம் அருந்தவும். இதில் போதுமான அளவு 'பி' குரூப் வைட்டமின்களுடன் புரதமும் கால்சியமும் நன்கு இருப்பதால் பசியும் அடங்கும். உடலும் இளமையான கட்டுடலுடன் ஆரோக்கியமாகத் திகழ்ந்து நீடிக்கும். இதற்கு மேலும் பசித்தால் ஆரஞ்சு சாறு அருந்தலாம்.

இந்தப் பதினைந்து நாட்களும் எலுமிச்சை சர்பத்துடன் தயிர், ஆரஞ்சு தவிர வேறு எதுவும் சாப்பிடாமல் பார்த்துக் கொள்ளுங்கள். தண்ணீர் நன்கு அருந்தவும்.

உடல் எடை அதிகரிக்காமல் இருக்க...

உடல் எடை அதிகரிக்காமலும் ஆரோக்கியமும் வாழ்நாளும் அதிகரிக்க காலையில் தேநீரில் எலுமிச்சைப் பழத்தைப் பிழிந்து அருந்திவரவும். தினசரி ஒன்றிரண்டு எலுமிச்சம் பழங்களை தண்ணீர் + தேநீர் அல்லது உப்பு சேர்த்து அருந்தி வந்தால் எந்த ஒரு நோயும் அண்டாது. வேறு எந்த ஒரு பழமும் சாப்பிட வேண்டிய அவசியமும் இல்லை. அந்த அளவுக்குச் சிறந்த ஆரோக்கிய மருந்தாக எலுமிச்சம் பழம் திகழ்கிறது.

பசி தூண்டும் ஆற்றல்

எலுமிச்சை ரசம் குளிர்ச்சியூட்டும் பானம் மட்டுமல்ல. கெட்ட ரத்தத்தைத் தூய்மைப்படுத்தவும் செய்யும். பசியே இல்லை, வயிறு மந்தமாக இருக்கிறது என்பவர்கள், எலுமிச்சம் பழத்தைச் சர்பத்தாகச் சாப்பிட்டால் போதும்; நன்கு பசி எடுக்க ஆரம்பித்துவிடும். இதனால்தான் மிகப் பெரிய விருந்துகளில் நன்கு சாப்பிட முதலில் எலுமிச்சம் பழச்சாறு தரப்படுகிறது. காரணம். எலுமிச்சம் பழம் குடலில் உள்ள கிருமிகளைக் கொன்று நன்கு செரிக்கச் செய்து விடுகிறது. இதனால் உடனே பசி எடுக்கிறது.

ரத்தச் சோகையா?

இரும்புச் சத்துள்ள முட்டைக்கோஸ், தக்காளி, கீரை வகைகளைச் சமைக்கும்போது அதில் ஒரு எலுமிச்சைப் பழத்தைப் பிழிந்துவிட்டால் இரும்புச்சத்து அதிகரிக்கும். அத்துடன் இரும்புச்சத்தை உடல் உடனே கிரகித்துக்கொள்ள எலுமிச்சையில் உள்ள வைட்டமின் சி உதவுகிறது. ரத்தச் சோகையை குணமாக்குவது இரும்புச்சத்து. இதற்காக ஏதேனும் ஒரு கீரையை உணவில் சேர்த்து வருபவர்கள் இரும்புச் சத்தை உடல் நன்கு உறிஞ்சிக்கொள்ள எலுமிச்சையையும் சேர்த்துச் சமைக்கவும்.

பல் சொத்தையா? வாய் நாற்றமா?

பல்வலி, சொத்தை, ஜீரணமாகாமல் இருத்தல், மலச்சிக்கல் ஆகிய வற்றுள் எது இருந்தாலும் வாய் நாறும். பல்வலி, சொத்தை என்றால் பல் டாக்டரை முதலில் பார்க்கவும். மலச்சிக்கல், உணவு செரியாமை என்றால் ஓர் எலுமிச்சம் பழத்தைச் சாறாக்கி ஒரு சிட்டிகை உப்பு சேர்த்து ஒரு டம்ளர் தண்ணீர் சேர்த்து அருந்தவும். தினமும் இருவேளை இதேபோல் அருந்தி வரவும்.

கீல் வாதமா? காலராவா?

காலரா நோயையும் அடியோடு குணமாக்குகிறது எலுமிச்சை சாறு. இடுப்பு, முதுகு வலிக்கிறது, இரவில் தூக்கமின்மை என்பவர்களுக்கும், கீல்வாத நோயாளிகளுக்கும் இப்பழத்தில் உள்ள கால்சியமும் நரம்பு மண்டலத்தைப் பலப்படுத்தி நன்கு குணமாக்கிவிடுகிறது. இவர்கள் அனைவருமே தினமும் ஒரு வேளை மட்டுமாவது எலுமிச்சைப்பழச் சர்பத் சாப்பிட்டு வந்தாலே இத்தகைய நற்பலன்கள் உறுதியாகப் பெறலாம்.

புற்றுநோய் தடுக்கப்படும்!

ரத்தம் திரவ நிலையில் இருக்க எலுமிச்சம் பழச்சாறு மிகச் சிறந்த உணவு மருந்து. கொழுப்பு உணவு, கேக், பப்ஸ் என்று அடிக்கடி சாப்பிடு கிறவர்கள் எலுமிச்சம் பழச்சாற்றை விருந்துக்குப் பிறகு அருந்தினால் ரத்தம் உறைந்து மாரடைப்பு ஏற்படுவதைத் தடுக்க முடியும். மேலும் எலுமிச்சைச் சாறில் உள்ள லிமோனென் (Limonene) என்ற ரசாயனப் பொருள் புற்றுநோய் செல்கள் எங்கே இருந்தாலும் தேடிப்பிடித்து அழித்துவிடும்.

மஞ்சள் காமாலை நோய் வராமல் தடுக்க...

மேலும் வைட்டமின் சி நன்கு ஒருமுகப்படுத்தப்பட்டு எலுமிச்சையில் உள்ளதால் கல்லீரலை சிறப்பாகச் செயல்பட இப்பழச்சாறு தூண்டி விட்டுக்கொண்டே இருக்கிறது. இதனால் திடீர் மஞ்சள் காமாலை நோய் தாக்குதல் இன்றி நலமாக வாழலாம்.

உடலில் புண், சொறிசிரங்கு, சோரியாசிஸ் போன்றவை ஹைட்ரஜன் அதிகம் உள்ள எலுமிச்சம் பழச் சாறால் விரைந்து குணமாகும். ஹைட்ரஜன் உடம்பைக் குளுமையாக்கும் நேரத்தில், பழத்தில் உள்ள வைட்டமின் சி செயல்பட்டு செல்களைச் சரி செய்து தோல் தொடர்பான நச்சுக் கிருமிகளை அழித்து விடுகிறது.

எலுமிச்சம் பழத்தில் ஆக்ஸிஜனும் அதிகம் நிரம்பியுள்ளது. இதனால் குண்டாக உள்ளவர்கள், ஆஸ்துமா நோயாளிகள், இதய நோய் உள்ள வர்கள், எலுமிச்சம் பழச்சாறு மூலம் தேவையான பிராண சக்தியைப் பெற்று நாள் முழுவதும் சுறுசுறுப்பாக வாழ முடிகிறது. நீரிழிவு நோயாளிகளின் பசியைப் போக்கும் அரிய சாறு இது. உடல் தெம்பாக இருக்க உதவும்.

தினமும் ஒரு வேளை எலுமிச்சம் பழச்சாறு அருந்தி வந்தால் மலச்சிக்கல் இருக்காது. பித்த நீரும் அதிகம் சுரக்காது. நெஞ்செரிச்சல் தடுக்கப்படும். அளவான உணவு சாப்பிடும்படி வயிற்றை நிரப்பிவிடும்.

உடலில் உள்ள அல்லது உடலில் நுழைய முயற்சிக்கும் கொடிய நோய் களின் பாக்டீரியாக்களையும் எலுமிச்சம் பழச்சாறு அழித்து விடுகிறது. எனவே, செல்லப் பூனை, நாய் முதலியனவை களிடம் அன்பாக இருப்பவர்கள் அவற்றின் ஒட்டுண்ணிகள் தங்கள் உடலுக்குள் நுழைந்து விடாமல் தடுக்க எலுமிச்சம் பழச்சாறு தினமும் ஒரு வேளை அருந்துவது நல்லது.

நாம் உடற்பயிற்சி செய்தாலும் சரி, செய்யாவிட்டாலும் சரி மூளையில், மூளை நன்கு செயல்படத் தூண்டும் 'டாப்மைன்' என்ற ரசாயனப் பொருள் நன்கு சுரக்க வேண்டும். எலுமிச்சம் பழச்சாறு அருந்தியதும் ஆக்ஸிஜனும் குளுக்கோஸும் உடனடியாக மூளைக்குக் கிடைத்து 'டாப்மைன்' நன்கு சுரக்க வழி ஏற்படுத்தி விடுகிறது.

100 கிராம் எலுமிச்சம் பழத்தில் ஈரப்பதம் 85%, புரதம் 1%, கொழுப்பு 0.09%, தாது உப்புகள், 0.3% நார்ச்சத்து 1.75%, மாவுப்பொருள் 11%, பாஸ்பரஸ் 10 மில்லி கிராம், கால்சியம் 70 மில்லி கிராம், இரும்புச்சத்து 3 மில்லி கிராம், வைட்டமின் சி 40 மில்லி கிராம். மேலும் பி காம்ப்ளக்ஸ், கரோட்டீன் சிறிதளவும் உள்ளன.

எனவே, தினமும் ஓர் ஆப்பிள் என்பது போல் தினமும் ஓர் எலுமிச்சம் பழத்தின் சாறு நம் உணவில் இடம் பெற்றால் ஆயுசு நூறு உறுதி.

கிசுமுசுப் பழம்

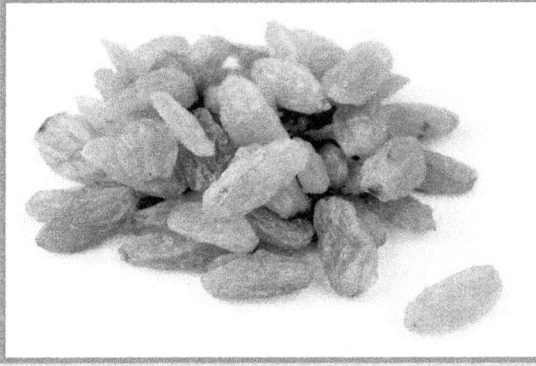

கிசுமுசுப் பழம் (Raisin) என்பது உலர்ந்த திராட்சைதான். ஆனால் எல்லா வகையான திராட்சைகளையும் இப்படி உலர்த்தி கிசுமுசுப் பழமாகப் பெறமுடியாது.

இதற்காக நான்கு வகை திராட்சை உள்ளன. அந்த நான்கினுள் சிறந்தவை தாம்ப்ஸன், சீட்லெஸ், மற்றும் மஸ்காட் ஆகும். இத் திராட்சைகளைத் தான் உலர்த்தி கிசுமுசுப் பழம் என்று பெயரிட்டுப் பயன்படுத்துகிறார்கள்.

கிசுமுசுப் பழத்தைக் கொடியில் இருக்கும் போதே பறித்துச் சாப்பிட்டால் சுவை குறை வாகத்தான் இருக்கும்.

பத்துமடங்கு இனிப்பு!

திராட்சையில் உள்ளதைவிடப் பத்து மடங்குக்கு மேல் அதிகம் சர்க்கரை உள்ள பழம் இது. ஆமாம்! 100 கிராம் கிசுமுசுப் பழத்தில் 75 சதவிகிதம் மாவுச்சத்து உள்ளது. திராட்சை யைப் போலவே உயர்தரமான சர்க்கரை

நரம்புத் தளர்ச்சி நோயைக் குணமாக்கும் அற்புதப் பழம்

இப்பழத்தில் அமைந்துள்ளது. சாப்பிட்டதும் இப்பழத்தில் கிடைக்கும் பழச்சர்க்கரை உடனடியாக உடலுக்கு வெப்பத்தையும் சக்தியையும் தந்து விடுகிறது.

100 கிராம் திராட்சை 32 கலோரி தருகிறது. 100 கிராம் கிசுமுசு 300 கலோரி வெப்பத்தையும் சக்தியையும் தந்துவிடுகிறது. நன்கு பழுத்த ஒரு கிலோ திராட்சையை உலர்த்தினால் கால் கிலோ கிசுமுசுப் பழம்தான் கிடைக்கும். ஆனால், அதில் கிடைப்பது மிக உயர்தரமான சத்துக்கள். இதனால் கிசுமுசுப் பழம் மிக அரிய உணவாகப் போற்றப்படுகிறது.

100 கிராம் கிசுமுசுப் பழத்தில் 2 சதவிகிதம் புரதம், 85 மில்லி கிராம் கால்சியம், 80 மில்லி கிராம் பாஸ்பரஸ், எட்டு மில்லி கிராம் இரும்புச் சத்து, இத்துடன் வைட்டமின் சி, வைட்டமின் பி-யும் அமைந்துள்ளன.

ரத்தச்சோகை குணமாகும்!

இப்பழத்தில் உள்ள இரும்புச்சத்து உடனடியாக ரத்தத்தில் உட்கிர கிக்கப்படுகிறது. இரும்புச்சத்தை உடல் உடனே எடுத்துக்கொள்ள வைட்டமின் சி தேவை. கிசுமுசுப் பழத்திலேயே போதுமான அளவு வைட்டமின் சி இருப்பதால் இரும்புச்சத்து ரத்தத்தில் உடனடியாகக் கலந்து, ரத்தத்திற்கு வளமூட்டி ரத்தச்சோகை நோயை அடியோடு குணமாக்கிவிடுகிறது. ரத்த சோகை நோயாளிகளும், உடல் ஒல்லியாக இருப்பவர்களும், நரம்புத்தளர்ச்சி நோயினால் அவதிப்படுகிறவர்களும் மிக அரிய உணவு மருந்து இது. தினசரி 25 கிராம் முதல் 50 கிராம் வரை இவர்கள் அனைவரும் சாப்பிடலாம்.

இந்தப் பழத்தில் தாராளமாக உள்ள கால்சியம் பாஸ்பரஸ் நரம்பு மண்டலத்தை அமைதியாக்குகின்றன. இதனால் நரம்புத்தளர்ச்சி குணமாகிறது. பாஸ்பரஸ் உப்பு மூளையின் நரம்புகள் துடிப்புடன் இருக்க உதவுகின்றன. எனவே, எல்லா நோய்களும் குணமாகவும், நாள்பட்ட நோயிலிருந்து நீங்கிய பின் படிப்படியாக உடல் தேறி வலுவுடன் நடமாடவும் இப்பழத்தைச் சாப்பிட்டு வந்தால் போதும்.

சாப்பிடும் முறை!

எல்லா நோய்களுக்கும் ஒரே மாதிரிதான் சாப்பிட வேண்டும். பத்துப் பழங்களை அல்லது பதினைந்து பழங்களை ஒரு தம்ளர் தண்ணீரில் முதல் நாள் காலையிலேயே ஊறப்போட வேண்டும். மறுநாள் அதிகாலையில் உலர் திராட்சைப் பழம் (கிசுமுசுப் பழம்) உப்பியிருக்கும். அந்தப் பழங்களைச் சாப்பிட்டுவிட்டு, பழங்கள் ஊறிய தண்ணீரையும் அருந்தினால் நாள்பட்ட மலச்சிக்கல் நீங்கும். ஒரு வாரம் இதே முறையில் சாப்பிட வேண்டும்.

தாம்பத்தியத்தில் ஆர்வம் அதிகரிக்க...

தாம்பத்திய உறவில் ஆர்வமில்லாதவர்கள் உடனே எழுச்சிப் பெற கிசுமுசுப் பழமே துணை. மனத்தையும் உடலையும் தாம்பத்திய உறவில் ஈடுபட இப்பழம் தயார் படுத்திவிடும்.

இருநூறு மில்லி பாலில் முப்பது முதல் ஐம்பது கிராம் வரை இப்பழத்தை பாலில் கொதிக்க வைத்து இறக்கவும். பிறகு பாலையும் பழங்களையும் கணவனும், மனைவியும் சாப்பிடவும். இருவரும் தனித்தனியாக இதே போல் தயாரித்து அருந்தவும். இதைத் தினமும் மூன்று வேளை அருந்தினால் தாம்பத்திய உறவில் தம்பதிகளுக்கு நாட்டம் ஏற்படும்.

மூளை எப்போதும் சுறுசுறுப்பாகச் செயல்பட இதே முறையில் வாரத்துக்கு மூன்று வேளை மட்டும் அருந்தி வரலாம்.

தண்ணீரில் ஊறப்போட்டுச் சாப்பிடுவதால் பழத்தின் சத்து ஐந்து மடங்காகப் பெருகுகிறது. எனவே, எந்த நோயாக இருந்தாலும் இதே முறையில் சாப்பிடவும். நோய் குணமானதும் தினசரி ஐந்தாறு பழங்களை சாதாரணமாக வாயில் போட்டுச் சாப்பிட்டால் போதும்.

கைக்குழந்தைகளின் குடல் சுத்தமாக மேற்கண்ட முறையில் பழம் ஊறிய இந்தத் தண்ணீரில் மூன்று நான்கு தேக்கரண்டி மட்டும் கொடுத்தால் போதும்.

வளரும் குழந்தைகளுக்கு...

வளரும் குழந்தைகளுக்கு மிகச் சிறந்த ஊட்ட உணவு கிசுமுசுப் பழம். மாவுச்சத்து, புரதம், இரும்பு, பாஸ்பரஸ், கால்சியம், வைட்டமின் சி, வைட்டமின் பி என ஏழு சத்துக்கள் தாராளமாக ஒருமுகப்படுத்தப்பட்டு கிசுமுசுப் பழம் மூலம் கிடைக்கிறது.

பத்துப் பழங்களை ஒரு தம்ளர் தண்ணீர் அல்லது பாலில் கொதிக்க வைத்து ஆற வைக்கவும். பிறகு அந்தத் தண்ணீரிலேயே (பாலிலேயே) பழங்களை நன்கு நசுக்கிவிட்டுக் குழந்தைகளுக்கு அருந்தக் கொடுக்க வேண்டும். இது அருமையான சத்துணவு, டானிக்.

பள்ளியிலும், கல்லூரியிலும் பயிலும் மாணவர்கள் இந்த அரிய டானிக்கை அருந்தினால் அவர்களிடம் களைப்போ, சோர்வோ எட்டிப் பார்க்காது. அவ்வளவு தூரம் உடலுக்கும் மனத்துக்கும் உறுதிக் கொடுக்கும் டானிக் இது.

ஊட்டச்சத்து மிக்க கிசுமுசுப் பழம் புட்டிங்ஸ், கேக்குகள், மிட்டாய்கள், ரொட்டிகள் முதலியவற்றில் சேர்த்துத் தயாரிக்கப்படுகிறது. ஜாம் வகைகளிலும் இப்பழம் சேர்க்கப்படுகிறது. விருந்துகளில் கிசுமுசுப் பழம் சேர்க்கப்பட்ட இனிப்பு வகைகளைச் சாப்பிட்டால் பலமான உணவு விருந்தால் ரத்தத்தில் சேரும் அதிக அளவு புளிப்புத்தன்மையை இது வெளியேற்றிவிடும். எனவே விருந்துகளில் லட்டு வைத்திருந்தால் அதைக் கடைசியாகச் சாப்பிடவும். லட்டின் மேல் உள்ள கிசுமுசுப் பழத்தில் உள்ள கால்சியம் ரத்தத்தில் அதிகம் சேர்ந்துள்ள புளிப்புத்தன்மையை வெளியேற்றி விடும்.

சிறுநீரகக் கற்கள் உருவாகாது!

தண்ணீர் தாகமும் நாக்கு வறட்சியும் இருந்தால் நான்கைந்து கிசுமுசுப் பழத்தை வாயில் போட்டுக் கொள்ளவும். மெதுவாகச் சாப்பிடவும். இதனால் நாக்கு வறட்சி அகலும்.

100 கிராம் எடையுள்ள கிசுமுசுப் பழத்தில் 85 மில்லி கிராம் அளவு கால்சியம் இருக்கிறது. இது இதயம் சீராக இயங்கவும் உதவுகிறது.

தினமும் நான்கு அல்லது ஐந்து பழங்களைச் சாப்பிட்டு வரவும். மருந்துபோல சாப்பிடும் இப்பழம் ரத்தத்தில் அதிகமாக இருக்கும் புளிப்புப் பொருள்களை சிறுநீர் மூலம் வெளியேற்றிவிடும். பழத்தில் உள்ள கால்சியம் தான் இப்பணியைச் செய்கிறது இதனால் சிறுநீரகத்தில் கற்கள் உண்டாக வாய்ப்பு இராது. அதிகமாகத் தானிய உணவு வகைகளையோ, இறைச்சி வகைகளையோ சாப்பிட்டால், அப்போது மூன்று கிசுமுசுப் பழங்களைச் சாப்பிட வேண்டும். அதனால் உடம்பில் அதிகமாக ஓடும் புளிப்புத் தன்மையுள்ள பொருள்கள் கட்டுப்படுத்தப்பட்டு வெளியேற்றப்பட்டு எப்போதும் போல் ஆரோக்கியமாக வாழலாம்.

புற்றுநோய் குணமாகும்!

அமெரிக்காவில் 50 வயதுக்கு மேற்பட்டவர்கள் புற்றுநோயால் இறப்பது குறைவு. இதற்குக் காரணம் இவர்கள் ரத்தத்தில் தாராளமாக இருந்த காஃபிக் அமிலம் (Caffeic acid). இந்த அமிலமே புற்றுநோய் செல்களை வேருடன் அழித்துள்ளன. இவர்கள் தினமும் சாப்பிடும் கிசுமுசுப் பழத்தின் மூலமே இந்த காஃபிக் அமிலம் ரத்தத்தில் தாராளமாக இருந்து காப்பாற்றி வருகிறது.

எனவே, இன்று முதல் 4 அல்லது 5 கிசுமுசுப் பழங்களைச் சாப்பிட்டு வாழ்நாளை நீடிப்போம்.

கிரான்பெர்ரி பழம்

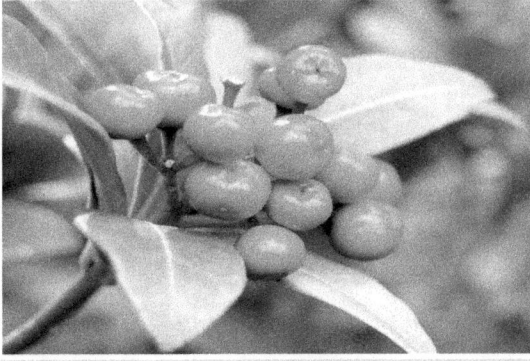

ஆண்களை விடப் பெண்களே அதிக எண்ணிக்கையில் சிறுநீர்ப் பாதையில் ஏற்படும் தொற்று நோயால் அவதிப்படுகின்றனர். அவர்களது இந்தப் பிரச்னையை முழுமையாகத் தீர்க்கும் இரண்டு பழங்களுள் ஒன்று கிரான்பெர்ரி (இன்னொன்று ப்ளுபெர்ரி பழம்) என்று உறுதிப் படக் கூறுகின்றனர் அமெரிக்க மருத்துவர்கள்.

நோய்களை எதிர்த்துப் போராடி அழிக்கும் வைட்டமின் சி-யுடன் தொற்று நோய்கள் அனைத்தையும் போராடி அழிக்கும் டானின் என்ற பைட்டோ கெமிக்கலும் உள்ள பழம் இது. டானின் என்பது பழத்தின் தோலில் உள்ள துவர்ப்புப் பொருள்தான். இதுதான் தொற்றுநோயைப் பரப்பும் கிருமிகள் எங்கேயிருந்தாலும் அவற்றை உறிஞ்சி அழித்து வெளியேற்றிவிடுகிறது.

டானின் என்ற இந்த பைட்டோ கெமிக்கல் இந்தப் பழத்தில் அடர்த்தியாகக் காணப்படுகிறது. இந்த டானின், சக்தி வாய்ந்த நோய் நச்சு

பெண்களுக்கான மிக முக்கியப் பழம்

முறிவு மருந்தாகச் செயல்பட்டு உடலில் வீக்கம், கட்டி முதலியவை உருவாகாதபடி பார்த்துக் கொள்கிறது. இதனால் தோலும் உறுதியாகிறது.

இதே டானின் கெட்ட கொலஸ்ட்ராலையும் அகற்றி விடுவதால் இருதய நோயும் இதய அடைப்பும் தடுக்கப்படுகிறது. பற்கள் சம்பந்த மான அனைத்துப் பிரச்னைகளையும் கிரான்பெர்ரி பழத்தில் உள்ள டானின் குணப்படுத்துவதாக 2013 ஆம் ஆண்டு அமெரிக்க மருத்துவர்கள் கண்டுபிடித்துள்ளனர்.

வயிற்றில் புண்களை ஏற்படுத்தி எளிதில் வயிற்றின் உறுப்புகளில், சுவர்களில் ஒட்டிக்கொள்ளும் நோய் பரப்பும் நுண்ணுயிரிகளையும் போக்கி இந்தப் பழங்கள் குணமாக்குகின்றன.

தினமும் 300 மில்லி அருந்த வேண்டிய சாறு!

தொற்றுநோயைப் பரப்பும் ஈ-கோலி (E-coli) பாக்டீரியாவை, கிரான்பெர்ரி பழத்தில் உள்ள இரண்டு கூட்டுப் பொருள்கள் அழிப்பதாக இஸ்ரேலிய விஞ்ஞானிகள் கண்டுபிடித்துள்ளனர். டஃப்ட்ஸ் பல்கலைக்கழகத்தின் மருத்துவப் பிரிவு இந்த இரண்டு கூட்டுப் பொருள்களும் கிரான்பெர்ரி, ப்ளூபெர்ரி ஆகிய இரு பழங்களில் மட்டுமே உள்ளதாகக் கண்டுபிடித்துள்ளது. தினமும் 300 மில்லி கிரான்பெர்ரி சாறு அருந்தி வந்தால் சிறுநீர்ப் பாதையில் ஏற்படும் தொற்று நோயை 21 நாட்களில் முற்றிலும் குணப்படுத்தலாம்.

நோய் பரப்பும் எல்லாவிதமான பாக்டீரியாக்களையும் கிரான்பெர்ரி சாறு அழிப்பதால் ஆயுள் நீடிக்கிறது.

தினமும் 250 மில்லி அல்லது 300 மில்லி வீதம் இந்தப் பழத்தை ஆறு மாதங்கள் வரை அருந்தி வந்தால் சிறுநீர்ப்பாதை சம்பந்தமான தொற்றுநோய், சிறுநீர்ப்பை சுழற்சி, சிறுநீரகத்தில் கற்கள் போன்றவை உறுதியாகக் குணமாகும். இதயமும் ஆரோக்கியமாகச் செயல்படும்.

Proanthocyanidins என்ற சக்தி வாய்ந்த ஃப்ளாவோனாய்ட் கிரான் பெர்ரியில் உள்ளது. எந்த ஒரு பழத்திலும் இல்லாத அளவுக்கு இந்த புரோஆந்தோசைனிடின்ஸ் இப்பழத்தில் தான் தாராளமாக உள்ளது. இதுதான் வயிற்றில் உள்ள தொற்றுநோய்க் கிருமிகளை வேருடன் அழிக்கிறது. மேலும் ப்ளூ காய்ச்சல், ஜலதோஷம் என பிற பிரச்னைகள் வராமல் தடுக்க வைட்டமின் சி, ஃபோரிக் அமிலம் பீட்டாகரோட்டீன் என மூன்றும் மிகுந்த ஆற்றலுடன் செயல்பட்டுத் தடுக்கின்றன. எனவே தான் கிரான்பெர்ரி அரிய உணவு மருந்து!

சக்தி இல்லமாகத் திகழும் கிரான்பெர்ரி!

வைட்டமின் பி5, சி, கே, பீட்டாகரோட்டீன், ஃபோலிக் அமிலம், கால்சியம், இரும்பு, மக்னீசியம், மாங்கனீஸ், பாஸ்பரஸ், பொட்டாசியம், செலினியம், எல்லாஜிக் அமிலம், ஃப்ளாவோனா யிட்ஸ், டானின்கள், நார்ச்சத்து கார்போஹைடிரேட்.

100 கிராம் கிரான்பெர்ரியில் கிடைக்கும் சத்துக்கள்:

சக்தி - 46 கலோரி

நார்ச்சத்து - 4.6 கிராம்

கார்போஹைடிரேட் - 4 கிராம்

கால்சியம் - 8 மில்லி கிராம்

மக்னீசியம் - 6 மில்லி கிராம்

மாங்கனீஸ் - 0.15 மில்லி கிராம்

பாஸ்பரஸ் - 13 மில்லி கிராம்

பொட்டாசியம் - 85 மில்லி கிராம்

சோடியம் - 2 மில்லி கிராம்

வைட்டமின் சி - 13 மில்லி கிராம்

வைட்டமின் ஏ - 60 சர்வதேச அலகு

வைட்டமின் கே - 5 மில்லி கிராம்

பீட்டாகரோட்டீன் - 36 மில்லி கிராம்

லூட்டீன் மற்றும் ஜியாக்ஸ் ஆன்த்தீன் - 91 மில்லி கிராம்

கிரான்பெர்ரி பழத்தை எங்கே வாங்குவது?

சிவப்பு திராட்சையைப் போல காட்சியளிக்கும் கிரான்பெர்ரி பழத்தை மிகப்பெரிய பழ விற்பனை நிலையங்களில் வாங்கலாம். ஒரு லிட்டர் கிரான்பெர்ரி பழச்சாறு டெட்ரா பேக்கில் மிகப்பெரிய கடைகளில் மட்டும் விற்பனையாகிறது. இந்த பாக்கெட் சாறையே வாங்கி அருந்தி வரலாம்.

இதயநோய், தொற்றுநோய் மட்டுமல்ல புற்றுநோயையும் இந்தப் பழச்சாறு முறியடிக்கிறது.

இத்துடன் மூளையில் உள்ள நரம்பணுக்கள் சேதமடைவதை இதில் உள்ள சத்துக்கள் (பாஸ்பரஸ், மக்னீசியம் போன்றவை) தடுப்பதால் நீண்ட நாட்கள் ஆரோக்கியமாக வாழ்வதுடன் இளமைத்துடிப்புடன் சிந்தித்து அறுபது வயதிற்குப் பிறகும் இளைஞர்களைப் போலச் செயல்பட்டு வாழலாம்.

ஓரளவு புளிப்புத் தன்மையுடன் இருக்கும் சதைப்பற்றுள்ள இந்தப் பழத்தில் வைட்டமின் சி தாராளமாக இருக்கிறது. உடலில் வளர்சிதை மாற்றம் வேகமாக நடைபெற இது உதவும். மேலும் சிறுநீர்ப் பாதையில் ஒட்டிக் கொண்டிருக்கும் தீவிரமான தொற்றுநோய்க் கிருமிகளையும் மிகுந்த ஆற்றலுடன் இந்தப் பழத்தில் உள்ள சத்துக்கள் குணப்படுத்துகின்றன. உடலில் உள்ள புண்களும் குணமாகின்றன.

பொட்டாசியம் உப்பு தாராளமாக இருப்பதால் ரத்தம் உறையாமல் இருக்கும். மேலும் அப்படியே ரத்தம் உறைந்தாலும் அதைத் தடுக்க வைட்டமின் கே-யும் இந்தப் பழத்தில் போதுமான அளவில் இருக்கிறது. பார்வைத் திறனை மேம்படுத்தும் பீட்டாகரோட்டீன், லுட்டீன், ஜியாக்ஸ் ஆன்த்தின் ஆகிய மூன்று சத்துக்களும் உள்ளன.

தினமும் ஒரு வேளை மட்டும் 200 மில்லி வீதம் கிரான்பெர்ரி சாறு அருந்தி வந்தால்...

★ ரத்த ஓட்டம் செம்மையாக்கப்படும்

★ சிறுநீர்ப்பை வீக்கம் குணமாகும்

★ ஆஸ்துமா கட்டுப்படும்

★ சிறுநீரிலும் அதன் பாதையிலும் உள்ள நோய் நுண்ணுயிரி கள் கொல்லப்படுவதால் சிறுநீரகக் கற்கள் உருவாவது தடுக்கப்படும்.

பிறபழங்களைச் சாறாக அருந்தி வருபவர்களும் தினமும் ஒரு வேளை கிரான்பெர்ரி பழச்சாறு அருந்துவது நல்லது. காரணம், வயதாக வயதாக மூளை நலம் சிறப்பாக இருந்தால் தான் உடல் நலத்தில் கவனம் செலுத்தி விழிப்புணர்வுடன் வாழ்வோம்.

கிரேப் ஃப்ரூட் [பப்ளிமாஸ் பழம்]

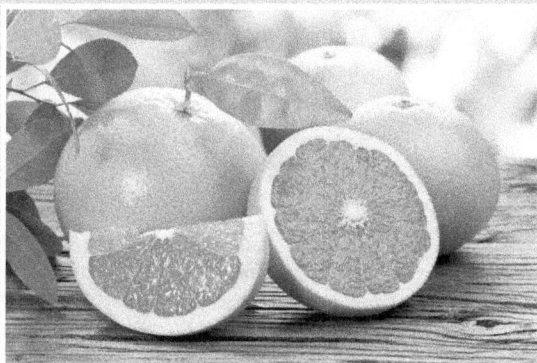

ஜமைக்கா நாட்டிலிருந்து இந்த உலகுக்கு அறிமுகமான அரிய பழம், கிரேப் ஃப்ரூட். தமிழில் பப்ளிமாஸ் பழம் என்கிறோம்.

பதினெட்டாம் நூற்றாண்டில்தான் இந்தப் பழம் பிற நாடுகளில் அறிமுகமானது; இன்று பல நாடுகளில் காலை உணவாக இந்தப் பழமே முக்கிய உணவாக உள்ளது.

ஆப்பிள், அன்னாசி போன்ற பழங்களை காலை உணவுடன் சேர்த்துச் சாப்பிடுகிறோம். ஆனால், காலை உணவாக ஒன்று அல்லது இரண்டு கிரேப் ஃப்ரூட் சாப்பிட்டால் போதும். அந்த அளவுக்குச் சத்துக்கள் பொங்கி வழிகின்றன பப்ளிமாஸ் பழத்தில்.

காரணம், நோய்களைத் தடுக்கும் ஆன்ட்டி ஆக்ஸிடென்ட்டு களுடன் விஷப் பொருள் களை உடலில் இருந்து அகற்றும் அரிய பழ மாகவும் இப்பழம் திகழ்கிறது.

நீரிழிவு நோய்க்கான சிறந்த பழம்

வைட்டமின் பி3, சி, ஈ, பீட்டாகரோட்டீன், பயோட்டின், போரிக் அமிலம், லைகோபென், கால்சியம், அயோடின், இரும்பு, மக்னீசியம், பாஸ்பரஸ், பொட்டாசியம், ஃப்ளாவோனாயிட்ஸ், லிமினாய்ட்ஸ், நார்ச்சத்து, கார்போஹைடிரேட் போன்றவை இப்பழத்தில் உள்ளன.

ஆரஞ்சு, எலுமிச்சை ஆகியவற்றைப் போலவே ஊட்டச்சத்தும், பசியைத் தணிக்கும் குணத்தையும், வைட்டமின் சி-யையும் பெற்றுள்ள பழம் இது.

சாறு வேண்டாம்!

100 கிராம் பப்ளிமாஸ் பழம் தரும் சக்தி 30 கலோரி தான். பாஸ்பரஸ், கால்சியம், சர்க்கரை முதலியவை அதிக அளவில் இருக்கின்றன.

மேற்கு இந்தியத் தீவு மக்கள்தான் முதலில் இப்பழத்தை உணவாகவே உண்ண ஆரம்பித்தவர்கள். காலையில் எந்த ஓர் உணவையும் சாப்பிடாமல், பப்ளிமாஸ் பழத்தை மட்டுமே காலைப் பலகாரமாக அரிசோனா, டெக்சாஸ், கலிபோர்னியா, ஃப்ளோரிடா ஆகிய அமெரிக்க மாநில மக்கள் பலர் இன்றும் சாப்பிட்டு வருகின்றனர்.

மனிதத் தலை அளவு பெரிதாக இருக்கும், பப்ளிமாஸ் பழம். தோல் கனமாக இருக்கும். பழத்தின் சுளைகள் இளஞ்சிவப்பு, சிவப்பு, வெளிறிய மஞ்சள் ஆகிய நிறங்களில் காணப்படும். வெளிறிய மஞ்சள் நிற பழத்தில் சத்துக்கள் குறைவு.

இளஞ்சிவப்பு மற்றும் சிவப்பு நிற சுளைகளில் புற்று நோயையும் இதய நோய்களையும் குணமாக்கும் லைகோபன் என்ற சத்து தாராளமாக இருக்கிறது. எனவே, சுளையாகவே சாப்பிடவும்.

சாறாக அருந்த விரும்பினால் சாற்றில் உள்ள சக்கையையும் சேர்த்தே சாப்பிடவும். சுளையாகச் சாப்பிட்டால் நார்ச்சத்து நன்கு கிடைக்கும்.

நாள்பட்ட நோய்களா?

சிட்ரஸ் பழங்களுள் பப்ளிமாஸ் பழத்துக்கும் ஆரஞ்சுப் பழத்துக்கும் ஓர் ஒற்றுமை உண்டு. நாரிஞின் (Naringin) என்ற ஃபிளாவோனாய்ட் பப்ளிமாஸ் பழத்தில் மட்டுமே உள்ளது. இதேபோல ஹெஸ்பெரிடின் (Hesperidin) என்ற ஃபிளாவோனாய்ட் ஆரஞ்சுப் பழத்தில் மட்டுமே உண்டு. வேறு பழங்களில் இந்த இரு அரிய ஃப்ளாவோனாயிடுகள் இல்லை. இவை இரண்டும் ஆன்ட்டிஆக்ஸிடென்ட்டாகவும் புற்று நோய், இருதயநோய் இவற்றுடன் நாள்பட்ட நோய்களையும் தடுக்கிறது. மாரடைப்பும் பக்கவாதமும் வராமல் இவை தடுக்கின்றன. எனவே, தினமும் கிரேப் ஃப்ரூட் சாப்பிடுவது தக்க பாதுகாப்பு. பப்ளிமாஸ் சாப்பிடாத நாட்களில் ஆரஞ்சு சாப்பிடலாம்.

கொலஸ்ட்ராலா?

கலாக்டுரானிக் அமிலம் (Galacturonic Acid) என்ற அதிசய அமிலம் பப்ளிமாஸ் பழத்தில் இருக்கிறது. இது கரையும் நார்ச்சத்தே. இந்த கலாக்டுரானிக் அமிலம் ரத்தக் குழாய்களில் கெட்ட கொலஸ்ட்ரால் படியாமல் பார்த்துக்கொள்கிறது. இதயத்துக்கு ரத்தத்தைக் கொண்டு செல்லும் குழாய்களில் ஏற்கெனவே அடைப்பு இருந்தால் அவற்றையும் கரைத்து விடுகிறது. எனவே, இதயநோய்களுக்குச் சிகிச்சை எடுத்துக் கொள்பவர்களும், 35 வயதுக்கு மேற்பட்டவர்களும் பப்ளிமாஸ் பழத்துக்கு முதலிடம் கொடுத்துச் சாப்பிடவும்.

இளஞ்சிவப்பு கிரேப் ஃப்ரூட் அதிக அளவு நோய் எதிர்ப்பு செயலாற்றல் கொண்ட பழமாக இருப்பதால் இந்த நிறப் பழத்தை நன்கு பயன் படுத்தவும். இதற்குப் பிறகு சிவப்பு நிறப் பழத்தைப் பயன்படுத்தவும்.

புற்றுநோயை வேருடன் அழித்துக் குணப்படுத்தும் குளுட்டாதியோன் என்ற சக்தி வாய்ந்த ஆன்ட்டிஆக்ஸிடென்ட் பப்ளிமாஸில் இருக்கிறது.

பசியைத் தூண்டும் பழம்!

பப்ளிமாஸ் பழமும் அதன் சாறும் நன்கு பசி எடுக்கத் தூண்டும். எச்சிலை நன்கு ஊறச் செய்யும்; நாக்கு வறட்சியை அகற்றும்; இரைப்பையை சரியாகச் செயல்படச் செய்யும். உணவை நன்கு ஜீரணமாகச் செய்யும்.

காய்ச்சல் நேரத்திலும், உணவு செரிக்காமல் இருக்கும் சமயத்திலும் இப்பழத்தைத் தேடிப்பிடித்துச் சாப்பிட்டு வந்தால் ஆரோக்கியமாகத் திகழலாம்.

உடல் நலம் குன்றியவர் படிப்படியாகத் தேறி ஆரோக்கியமான உடற்கட்டைப் பெற இப்பழம் பயன்படும்.

பழத்தில் இரண்டு தேக்கரண்டி தேன், ஒரு தேக்கரண்டி லவங்கப் பட்டைத்தூள் சேர்த்துச் சாப்பிட்டால் நன்மைகள் அதிகம். சாறாக அருந்தும் போது அரை டம்ளர் தண்ணீரும் தேன், லவங்கப்பட்டைத் தூளுடன் சேர்த்து அருந்தவும்.

சரியான உணவு மருந்து!

மலச்சிக்கல், சீதபேதி, வயிற்றுப் போக்கு முதலியவற்றைக் குணப் படுத்தி குடலையும் சுத்தப்படுத்தி நன்கு பலப்படுத்தி விடுகிறது இப்பழம்.

எல்லா விதமான நோய்களுக்கும் சரியான உணவு மருந்தாகவும் இப்பழச்சாறு நன்மையளிக்கிறது. உடலில் புளிப்புத் தன்மை அதிகமானால் நோய்கள் தலையெடுக்கும். அப்பொழுது இந்தப்

இளமையை நீட்டிக்கும் கனி!

100 கிராம் பழத்தில் 124 மில்லி கிராம் அளவு வைட்டமின் ஏ இருக்கிறது. காரட், பச்சைக்கீரை ஆகியவற்றிற்கு அடுத்து பீட்டாகரோட்டீன் தாராளமாக உள்ள உணவு, பப்ளிமாஸ் பழம்தான்.

இந்த பீட்டாகரோட்டீன் கல்லீரலில் சேமிப்பாகி வைட்டமின் ஏ-யாக மாறுகிறது. வைட்டமின் ஏ ஆன்ட்டிஆக்ஸிடென்ட்டாக செயல்படுகிறது. இதனால் நோய்களையும், முதுமையையும் ஏற்படுத்தும் ஃப்ரீராடிக்கல் என்னும் திரவம் அதிகம் சுரக்காமல் தடுத்து விடுகிறது. இதனால் திசுக்கள் ஆரோக்கியமாகத் தொடர்ந்து இருப்பதால் இளமைத் தோற்றமும் நீடிக்கிறது. உடலும் புற்றுநோய், ஆஸ்துமா, எலும்பு மெலிவு நோய், புண்கள், பரு என எதுவும் இன்றி நோய் எதிர்ப்புச் சக்தியுடன் திகழ்கிறது.

பழச்சாற்றில் உள்ள சுண்ணாம்புச் சத்து சரியாகச் செயல்பட்டுக் கிருமி களைத் தடுத்து அழித்து நரம்புகளுக்கும் வலுவைக் கொடுக்கிறது.

இப்பழத்தில் உள்ள சிட்ரிக் அமிலமும் எலுமிச்சையைப்போல் உடலுக்கு நன்மையைத் தருகிறது. எலுமிச்சையைப் போல் தண்ணீர் சேர்த்து அருந்த வேண்டிய பழரசம் இது. இப்பழச்சாறு தாகத்தைத் தீர்க்கிறது. உடலுக்குச் சக்தியையும் வழங்குகிறது.

உள்ளம் உற்சாகமடைய!

வேலை செய்து முடித்த பிறகு மிகவும் களைப்பாக இருந்தால் எலுமிச்சம் பழ ரசத்துடன் பப்ளிமாஸ் ரசத்தையும் (முடிந்தால் இரண்டு தேக்கரண்டி தேனும் சேர்க்கவும்) சேர்த்து அருந்தினால், களைப்பு நீங்கி உடலும் உள்ளமும் சுறுசுறுப்படையும்.

நீரிழிவு நோயைக் கட்டுப்படுத்த...

நீரிழிவு நோயைக் கட்டுப்படுத்த பப்ளிமாஸ் ரசம் + எலுமிச்சை ரசம் + இரண்டு தேக்கரண்டி தேன் + ஒரு தேக்கரண்டி இலவங்கப்பட்டைத் தூள் என்று சேர்த்து தினமும் மூன்று வேளைகள் வீதம் இரண்டு வாரங்கள் அருந்தினால் போதும். இந்த இரு வாரங்களும் இன்சுலின் போட்டுக் கொள்ளக்கூடாது. இதனால் நீரிழிவு நோய் குணமாகும். பிறகு தினமும் ஒரு வேளை மட்டும் இந்த முறையில் கிரேப் ஃப்ரூட் (பப்ளிமாஸ்) சாறை அருந்தி வரலாம்.

கல்லீரல் இதயக் கோளாறுகள் இல்லை!

வைட்டமின் சி-யும், பொட்டாசியம் உப்பும் அதிக அளவு, இப்பழத்தில் இருப்பதால் சிறுநீரகக் கோளாறுகள், கல்லீரல், இதயம் தொடர்பான நோய்கள் முற்றிலும் குணமாகின்றன.

லவங்கப்பட்டைத் தூள் சர்க்கரையின் அளவை ரத்தத்தில் கட்டுப்படுத்து வதால் அனைவரும் இந்தத் தூளையும் சேர்த்தே இப்பழச்சாற்றை அருந்தவும்.

வைட்டமின் பி3, பி5, பயோட்டின், ஃபோரிக் அமிலம் போன்றவை தாராளமாக இருக்கும் பழம் என்பதால் தோல் நோய் சம்பந்தமான நோய்களால் அவதிப்படுகிறவர்கள் நன்கு சாப்பிட வேண்டிய பழங்களுள் கிரேப் ஃப்ரூட் ஒன்றாகும்.

கொமாரின் என்றால் என்ன?

தக்காளியிலும், அதற்கு அடுத்து பப்ளிமாஸ் பழத்திலும், அதிக அளவு காணப்படும் பைட்டோ கெமிக்கல்தான் கொமாரின் (Coumarin). இந்த ரசாயனப் பொருள் புற்று நோயை எதிர்த்து அழிப்ப துடன் உடலில் வீக்கம், தொற்றுநோய் போன்றவற்றையும் தடுக்கிறது. குளிர்காலத்தில் தொற்றுநோய் வராமல் இருக்க இப்பழத்தை நன்கு சாப்பிடவும்.

புற்றுநோய் வராமல் தடுக்க லைகோபென், குயிர்சிட்டின் போன்ற சத்துகளும் இப்பழத்தில் தாராளமாக உள்ளன. இப்பழத்தில் உள்ள பெக்டின் என்ற நார்ச்சத்தும் புற்றுக்களைக் கரைத்து விடுகின்றன.

எனவே, நீண்ட நாட்கள் நலமுடன் வாழவும், இதயநோய், புற்றுநோய் இன்றி நோய் எதிர்ப்புச்சக்தியுடன் ஆரோக்கியமாக வாழ தினமும் இரண்டு கிரேப் ஃப்ரூட் பழமாவது சாப்பிட்டு நமது வாழ்நாளை இன்பமாகக் கழிப்போம்.

கிவி பழம்

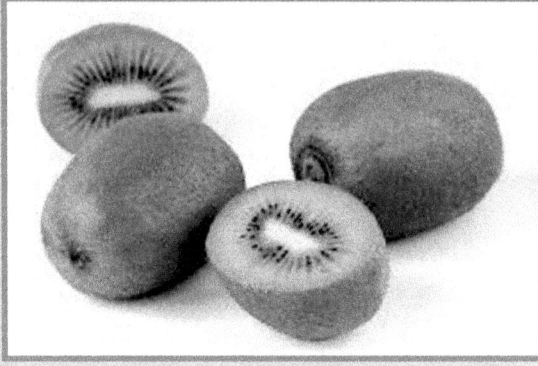

எல்லாவிதமான நோய்களையும் தடுத்து ஆரோக்கியமாக வாழவைக்கும் அரிய பழமாக கிவி பழம் திகழ்கிறது. காரணம், இதில் தாராளமாக உள்ள வைட்டமின் சி-தான். சீன மருத்துவத்தில் வயிறு மற்றும் மார்பகப் புற்றுநோய் வராமல் தடுக்கத் தினமும் இரண்டு கிவி பழம் சாப்பிடச் சொல்கின்றனர்.

இப்பழத்தில் தாராளமாக உள்ள வைட்டமின் சி, வளர்சிதை மாற்றத்தைத் துரிதப்படுத்து வதால் கெட்ட கொலஸ்ட்ரால், கொழுப்பு, புற்றுநோய்க் காரணிகள் போன்றவை அடித்துப் பிடித்துக் கொண்டு வெளியேறு கின்றன. ஆப்பிளுக்கு அடுத்து வளர்சிதை மாற்றத்தைத் துரிதப்படுத்தும் வைட்டமின் சி இதில் தான் உயர்தரமாக இருக்கிறது.

ஒரே ஒரு கிவிப்பழத்தில் ஒரு நாள் தேவைக்கு 120 சதவிகிதம் வைட்டமின் சி இருக்கிறது. இது ஆரஞ்சுப் பழத்தில் உள்ளதைவிட

மார்பகப் புற்றுநோய் வராமல் தடுக்கும் அதிசயப் பழம்

அதிகம். இதனால் உடலில் எப்போதும் நோய் எதிர்ப்புச் சக்தி துடிப்புடன் இருக்கும்.

நியூசிலாந்து நாட்டுப்பறவை கிவி. இந்தப் பறக்கமுடியாத பறவையின் பெயரை தசைப் பற்று நிரம்பியுள்ள இந்தப் பழத்துக்கு வைத்துள்ளனர்.

சத்துக்கள் நிரம்பிய பழம் இது. வைட்டமின் பி3, பி5, பி6, சி, ஈ, பீட்டாகரோட்டீன், பயோட்டின், ஃபோலிக் அமிலம், லூட்டீன் கால்சியம், தாமிரம், அயோடின், இரும்பு, மக்னீசியம், மாங்கனீஸ், பாஸ்பரஸ், பொட்டாசியம், செலினியம், துத்தநாகம், நார்ச்சத்து, மாவுச்சத்து என 21 சத்துக்கள் நிரம்பியுள்ள பழம் இது.

இதனால் உடலில் உள்ள விஷப்பொருள்கள் அனைத்தும் உடனுக் குடன் வெளியேறுகின்றன. ஆரோக்கியமும் நீடிக்கிறது.

முக்கியமாக ஆஸ்பிரின் மாத்திரை சாப்பிடுகிறவர்கள் கிவி பழம் சாப்பிட்டு வந்தால் ரத்தம் கட்டியாகாமல் திரவ நிலையிலேயே இருந்து மாரடைப்பு வராமல் தடுத்துவிடும்.

விஷம் அகலும்!

மனிதனின் உடலிலும் மனத்திலும் அவனை அறிந்தோ, அறியாமலோ அல்லது நன்கு தெரிந்தோ விஷமும் உள்ளது. இந்த விஷத்தை கிவி பழத்தில் உள்ள வைட்டமின் பி3 என்ற பாந்தோனிக் அமிலம் நேரடியாக உடலில் உள்ள விஷப் பொருள்களை அகற்றும் வேலையில் ஈடுபடுகிறது. இதனால் இளமையிலேயே முதுமை அடைவதையும் தடுக்க முடிகிறது. இப்பழத்தைச் சாப்பிட்ட பிறகு சிறிது நேரம் கழித்து 50 கிராம் வேர்க்கடலையையும் சாப்பிட்டால் பி3 சத்தானது உடலுக்கும் நன்கு கிடைக்கிறது. பழத்துடனும் வேர்க்கடலையைச் சேர்த்துச் சாப்பிடலாம். மனத்தில் தேவையில்லாத பயமும், கைகால் படபடப்பும் பி3-யால் உடனே குணமாகும்.

இளமை தொடரும்!

வயதாக வயதாக ஞாபக மறதி வருவதை வைட்டமின் பி5 என்ற நியாசின் சத்து தடுக்கிறது. அந்த நியாசின் சத்து இப்பழத்தில் நிரம்பி வழிகிறது.

வைட்டமின் பி5 என்ற பைரிடாக்சின் வயதுக்கு மீறிய முதுமையைத் தடுக்கும். எனவே, இளமையில் முதுமையாகக் காட்சியளிப்பவர்கள் இப்பழத்தைச் சாப்பிட்டு வந்தால் எந்த வயதிலும் இளமைத் தோற்றத்துடன் வாழலாம்.

இளமையாகக் காட்சியளிப்பவர் ஆரோக்கியமாக இருப்பார். காரணம் இவர்கள் உணவில் செலினியம் உப்பு அதிகம் இருக்கும். இந்த உப்பு

செல்களில் உள்ள மெல்லிய தோல் களையும், திசுக்களையும் நோய் தாக்காமல் பாதுகாத்து புதுப்பிக் கிறது. இதனால் திசுக்கள் தொடர்ந்து இளமையாக இருக்கிறது. இதனால் ஆரோக்கியமாகவும், தோல் முதுமையடையாமலும் காட்சியளித்து வாழலாம். ஆரஞ்சு பழத்துக்கு அடுத்து கிவிப்பழத்தில் தான் செலினியம் உப்பு தாராளமாக இருக்கிறது.

கர்ப்பிணிப் பெண்களும், தைராய்டு கோளாறும்...

மன இறுக்கம் இன்றி வாழ்க்கை தொடர்ந்தால்தான் மகிழ்ச்சி நீடிக்கும். இதற்கு உடலில் நேரடியாக அட்ரீனல் மற்றும் தைராய்டு சுரப்பிகள் நன்கு வேலை செய்ய வேண்டும். அதற்கு இப்பழத்தில் உள்ள அயோடின் உப்பு உதவுகிறது. அயோடின் உப்பு ரத்தத்தில் குறையாமல் இருப்பதால் அட்ரீனல் சுரப்பி ஜீரண நீர்களை நன்கு சுரக்கச் செய்து ரத்த ஓட்டத்தைச் சீராக்கி மன இறுக்கத்தை அகற்றுகிறது. இதனால் மகிழ்ச்சியுடனும், நம்பிக்கையுடனும் வாழும் மனநிலையைப் பெறுகிறோம். அயோடின் உப்பு குறைவாகச் சேர்த்துச் சாப்பிட்ட கர்ப்பிணிப் பெண்களுக்கு தைராய்டு சுரப்பிக் கோளாறு உள்ள குழந்தைகள் பிறக்கலாம். இதைத் தடுக்க கர்ப்பிணிகளும் கர்ப்பம் தரித்தது முதல் இப்பழத்தைச் சாப்பிட்டு வரவும்.

நுரையீரல் புற்றுநோயைத் தவிர்க்கும் பீட்டாகரோட்டீன் தாராளமாக உள்ளதால் இப்பழத்தை புகைபிடிக்கும் நபர்கள் தொடர்ந்து சாப்பிட்டு தங்கள் நுரையீரலைக் காப்பாற்றலாம். இதன் மூலம் நீண்ட நாட்கள் வாழலாம்.

தினமும் ஒரு பழம் போதுமா?

ஒரு பழம் 77 கிராம் அளவு எடையில் இருக்கிறது. கிடைக்கும் கலோரி 46 ஆகும். நார்ச்சத்து 3 கிராம். வைட்டமின் சி 57 மில்லி கிராம். வைட்டமின் ஈ 0.85 மில்லி கிராம். பொட்டாசியம் 23 மில்லி கிராம். தாமிரம் 0.12 மில்லி கிராம். மக்னீசியம் 23 மில்லி கிராம். மாங்கனீஸ் 0.08 மில்லி கிராம், அனைத்துச் சக்திகளும் போதிய அளவில் சிறப்பான தரத்துடன் உள்ளன. தினசரி வைட்டமின் சி-யில் 95% இந்த ஒரே ஒரு பழத்தின் மூலமே கிடைத்து விடுகிறது. எனவே, தினமும் இரண்டு பழங்கள் சாப்பிடுவது ஆரோக்கியத்தை உறுதியாகப் பெருக்கும்.

மூட்டுவலியா? சளியுடன் காய்ச்சலா?

சளியுடன் கூடிய காய்ச்சலைக் கட்டுப்படுத்த இனவிருத்திக்கு உதவும் வைட்டமின் ஈ-யே நன்கு உதவுகிறது. நம் உடலிலுள்ள ஒவ்வொரு செல்லிலும் சேமிப்பாக உள்ளது வைட்டமின் ஈ. இந்த வைட்டமின் குறைந்ததும் ஜலதோஷம், காய்ச்சல், நெஞ்சுவலி போன்றவை

உண்டாகின்றன. குளிர்காலத்திலும் கடுமையான ஜலதோஷம் தொடரும்போது கிவிப் பழத்தையும் தொடர்ந்து சாப்பிடவும். இதில் போதுமான அளவு வைட்டமின் ஈ இருக்கிறது. இத்துடன் ஒரு வேளை சம்பா ரவையும், 200 சர்வதேச அலகுகள் கொண்ட வைட்டமின் ஈ மாத்திரையும் சாப்பிட்டு வந்தால் போதும். 65 வயதிற்கு மேற்பட்ட வர்கள் ஜலதோஷம், நெஞ்சில் சளி முதலியன சேராமல் பார்த்துக் கொள்ளலாம்.

கடுமையான ஜலதோஷத்தை முறியடிக்க முதலில் வேண்டிய சத்து தாமிரம். சிவப்பு அணுக்கள் வளர்ச்சியைத் தூண்டிக்கொண்டே இருப்பது தாமிரச் சத்து (செம்பு). இதே போல் வெள்ளை ரத்த அணுக்கள் வளர்ச்சியடையவும் இதே செம்பு உப்பு தூண்டிக் கொண்டே இருக்கிறது. உடலுக்குள் நுழையும் வைரஸ்கள், பாக்டீரியாக்கள், புற்றுநோய் செல்கள் முதலியவற்றைத் தின்றுவிடும் வெள்ளை ரத்த அணுக்களின் உற்பத்தி எப்போதும் இருக்க, செம்பு உப்பு தாராளமாக உள்ள கிவி பழம் உதவும். இத்துடன் ஒரு கப் கடலைப் பருப்பு சுண்டலும் சாப்பிடவும். இதிலும் செம்பு உள்ளது. நோய் எதிர்ப்புச் சக்தியை அதிகரிக்கும் வைட்டமின் சி-யை உடல் நன்கு பயன்படுத்திக்கொள்ள செம்பு உப்பு தேவை. இதனால் தசை வலியும் மூட்டு வலியும் உடனே கட்டுப்படுத்தப்படும். நீரிழிவு நோயாளிகள் ஜலதோஷம் இன்றி வாழ்வதற்கு மிக முக்கியமான காரணம் அவர்கள் உணவில் செம்பு உப்பு தாராளமாக இருப்பதே.

இதயத்திற்குப் பாதுகாப்பான இரு உப்புகள்!

கிவிப்பழத்தில் மக்னீசியம், பொட்டாசியம் போன்றவை தாராளமாக உள்ளன. மக்னீசியம் உப்பு நரம்புகளுக்குப் புத்துணர்வும், இருதயத் தசைப் பகுதி உட்பட எல்லாத் தசைகளும் சுறுசுறுப்பாகவும் இயங்க உதவுகிறது. இதனால் மாரடைப்பு, ரத்தக் கொதிப்பு தடுக்கப்படுகிறது.

வயதாக வயதாக எலும்புகள் மெலிகின்றன. இப்பழத்தில் உள்ள இந்த இரு உப்புகளும் எலும்பைத் தாங்கிப் பிடித்துக் காப்பாற்றுகின்றன.

நரம்பு மண்டலம் சீராக இயங்கவும், கால் தசைகள் சுளுக்குப் பிடிப்பு இன்றி வேகமாக நடக்கவும் பொட்டாசியம் உப்பு உதவுகிறது. இப்பழத்தில் பொட்டாசியம் உப்பு அதிகம். இதனால் இதயத் தசைகள் சிரமமின்றிச் சுருங்கி விரியும். மூட்டு வலியும் குணமாகும். பொட்டாசியம் உப்பு இதயத்துடிப்பு சீராக இருக்குமாறு பார்த்துக் கொள்வதால் தன்னம்பிக்கையை இழக்காமல் மிகவும் ஆர்வத்துடன் வாழலாம்.

தன்னம்பிக்கையுடன் வாழ...

சீனத்து நெல்லிக்கனி என்று அழைக்கப்படும் கிவிப் பழத்தில் இரண்டைத் தினமும் சாப்பிட்டு வந்தால் இக்கட்டான நேரத்திலும் தன்னம்பிக்கையுடன் மிகச் சிறந்ததையே சிந்தித்து அதை உடனே செய்து முடிக்கவும் ஆர்வமாக உழைப்பீர்கள். இது நிஜமா?

ஆம்! உண்மைதான். ரத்தத்தில் 'ஹோமோசிஸ்டைன் என்ற பொருள் அதிகரித்தால் மனக்கவலையும் மாரடைப்பும் ஏற்படும் அபாயம் அதிகரிக்கும். கொழுப்பு அதிகம் உள்ள உணவுகளை உண்பவர்கள் காராமணி அல்லது கொண்டைக்கடலை ஒரு கப் மதிய உணவில் சேர்த்து வரவும். இத்துடன் ஒரு கிவிப் பழமும் சாப்பிடவும். கேக், பப்ஸ், இனிப்பு வகைகள், சிப்ஸ் எனச் சாப்பிட மனம் பரபரத்தால் ஃபோலிக் அமிலம் உள்ள மேற்கண்ட சுண்டல்களும் கிவிப் பழமும் ஹோமோசிஸ்டைனைக் கரைத்து மன இறுக்கத்தை உடனே அகற்றி தன்னம்பிக்கையுடன் மிகச்சிறப்பாகச் சிந்திக்க வைக்கும்.

உடல் பருமன் குறைய...

உடல் பருமனைக் குறைக்க வேண்டும். பசியும் அடங்க வேண்டும். இதற்குத் தேவை துத்தநாக உப்பு. இந்த உப்பு நரம்பு மண்டலத்தைத் தூண்டிக்கொண்டே இருப்பதால் உடலும் உள்ளமும் எப்போதும் உற்சாகமாக இருக்கும். கிவிப் பழம் சாப்பிட்டதும் எல்ப்டின் என்ற ஹார்மோன் நன்கு சுரந்து உடலில் கொழுப்பு அதிகம் உள்ளது, சாப்பிட்டது போதும் என்று நம் மூளைக்குத் தெரிவித்து மேலும் அதிகம் சாப்பிடத் தூண்டாது. இதனால் அதிகம் சாப்பிடாததால் பசி மயக்கம், களைப்பு போன்றவை இல்லாமலேயே உடல் பருமன் குறைய ஆரம்பிக்கும்.

மேலும் இந்த துத்தநாக உப்பு தொற்றுநோய்கள் பரவாமல் தடுப்ப துடன் உடலில் செம்பு உப்பு குறைந்து விடாமலும் பாதுகாப்பளிக் கிறது. இதனால் வைரஸ்கள், பாக்டீரியாக்கள் உடலுக்குள் நுழைய முடியாததால் கடுமையான ஜலதோஷம் என்று பிரச்னையே ஏற்படாது.

எலும்பு மெலிவைத் தடுக்கும்!

நோய் எதிர்ப்புச் சக்தியை அதிகரிக்கும் பயோட்டின் என்ற பி குரூப் வைட்டமினும் கிவியில் உள்ளது. மாவுச்சத்து, புரதம், கொழுப்பு போன்றவை வளர்சிதை மாற்றம் அடைய பயோட்டின் உதவுகிறது. இளகிய நரை, முடிகொட்டுதல், தசைவலி, போன்றவற்றைக் குணப் படுத்துகிறது. நரம்பு மண்டலத்தை இந்த வைட்டமினும் துடிப்புடன் பாதுகாக்கிறது.

கிவிப் பழத்தை எப்படிச் சாப்பிடுவது?

சாதாரணமாக பழத்தின் தோலை உரித்து தசையைச் சாப்பிடலாம். சாலட்டாகச் சாப்பிட கிவி 3 பழம், அவாகோடா 2 பழம், ஒரு ஆப்பிள் பழம், இரண்டு தேக்கரண்டி லெமன் ஜூஸ், மூன்று தேக்கரண்டி ஆலிவ் எண்ணெய், ஒரு தேக்கரண்டி வினிகர், 100 கிராம் லெட்டூஸ் கீரை போன்றவை தேவையானவை.

இரண்டு கிவிப்பழம், இரண்டு அவாகோடா, ஆப்பிள் என அனைத்தையும் தோல் நீக்கி துண்டுகளாக வெட்டி ஒரு தட்டில் பரப்பி வைக்கவும். அதில் எலுமிச்சைச் சாறை ஊற்றிக் கிளறவும். பிறகு மீதமுள்ள கிவிப் பழத்தை ஆலிவ் எண்ணெய், வினிகரில் சேர்த்துப் பிசைந்து அதை மேற்படி சாலட்டில் விடவும். பிறகு லெட்டூஸ் கீரையைத் தூவி விட்டுச் சாலட்டைச் சாப்பிடவும்.

இன்னொரு முறையில் சாப்பிட 500 மில்லி ஆப்பிள் சாறு (இனிப்புச் சேர்க்காதது) இதில் 4 கிவிப் பழத்தின் சுளைகள், ஒரு தேக்கரண்டி எலுமிச்சைச்சாறு இந்த மூன்றையும் மிக்ஸியில் நன்கு அடிக்கவும். பால் போல இருக்கும் இந்தச் சாறில் அரை தேக்கரண்டி ஆரஞ்சுப் பழத் தோல் பவுடரைச் சேர்த்து, ப்ரீஸரில் வைக்கவும். நன்கு ஐஸ் ஆக உறைந்ததும் எடுத்துச் சாப்பிடவும்.

சாதாரணமாக தோலை உறிஞ்சித் தசையைச் சாப்பிடுவதும் நல்லதே!

வயதானவர்கள் எலும்பு மெலிவால் அவதிப்படுவார்கள். இதைத் தடுக்கப் போதுமான அளவு கால்சியம் இப்பழத்தில் உள்ளது. மனத்தையும் மூளையையும் நிறைவாக வைத்துக் கொள்ளும் விதத்தில் கால்சியம் நரம்பு மண்டலத்தை அமைதிப் படுத்தி விடுகிறது. மாங்கனீஸ் என்ற உப்பு, கொழுப்பை உடலில் நன்கு கிரகித்துக் கொள்ளவும், கோனிஸன் என்ற பி குரூப் வைட்டமினுடன் இணைந்து மூளை நரம்புகளை ஆரோக்கிய மாக வைத்திருக்கிறது. இதனால் எப்போதும் ஞாபக சக்தியுடன் திகழலாம். கிவிப்பழத்தில் மாங்கனீஸ் உப்பும் தாராளமாக இருக்கிறது.

ரத்தத்தைத் தூய்மையாக வைத்திருக்கும் இரும்புச்சத்தும், எல்லாத் திசுக்களையும் சுறுசுறுப்பாக வைத்து சோர்வு உடலில் எழாமல் பாது காக்கும் பாஸ்பரஸ் உப்பும், இதயத் துடிப்பை சீராக வைத்திருப்பதுடன் ரத்தத்தில் காடிப் பொருள் அதிகம் இல்லாமல் தடுக்கும் பொட்டாசியம்

உப்பும், கொழுப்பைக் கரைக்கும் நார்ச்சத்தும் கிவிப்பழத்தில் பொங்கி வழிகின்றன.

தொற்றுநோய்த் தடுப்பு, புற்றுநோய்த் தடுப்பு, பிட்யூட்டரிச் சுரப்பி சிறப்பாக இயங்கவும் சல்போராபேன் என்ற பொருளும், விழித்திரை மங்கல் ஆகாமல் பாதுகாக்கவும், காட்ராக்ட்டைத் தவிர்க்கவும் கண் களைப் பாதுகாக்கவும் ஓட்டீன் என்ற பொருளும் கிவியில் உள்ளன.

இவ்வளவு தூரம் விளக்கமாக எழுதியதற்குக் காரணம் சீனர்களைப் போலவே ஒல்லியாகவும் அதே நேரத்தில் ஆரோக்கியமாக வாழவும் கிவிப் பழத்தைத் தேடிப்பிடித்துச் சாப்பிட வேண்டும் என்பதே. வாழைப்பழம் போல மாவுச்சத்தும் நிரம்பியுள்ள பழம் என்பதால் நன்கு சாப்பிட்ட திருப்தியும் சக்தியும் உடனே கிடைக்கும்.

வாழைப்பழத்தில் இருப்பதைவிட பொட்டாசியமும் பீட்டாகரோட்டீனும் கிவியில் அதிகம் உள்ளன.

குழந்தைகளுக்கு மூச்சிரைப்பு, ஆஸ்துமா, இருமல் போன்றவை இப்பழத்தால் 45% உடனே குணமாகிறது. தொடர்ந்து இருமல் 30%-மும், தொடர்ந்து மூக்கு ஒழுகுதல் 50%மும் இப்பழத்தைச் சாப்பிடு வதால் உடனே கட்டுப்படுத்தப்படுகிறது.

தினமும் இரு பழங்கள் சாப்பிட்டால் கண்கள் தொடர்பான பிரச்னைகள் தடுக்கப்படுகின்றன.

திசுக்களைச் சிதைத்து நோய்களையும், முதுமையையும் உண்டாக்கும். ஃப்ரீராடிக்கல் என்னும் திரவம் குறைவாகச் சுரக்க இப்பழத்தில் உள்ள வைட்டமின் சி, ஈ, ஏ ஆகியவை சிறந்த ஆன்ட்டிஆக்ஸிடென்ட்டாக செயல்பட்டு இளமையையும் புதுப்பிக்கப்படுகிறது.

நீரிழிவைத் தடுப்பதுடன், பெருங்குடல் புற்றுநோயையும் இப்பழத்தில் உள்ள நார்ச்சத்து குணமாக்குகிறது. இத்துடன் பெருங்குடலில் உள்ள விஷப் பொருள்களையும் உடனே உறிஞ்சி வெளியேற்றுகிறது. கொலஸ்ட்ராலையும் இந்த நார்ச்சத்து குறைப்பதால் மாரடைப்பு அபாயமும் தடுக்கப் படுகிறது.

வாழைப்பழம் போலத் தினமும் சாப்பிடுவோம் கிவிப் பழத்தை! ஆரோக்கியம் காப்போம்.

கொய்யாப் பழம்

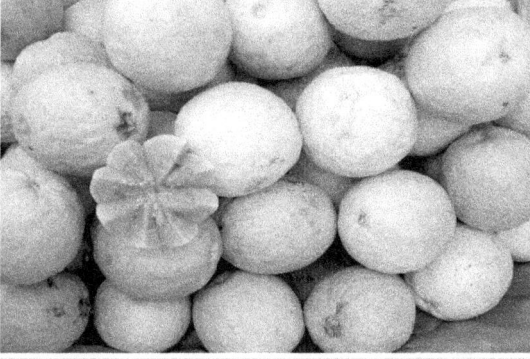

நெல்லிக்காயைத் தவிர்த்து, வேறு எந்தப் பழத்திலும் உள்ளதை விட வைட்டமின் சி சத்தானது கொய்யாப் பழத்தில்தான் உள்ளது.

பழுக்காத 100 கிராம் கொய்யாவில் 245 மில்லி கிராம் அளவு வைட்டமின் சி இருக்கிறது. பழுத்த கொய்யாவில் 305 மில்லி கிராம் என்ற அளவில் இருக்கிறது. அதிகமாகப் பழுத்த கொய்யாவில் வைட்டமின் சி அளவு குறைந்து காணப்படுகிறது. இந்த வகையில் 223 மில்லி கிராம் அளவே வைட்டமின் சி உள்ளது.

எனவே, காயாகவும், பழமாகவும் கொய்யாவைச் சாப்பிடுவது நல்லது. அதிகம் பழுத்த கொய்யாவைத் தவிர்க்கவும்.

நாவிற்கு இனிய சுவைமிகுந்த பழம் இது. இனிப்பும், துவர்ப்பும் கலந்தது. காயாக இருக்கும்போது துவர்ப்பு அதிகம். பழமாக மாறும்போது இனிப்புச் சுவை அதிகம்.

ஆண்மை விருத்தி தரும் அற்புதப் பழம்

வைட்டமின் சி அதிகமாக இருப்பதால் எலும்புகள், பற்கள் இவை தொடர்பான திசுக்கள் உறுதியுடன் திகழும். பற்களும் ஈறுகளும் பாதிப்பு அடைவது தடுக்கப்படுகிறது. ரத்தக் குழாய்களின் சுவர்கள் உறுதிபெறுகின்றன.

காயங்கள் வேகமாக ஆற வைட்டமின் சி உதவுகிறது. ரத்த அணுக்களும், திசுக்களும் உருவாகவும், பக்கவாதத்தைத் தவிர்க்க பி குரூப்பைச் சேர்ந்த தயாமின் என்ற வைட்டமின்னும், பரம்பரைத் தன்மையினால் வரும் நோயைத் தடுக்கவும், குறிப்பாக முடிகொட்டு வதைத் தடுக்க ரிபோஃப்ளாவின் என்ற பி குரூப் வைட்டமின்னும் கொய்யாவில் உள்ளன.

வைட்டமின் சி-யைப் போலவே வைட்டமின் பி-யும் வளர்சிதை மாற்றத்தைத் துரிதப்படுத்துவதால் குழந்தைகளின் பசி, மந்தம் அகலும். உண்ணும் உணவு நன்கு ஜீரணமாகும்.

நூறு கிராம் கொய்யாப் பழத்தில் ஈரப்பதம் 76%, புரதம் 2%, மாவுச்சத்து 14.5%, கொழுப்பு 0.2% போன்றவை உள்ளன. பெக்டின் என்ற நார்ச்சத்து, கால்சியம், ஆக்ஸாலிக் அமிலம், பாஸ்பரஸ், சோடியம், பொட்டாசியம், கந்தகம், குளோரின், இரும்பு, போன்றவையும் போதுமான அளவில் உள்ளன. வைட்டமின் ஏ மட்டுமே இந்தப் பழத்தில் கிடையாது. மக்னீசியம், தாமிரம் போன்றவை சிறிதளவு இருக்கிறது.

தோல்நோய் அகலும்!

கொய்யாவில் சிட்ரிக் அமிலமும் அடுத்து டார்ட்டாரிக் மற்றும் மாலிக் அமிலமும் உள்ளன. கொய்யாவைச் சாப்பிட்டதும் சிட்ரிக் அமிலம் ரத்தத்தில் கலப்பதால் காரச்சத்து கூடுகிறது. இதனால் உடலில் ரசாயன மாற்றம் ஏற்பட்டு வியாதிகள் உடனே குணமாகின்றன. குறிப்பாக வயிற்று வலி, அஜீரணம், மலச்சிக்கல் போன்றவை உடனுக்குடன் குணமாகின்றன.

ரத்தத்தில் காரச்சத்து அதிகரிக்காமல் பொட்டாசியம் உப்பு பார்த்துக் கொள்கிறது. எனவே பழத்தின் மூலம் கிடைக்கும் இரும்பு, கந்தகம், குளோரின் போன்ற பொருள்கள் ரத்தத்தைச் சுத்தப்படுத்திக்கொண்டே இருப்பதால் தொழுநோய் உட்பட அனைத்து விதமான தோல் நோய்களும் உடனே குணமாக ஆரம்பிக்கின்றன. பழத்தில் தாராளமாக உள்ள வைட்டமின் சி நோய்க்கிருமிகளை விரைந்து அழிக்கிறது. எனவே, தோல் நோயாளிகள் கொய்யா பழ சீசன் சமயத்தில் கொய்யாப் பழம் தினமும் சாப்பிட வேண்டும். அதிகபட்சம் இரண்டு பழங்கள் போதும். சீசன் இல்லாத காலத்தில் ஓர் ஆப்பிளும், எலுமிச்சைச் சாறும்

தினமும் சேர்த்துக் கொண்டால் கொய்யாவின் நன்மைகளை அடையலாம்.

சொறி, சிரங்கு நிவாரணி

உடலில் சொறி சிரங்குகள், புண்கள் ஏற்பட்டு அடிக்கடி அவதிப்படும் குழந்தைகளும், பெரியவர்களும், மலச்சிக்கலால் அவதிப்படுகிறவர்களும், கொய்யாப்பழத்தைத் தொடர்ந்து சாப்பிட்டால் நல்ல பலன் கிடைக்கும்.

கொய்யாப் பழத்தை அளவுடன்தான் சாப்பிட வேண்டும். காரணம், சிலருக்கு இப்பழம் பித்தத்தைத் தூண்டிவிடுகிறது என்கிறார்கள். எனவே, தினமும் இரண்டு பழம் மட்டுமே சாப்பிட்டால் சக்தி வாய்ந்த மருந்துபோல உடலில் ரத்தத்தைச் சுத்தப்படுத்திக் கொண்டே இருக்கும்.

கொய்யா மூலம் ரத்தத்தில் காரச்சத்து அதிகரிப்பதால் வயிற்றுப்புண், மலச்சிக்கல், குடற்கோளாறு, இதய வலி, புற்றுநோய் போன்றவை விரைந்து குணமாகும். ஆண்மை விருத்திக்கும் இப்பழம் பயன்படு கிறது. குழந்தை இல்லாத கணவன் தினமும் கொய்யா சாப்பிட்டால் விந்து உற்பத்தி அதிகரிக்கும். இதனால் மனைவிக்குக் கர்ப்பம் தரிக்கும் வாய்ப்பும் அதிகரிக்கும்.

நீரிழிவு நோயையும் மூல வியாதியையும் இப்பழம் கட்டுப்படுத்து வதுடன் முற்றிலும் குணமாக்கியும் விடுகிறது.

தொழு நோயாளிகள் உப்பில் தொட்டு இப்பழத்தைச் சாப்பிட்டால் நல்ல பலன் விரைவில் தெரியும். ரத்தத்தைச் சுத்தப்படுத்தவும் இதே முறையில் சாப்பிடவும்.

கொய்யாப்பழத்தை ஜூஸாகத் தயாரித்துச் சாப்பிடுவதை விட நேரடியாக அப்படியே கடித்துச் சாப்பிடுவதால் ஊட்டச்சத்து அழியாமல் முழுமையாகக் கிடைக்கிறது. பெக்டின் என்ற நார்ச்சத்து கொழுப்பைக் கரைக்கிறது. ரசமாகச் (சாறாக) சாப்பிடும்போது தோல் சக்கையைத் தூக்கி எறிந்து விடுவோம். இதில்தான் பெக்டின் உள்ளது.

கடித்துச் சாப்பிடும்போது மூட்டுவலியைக் குணமாக்கும் அமிலமும், எல்லாவிதமான நோய்களுக்கும் எதிர் நச்சு மருந்தாகச் செயல்படும். டானின் என்ற பொருளும், ரத்தத்தில் கலக்கின்றன. மென்று சாப்பிடு வதால் நார்ச்சத்தான பெக்டின், கொழுப்பையும், கொலஸ்ட்ராலையும் கரைத்து வெளியேற்றி விடுகிறது.

[79]

உறுதியான கட்டுடல் தோற்றத்துக்கு!

உணவு சாப்பிடுவதற்கு ஒரு மணி நேரத்துக்கு முன்பு பழுத்த கொய்யாப்பழம் சாப்பிட்டால் பசி நன்கு அதிகரிக்கும். பசியற்ற வர்கள் இந்த முறையில் சாப்பிடலாம். சாப்பாட்டுக்குப் பிறகு சாப்பிடப்படும் கொய்யா உணவுகள் விரைந்து வளர்சிதை மாற்றம் அடைய உதவுகிறது.

பழத்தின் உள் தசைப் பகுதியானது வெள்ளை, மஞ்சள், இளஞ்சிவப்பு ஆகிய நிறங்களில் காணப்படும். மஞ்சள் தவிர மற்ற இரு நிறங்களில் காணப்படும் கொய்யாவில் சத்துக்கள் அதிகம். பழத்தின் சுவை நன்கு இனிப்பாக இருக்கும். இனிப்புச் சுவை தசைகளின் வளர்ச்சிக்குப் பயன்படுகிறது. உடலில் இனிப்பு குறைந்தால் திசுக்களின் வளர்ச்சி தடைப்பட்டு உடல் மெலிந்து போய்விடும். சிறுநீரகக் கோளாறுகள் ஏற்படவும் வாய்ப்பு உண்டு. நன்கு இனிப்புச் சுவையுடைய இப்பழம் நம் கட்டுடல் வளர்ச்சிக்குப் பயன்படுகிறது.

பழுக்காத கொய்யாவும் அதிகப் பலன் தரும்

கொய்யாக் காய் பச்சை நிறத்திலும், அதன் சுவை சற்றுத் துவர்ப்பாகவும் இருக்கும். இந்தத் துவர்ப்புச் சுவையே ரத்தத்தை விருத்தி செய்யும். நம் உணவில் துவர்ப்புச் சுவை குறைந்தால் களைப்பு அதிகமாகும். உடல் வெளுப்பாகும். மஞ்சள் காமாலை நோய் ஏற்படும். எனவே, கொய்யாவைக் காயாக சாப்பிடவும் ஆசைப்படுங்கள்.

கொய்யாப் பழத்தில் ஆண்களின் விந்துச் சுரப்பிப் புற்று நோயையும், பெண்களின் மார்பகப் புற்றுநோயையும் குணமாக்கும் லைகோபென் என்ற ஆன்ட்டிஆக்ஸிடென்ட் நன்கு உறுதிப்படுத்தப்பட்டுக் கிடைக் கிறது. பெண்களும் சீசன் சமயத்தில் வெள்ளை மற்றும் இளஞ்சிவப்பு நிறத் தசைகள் உள்ள கொய்யாப் பழத்தை உணவில் நன்கு சேர்த்துக் கொள்ளவும்.

பேதியையும் உடனே கட்டுப்படுத்தும் அரிய பழம் கொய்யா. ஒவ்வொரு கொய்யாப் பழத்திலும் சராசரியாக 9 கிராம் நார்ச்சத்து இருக்கிறது. எனவே, இது முழுமையான நார்ச்சத்து மிகுந்த பழமாகப் போற்றப்படுகிறது.

ஏழைகளின் பழமான கொய்யாவை தொடர்ந்து சாப்பிட்டு பயனடைவோம்.

சப்போட்டாப் பழம்

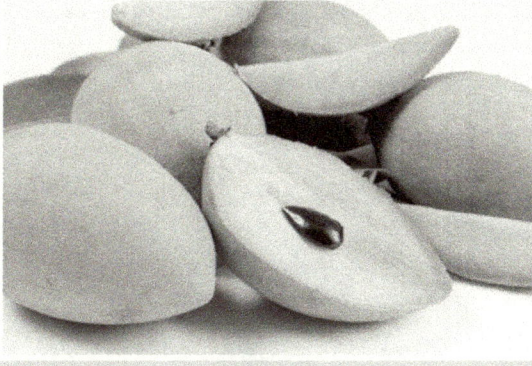

பேரிக்காயைக் கடித்துச் சாப்பிடும்போது ஏற்படும் இனிய வாசனையே சப்போட்டா பழத்தின் தசைப் பகுதியிலும் உள்ளது.

பழமான பிறகே சாப்பிட வேண்டிய கனி, சப்போட்டா. பழுப்பு நிறத்தில் உருளைக் கிழங்கு வடிவில் உள்ள இந்தக் கனி, பழுத்த பிறகு தான் இதன் வெளித்தோல் பிரியும். உள்ளே பழுப்பு நிறத்தில் தசையும், அவரைக்காய் விதைபோல கறுப்பு நிற விதை களும் இருக்கும். இதன் பழம் நறுமணச் சுவையுடையது.

அதிக ஆற்றல் தரக்கூடியது. 100 கிராம் பழம் 83 கலோரி ஆற்றலை உடலுக்குத் தருகிறது.

மூல வியாதியா? கர்ப்பப்பை நோயா?

சப்போட்டா பழம் உடல் எடை அதிகரிக்காமல் பாதுகாக்கிறது. இதில் தாராளமாக உள்ள கால்சியம் உடல் எடை கூடாதபடி கட்டுப் படுத்துகிறது.

மனத்துக்குப் புத்துணர்வு தரும் பழம்

மூல வியாதியையும் குணமாக்கும் இப்பழம், கர்ப்பப்பை நோயையும் அடியோடு குணப்படுத்துகிறது. நாக்கு வறட்சி, தொண்டையில் புண், நீரிழிவு போன்றவையும் சப்போட்டாவால் குணமாகின்றன. சாப்பிடச் சாப்பிட மனத்துக்கு இனிமை தரும் பழம் இது. நீரிழிவு நோயாளிகள் நாக்கு வறட்சியைத் தவிர்க்க இதை சீசனின் போது சாப்பிடலாம். பழத்தில் உள்ள கால்சியம் இவர்கள் உடலில் உள்ள அதிகப்படியான கொழுப்பையும் கரைத்துவிடும்.

புற்று நோய்க்கு நோ எண்ட்ரி!

நார்ச்சத்து நிறைந்த பழம் இது. 100 கிராம் பழத்தில் 5.6 கிராம் அளவில் நார்ச்சத்து இருக்கிறது. இவை எளிதில் ஜீரணமாவதுடன் சிறந்த மலமிளக்கியாகச் செயல்பட்டு மலச்சிக்கலையும் செரிமானக் கோளாறுகளையும் குணமாக்கி விடுகிறது.

மேலும் இந்த நார்ப்பொருள்கள் புற்றுநோயை உண்டாக்கும் விஷப் பொருள்களையும் உறிஞ்சி வெளியேற்றிவிடுகிறது.

கிரான்பெர்ரி, கிவி போன்ற பழங்களில் இருப்பது போன்றே இப்பழத்திலும் டானின் என்ற சிறந்த நோய் எதிர்ப்புப் பொருள் இருக்கிறது. இது வைரஸ் மற்றும் பாக்டீரியா கிருமிகளிடம் இருந்து உடலுக்கு எதிர்ப்பாற்றலை வழங்குகிறது. உடலில் ஏற்படும் எரிச்சலையும் மட்டுப்படுத்துகிறது. ரத்தப்போக்கு வராமல் தடுக்கும். மூலநோயை பழத்தின் இந்த டானின்தான் கட்டுப்படுத்துகிறது. காயாக இருக்கும்போது வெளிப்படும் கசப்புத்தன்மை கொண்ட பால் போன்ற வேதிப்பொருள்தான் டானின் ஆகும்.

குடல், இரைப்பை போன்ற உறுப்புகளில் ஏற்படும் பல்வேறு பிரச்னைகளை இந்த டானின் தீர்த்துக் குணமாக்குகிறது. சப்போட்டா பழத்தின் தோல் சிறிது அழுக்காக உள்ளது போலத் தோன்றும். காயாக இருக்கும் போது டானின் கசிவதால் அதன் தோல் பரப்பில் தூசி படிந்திருக்கும். டானின் பிசுக்குத்தன்மை கொண்ட திரவமாகும்.

100 கிராம் பழத்தில் 25% வைட்டமின் சி காணப்படுகிறது. ஃப்ரீராடிக்கல் திரவத்தை அப்புறப்படுத்தி புற்றுநோய், இதயநோய் போன்றவை ஏற்படாதபடி திசுக்களைக் காப்பாற்றிவிடுகிறது. சிறந்த ஆன்ட்டி ஆக்ஸிடென்டான வைட்டமின் சி நோய்த்தொற்று ஏற்படாமலும் பாதுகாக்கிறது.

தோல் மற்றும் செல் சவ்வுகள் சிறப்பான வளர்ச்சி பெற போதுமான அளவு வைட்டமின் ஏ-யும் இப்பழத்தில் உள்ளது. இந்த ஏ, நுரையீரல் மற்றும் வாய்ப் புற்று நோய்க்கு எதிர்ப்பாற்றலை வழங்கும்.

சூயிங்கம் தயார்!

இந்த மரத்தின் பட்டைகளை வேக வைத்து ஒருவகைப் பால் தயார் செய்கிறார்கள். அந்தப் பால்தான் சூயிங்கம் தயாரிக்கப் பயன்படுகிறது. சூயிங்கம் தொழில் விருத்தியடைய பயன்படும் ஒரே பழமும் மரமும் சப்போட்டா தான்.

சப்போட்டா மரப்பட்டைகளிலும் டானின் உள்ளது. இந்த டானின் தோல் பதனிடுதல், மை தயாரிப்பு ஆகியவற்றில் பயன்படுத்தப் படுகிறது.

சப்போட்டா பழம் சாப்பிட்டால் மனமும் புத்துணர்வு பெறும். காரணம், இப்பழத்தில் உள்ள ஃபோலிக் அமிலமும், பொட்டா சியமும்தான். இத்துடன் உடலுக்குச் சிவப்பு நிறத்தைத் தரும் செம்பு, இரும்பு, போன்ற தாது உப்புகளும் நியாசின், பான்தோனிக் அமிலம் என்ற பி குரூப் வைட்டமின்களும் உள்ளன. இவை அனைத்தும் வளர்சிதை மாற்றச் செயல்களிலும் நொதிகளின் செயல்பாட்டுக்குத் துணைபுரிவதிலும் பங்கெடுக் கின்றன.

பழச் சாலட்டுகளில் சப்போட்டாப் பழங்களும் சேர்க்கப்படும். இதன் இனிய சுவை பழ சாலட் சாப்பிடுகிறவரை மிகுந்த மகிழ்ச்சிக்கு உட்படுத்தும்.

கேக் மற்றும் ஐஸ்கிரீம் தயாரிப்பிலும் சப்போட்டா இடம் பெறுகிறது.

சப்போட்டா பழத்துண்டுகள், ஐஸ்கட்டி, பால் என மூன்றும் சேர்ந்த 'மில்க் ஷேக்' பிரபலமான பானமாகும். இந்தியர்கள் விரும்பிப் பருகும் பானம் இது. இப்பழத்தில் உள்ள கால்சியச்சத்து காடித்தன்மையை அகற்றுவதால் நல்ல ரத்தம் விருத்தியாகும். எலுமிச்சை, நெல்லிக்குப் பதிலாக இப்பழத்தைப் பயன்படுத்தலாம்.

ஆண்டு முழுவதும் பச்சையாக இருக்கும் இலைகளைக் கொண்ட மரம் இது. மரத்தின் இலை உதிராததால் இது வீட்டுக்கு அழகு தரும். இந்த மரத்தை நோய் தாக்காது. தண்ணீர் கிடைக்காத பகுதியிலும் நாம் பராமரிக்காமலேயே தானாக வளரும் தன்மையுடையது. எனவே, வீட்டில் இந்தக் கன்றை நட்டால் மூன்று ஆண்டுகளில் பழமும் கொடுக்க ஆரம்பித்துவிடும்.

சாத்துக்குடி பழம்

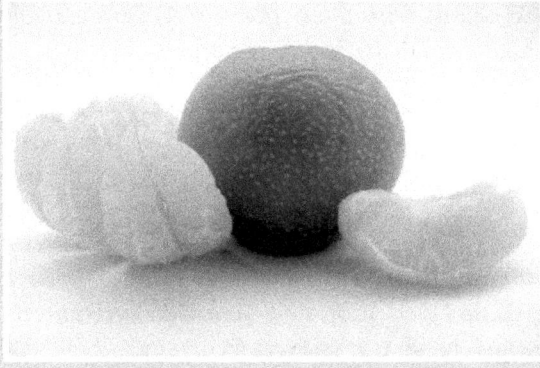

உலகம் முழுவதும் மக்கள் தங்கள் உடல்நலத் துக்காக விரும்பிச் சாப்பிடும் பழங்களுள் சாத்துக்குடி முதலிடத்தில் இருக்கிறது.

பொதுவாக வாழைப்பழமும், ஆப்பிளும் தான் அனைவராலும் தினமும் உணவில் சேர்க்கப் படுகிறது. இதேபோல் சாத்துக்குடி பழத்தை யும் தினமும் சாப்பிடுகிறவர்கள் உலகில் அதிகம் பேர் உள்ளனர்.

உறவினர்களையும் நோயாளிகளையும் பார்க்க பலரும் சாத்துக் குடிப் பழங்களுடன்தான் செல் வார்கள். எப்போதும் உடலுக்குப் புத்துணர் வும், ஆரோக்கியமும் தருவது சாத்துக்குடி. இதனால்தான் யார் வீட்டுக்குச் செல்வதானா லும் சாத்துக்குடிப் பழங்களுடன் செல் கிறோம்.

வைட்டமின் சி நிறைந்த சிட்ரஸ் பழங்களுள் இது தோற்றத்திலும் சுவையிலும் ஆரஞ்சுப்

**பசியையும் போக்கி, மருந்தாகவும்
விரைந்து செயல்படும் வீரியமான பழம்**

பழத்தைப் போல் இருக்கும். ஆனால், அளவில் ஆரஞ்சுப் பழத்தை விடச் சற்று சிறியது. சீனாவைத் தாயகமாகக் கொண்டதால் இதை 'சீனத்து ஆரஞ்சு' என்றும் அழைக்கின்றனர். இதன் அறிவியல் பெயர் 'சிட்ரஸ் ரெடிகுலடா'.

சாத்துக்குடி உடலுக்குக் குறைந்த ஆற்றல் வழங்கக்கூடியது. 100 கிராம் பழம் 53 கலோரி ஆற்றலை நம் உடலுக்குத் தருகிறது.

சிட்ரஸ் பழங்களில் 58 விதமான புற்றுநோய் எதிர்ப்புச் சக்திகள் உள்ளன. இத்துடன் பல்வேறு நோய் எதிர்ப்புப் பொருள்களும் உள்ளன. இதனால்தான் அமெரிக்காவில் வயிறு சம்பந்தமான புற்று நோய்களைத் தவிர்க்க சிட்ரஸ் பழங்கள் அதிகம் சாப்பிடப்படுகின்றன. வைட்டமின் சி அதிகமுள்ள உணவுகள் நெஞ்செரிச்சல், புற்றுநோய், போன்றவற்றைத் தடுக்கும். தொற்றுநோய்களைத் தோற்றுவிக்கும் விஷக் கிருமி களையும் தடுக்கும் சக்தி கொண்டவை வைட்டமின் சி.

நெல்லி, எலுமிச்சை, ஆரஞ்சு போலவே வைட்டமின் சி அதிகமுள்ள சாத்துக்குடியில் நாரின் ஜெனின், ஹெஸ்பெரிடின், வைட்டமின் ஏ, கரோட்டீன், பார்வைத் திறனை அதிகரிக்கும் லூட்டீன், ஜியாக்ஸ் ஆன்த்தின் போன்ற நோய் எதிர்ப்புப் பொருள்கள் உள்ளன. ஆரஞ்சுப் பழத்தில் உள்ளதைவிட இதில் நோய் எதிர்ப்புப் பொருள்கள் அதிகம்.

மீன் மற்றும் அசைவ உணவுகளில் கடைசியாக எலுமிச்சம் பழத்தைப் பிழிந்து தருவார்கள். நாம் அசுத்தமான உணவை எதிர் பாராமல் சாப்பிட்டிருந்தாலும், அவற்றால் கிருமிகள் உடலுக்குள் பரவிவிடுவதை எலுமிச்சையில் உள்ள சல்ஃபோராபான் என்ற தாவர உயிர்க்கூறுகள் தடுத்து விடுகின்றன. இந்த சல்ஃபோரா பான் சாத்துக்குடியிலும் இருக் கிறது. இதனால் நோயாளி விரைந்து குணம் பெறுவார். ஆரோக்கிய மானவர் அசுத்தமான உணவால் பாதிக்கப்படமாட்டார்.

ஹெஸ்பெரிடின் என்ற தாவர ரசாயனக்கூறு ஆரஞ்சைப் போலவே சாத்துக்குடியிலும் அதிகம் காணப்படுகிறது. இது ரத்தத்தில் நல்ல கொலஸ்ட்ராலை அதிகரிக்கும். சாத்துக்குடிச் சாறு, ரத்தக் குழாய்கள் அடைப்பு இன்றி நீண்ட நாட்கள் நலமாக வாழ உத்தரவாதமளிக்கிறது.

சிறந்த நோய் எதிர்ப்புச் சக்தியுள்ள பழம்!

சாத்துக்குடியில் மிகுதியாக உள்ள வைட்டமின் சி நீரில் கரையும் வைட்டமின் ஆகும். எனவே, தினமும் வைட்டமின் சி தாராளமாக உள்ள சாத்துக்குடியில் இரண்டு முதல் நான்கு பழங்களை சுளை யாகவோ சாறாகவோ சாப்பிட்டு வரவும்.

மேலும் வைட்டமின் சி, சிறந்த நோய் எதிர்ப்புச் சக்தியை வழங்குகிறது. இதனால்தான் தினமும் இரண்டு அல்லது மூன்று வேளை வீதம்

சாத்துக்குடிச் சாறு அருந்தும் நோயாளிகள், நோய் எதிர்ப்புச் சக்தியால் அமைதியாக இருக்கின்றனர். மனத்தையும் இந்தப் பழச்சாறு சாந்தப் படுத்திவிடுகிறது.

காயங்களை விரைந்து ஆற்றுவதிலும், வைரஸ் தொற்றுகளிலிருந்து காப்பாற்றுவதிலும் வைட்டமின் சி முக்கிய பங்கு வகிக்கிறது. புற்றுநோய்க்கு எதிர்ப்பாற்றல் வழங்குவதிலும் சளி, காய்ச்சல் மற்றும் நரம்பு சம்பந்தமான வியாதிகள் உருவாகாமல் தடுப்பதிலும் வைட்டமின் சி பெரிய அளவில் பங்காற்றுகிறது.

எல்லாவிதமான நோய்களையும் கட்டுப்படுத்தி, நோய் எதிர்ப்புச் சக்தியையும் தருவதும் வைட்டமின் சி தான். இதனால்தான் நோயாளிகள் மிகுந்த விருப்பத்துடன் சாத்துக்குடியைச் சாறாகவோ, சுளையாகவோ சாப்பிட சிபாரிசு செய்யப்படுகிறது.

மூளைக்குத் தடையின்றி ஆக்ஸிஜன் கிடைக்க வைட்டமின் சி-தான் உதவுகிறது. இதனால் நோயாளிகள் மனவருத்தம் இன்றி நம்பிக்கை யுடன் விரைவில் குணம் பெறுவோம் என்று சிந்திக்கின்றனர்.

மூளையிலும் மூளையின் நரம்பணுக்களிலும் ஃப்ரீராடிக்கல் திரவம் அதிகம் சுரக்காமல் தடுப்பது வைட்டமின் சி தான். ஃப்ரீராடிக்கல் திரவம் உடலுக்கு அதிகம் தீங்கு விளைவிக்கும் திரவமாகும்.

நோயாளிகளும் ஆரோக்கியமானவர்களும் ரத்த சோகையின்றி வாழ இரும்புச் சத்து தேவை. தினமும் இரும்புச் சத்துக்காக ஏதேனும் ஒரு கீரையை உணவில் சேர்த்து வந்தால் அந்தக் கீரையில் உள்ள இரும்புச் சத்தை உடல் உறிஞ்சிக் கொள்ள வைட்டமின் சி தேவை. இரும்புச் சத்துள்ள உணவுகளை ரத்தத்தில் கிரகிக்க வைக்கும் இதே வைட்டமின் சி, உணவுகளில் உள்ள இரும்புத் துருவான 'பொஸ்' பொருள்கள் உடலில் சேராமல் தடுப்பதிலும் வைட்டமின் சி சிறப்பாகச் செயலாற்றுகிறது.

சாத்துக்குடி எளிதில் ஜீரணமாவதால் நாள்பட்ட நோயாளியும் விரைந்து குணம் பெறுகிறார்.

நார்ப்பொருள்களின் மிக முக்கியமான வேலை இரண்டே இரண்டு தான். அவை, ரத்தத்தில் கொலாஸ்ட்ரால் அளவைக் குறைப்பது. மலம் நன்றாக வெளியேறச் செய்வது.

ஆறுவகையான நார்ப்பொருள்கள் உள்ளன. இவற்றுள் ஹெமி செல்லுலோஸ், பெக்டின் போன்ற கரையத் தக்க நார்ப்பொருள்கள் சாத்துக்குடியில் உள்ளன. குடல் பகுதியில் கொலஸ்ட்ரால் படியாமல் அவற்றை உறிஞ்சி வெளியேற்றி விடுகின்றன.

உடல் பருமன் குறைய...

இந்தப் பழத்தின் சாறு நரம்புகளை மருந்துகளுக்கு இணையாகச் சாந்தப்படுத்துகிறது. அந்த அளவுக்கு கால்சியம் இதில் இருக்கிறது. உடல் பருமன் குறையவும் சாத்துக்குடி உதவுகிறது. அரை டம்ளர் சாத்துக்குடிச் சாறுடன் அதே அளவு தண்ணீரும், ஒரு தேக்கரண்டி தேனும் சேர்ந்து அருந்தினால் (அதிகாலையில் வெறும் வயிற்றில்) உடல் பருமன் கண்டிப்பாகக் குறையும். மூன்று மாதங்கள் வரை அருந்த வேண்டும். இந்த மூன்று மாதமும் குறைந்த அளவே உணவு சாப்பிட வேண்டும்.

காய்ச்சல் குறையும்! நன்கு தூங்கலாம்!

எல்லாவிதமான காய்ச்சல் மற்றும் ஜலதோஷத்தை இப்பழத்தின் சாறு நீர்த்துப் போகச் செய்துவிடுகிறது.

காய்ச்சலால் அவதிப்படுவோர் தாகத்தினால் பருக மிகுந்த நீர் கேட்பார்கள். அவர்களின் தாகத்தைத் தீர்க்கும் அருமருந்து இப்பழச் சாறே! தண்ணீர் சேர்க்காமல் பழச்சாறை அப்படியே அருந்த வேண்டும். சீனியும் சேர்க்கக்கூடாது. எலுமிச்சையைப் போலவே வைட்டமின் சி அதிகம் உள்ள பழம் என்பதால், சாத்துக்குடி உடலில் உள்ள நோய் சம்பந்தமான விஷப்பொருள் களை அழித்து காய்ச்சலின் வீரியத்தைக் குறைத்துவிடுகிறது.

காய்ச்சலின் போது வாயில் உமிழ்நீர் ஊறிக்கொண்டேயிருத்தல், வாந்தி எடுத்தல், ஜீரணமாகாமல் இருத்தல், முதலிய தொல்லைகள் நீங்க சாத்துக்குடி பழச்சாற்றில் இரண்டு தேக்கரண்டி தேன் மட்டும் கலந்து கொடுத்தால் குணமாகும். நாக்கு வறட்சியையும் இப்பழத்தின் சுளைகள் குணமாக்கி விடும்.

கடுமையான காய்ச்சல் நேரத்தில் எந்த ஓர் உணவையும் சாப்பிடாமல் இருக்கலாம். ஆனால் சாத்துக்குடிச் சாறை மட்டும் உட்கொள்ளாமல் இருக்கக்கூடாது. பசியையும் போக்கி, மருந்தாகவும் விரைந்து செயல்படும் பழம் இது.

நாள்பட்ட நோயினால் அவதிப்படுவோர் தினமும் சாறாக அருந்த வேண்டிய பானங்களுள் முதலிடத்தில் இருப்பது, சாத்துக்குடி பழச்சாறுதான்.

காரணம், வைட்டமின் சி அதிகமாக இருப்பது மட்டுமல்ல. கால்சியம் உப்பும் இப்பழத்தில் தாராளமாக இருக்கிறது. இதனால் தூக்கமின்மை யால் அவதிப்படும் நோயாளிகளும், கால்சியத்தால் நரம்புமண்டலம் அமைதிப்படுத்தப்பட்டு நன்கு தூங்குவார்கள்.

சர்வரோக நிவாரணி

பல் ஈறுகள் பலம்பெறச் சாத்துக்குடிச் சாற்றுடன் ஒரு சிட்டிகை உப்பும் கலந்து சிறிது சிறிதாக ஒரு குவளைச் சாற்றை அருந்த வேண்டும். 21 நாட்கள் தினமும் ஒரு வேளை அருந்தினால் பல் ஈறுகள் பலம் பெறும்.

ஜலதோஷம், வறட்டு இருமல், முதலியவை குணமாக இளஞ்சூடான தண்ணீரில் இரு சாத்துக்குடிப் பழங்களின் சாற்றையும், ஒரு தேக்கரண்டி தேனையும் சேர்த்து அருந்தினால் போதும். மலச்சிக்கல் உள்ளவர்கள் மேற்கண்ட முறையில் சூடான தண்ணீர் கலந்த பழச்சாற்றை அதிகாலையில் வெறும் வயிற்றில் சாப்பிட்டால் மலச்சிக்கல் தீரும்.

எலும்பு இணைப்பில் உள்ள கோளாறுகளைச் சரிப்படுத்துகிறது வைட்டமின் சி. இதனால் கால்சியத்துடன் வைட்டமின் சி-யும் இணைவதால் கீல்வாதம், முழங்கால் வீக்கம் போன்றவை விரைந்து குணப்படுத்தப்படுகிறது.

வாய்நாற்றம் விலக...

அடிக்கடி சாத்துக்குடிப் பழத்தைச் சாப்பிட்டால் நோயை எதிர்க்கும் தன்மை அதிகரிக்கும். கண்பார்வை தெளிவாகும்; கண் நோய் எதுவும் ஏற்படாது. பற்கள் நீண்ட நாட்கள் உறுதியுடன் விழாமல் இருக்கும். ஆகவே, எல்லா வயதுக்காரர்களும் தினமும் இரு பழங்கள் சாப்பிட்டு ஆரோக்கியத்தை எளிதில் புதுப்பித்துக் கொள்ளலாம்.

மாவுச்சத்து அதிகம் உள்ள பழம் இது. இதனால் சாப்பிட்ட திருப்தி கிடைக்கும். ஒரே ஒரு பழத்தின் மூலம் 500 மில்லி கிராம் அளவு பொட்டாசியம் உப்பு கிடைத்து விடுகிறது. ரத்தம் திரவ நிலையில் இருக்க இந்த உப்பு மிகவும் அவசியம். மேலும் இந்தப் பழத்தில் நமது தோலைப் பளபளவென மாற்றும் தாமிர உப்பும் உள்ளது. கூடவே மூளையைப் பலப்படுத்தும் பாஸ்பரஸ் உப்பும் இருக்கிறது. இதனால்தான் சாத்துகுடிச் சாறு அருந்தியதும் உடல், மனம், மூளை என மூன்றும் புத்துணர்வு பெறுகிறது. கல்லீரல் சிறப்பாகச் செயல்படவும் உதவுகிறது. இதனால் மஞ்சள் காமாலை நோயில் இருந்தும் தப்பிக்கலாம்.

எனவே, இன்று முதல் தினமும் இரண்டு சாத்துகுடிப் பழம் சாப்பிட்டு வாழ்நாளை அதிகரிப்போம். மருத்துவச் செலவையும் தவிர்ப்போம்.

சீதாப்பழம்

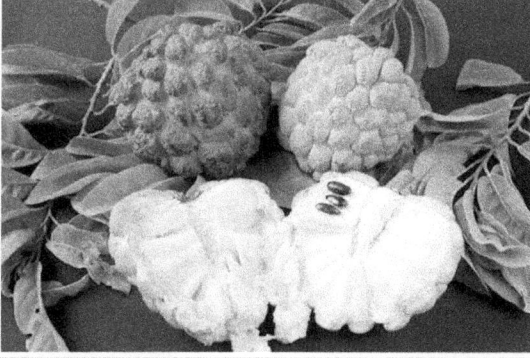

ஆங்கிலத்தில் 'கஸ்டர்டு ஆப்பிள்' என்று அழைக்கப்படுகிற சீதாப்பழம் அமெரிக்காவில் தோன்றியதாகும். இப்போது இந்தியாவின் எல்லாப் பகுதிகளிலும் தாராளமாகப் புதர்ச் செடியாக சீதா மரம் வளர்க்கிறது. சீதாப்பழம் இனிய நறுமணமும் இன்சுவையும் கொண்ட பழமாகும்.

பச்சையும், மஞ்சளும் கலந்த நிறத்தில் செதில் செதிலான ஓடுகளுடன் சீதாப்பழம் கிடைக் கிறது. நிறைய விதைகள் கொண்ட பழம் இது. விதைகளின் மேல் வெண்ணெய் போன்ற தசை இருக்கிறது. அதை மட்டுமே சாப்பிட வேண்டும்.

100 கிராம் பழத்தசையில் மாவுச்சத்து 24%-ம், இருப்பதால் உடலுக்கு நன்கு சக்தி கிடைக் கிறது. கிடைக்கும் கலோரி 55. புரதம் 0.8 சதவிகிதம் உள்ளது. வைட்டமின் சி 37 மில்லி கிராம், இரும்பு 4.3 மில்லி கிராம், செம்பு 0.43

மூட்டுவலியைக் குணப்படுத்தும் அதிசயப் பழம்

மில்லி கிராம், குரோமியம் 2 மைக்ரோ கிராம், கந்தகம் 42 மில்லி கிராம், கால்சியம் சிறிதளவு என தாது உப்புகள் நிரம்பிய பழமாக சீதாப்பழம் திகழ்கிறது.

பால்குடியை மறக்கடிக்கலாம்!

இப்பழத்தின் தசை வெண்ணெய் சாப்பிடுவது போலச் சுவையாய் இருக்கும். இதனால் பாலுடன் சேர்த்துச் சாப்பிடலாம்.

பால்குடியைக் குழந்தைகள் மறக்க இப்பழத்தின் தசையை உணவுடன் சேர்த்து குழந்தைகளுக்கு ஊட்டினால் போதும். தாய்ப்பால் குடிக்கும் பழக்கம் மறந்து போகும். இப்பழம் எளிதில் ஜீரணமாகக்கூடியது. அதனால் எல்லா வயது குழந்தைகளும் இப்பழத்தை விரும்பிச் சாப்பிட்டு ரத்த விருத்தியையும் புத்துணர்ச்சியையும் பெறலாம். இதில் இரும்புச்சத்தும் அதிகம். எனவே, ரத்தச் சோகை குணமாகும்.

கணக்கில் ஆர்வம்!

கணக்குப் பாடத்தில் மந்தமாக இருப்பவர்களின் ரத்தத்தில் இரும்புச் சத்து குறைவாக இருக்கும். எனவே இந்த சீதாப்பழத்தின் மூலம் கிடைக்கும் இரும்புச்சத்து துடிப்பாகச் சிந்தித்து கணக்குப் பாடத்தை ஆர்வத்துடன் கற்கத் தூண்டும்.

மலச்சிக்கலைக் குணப்படுத்துவதிலும் இப்பழம் முக்கிய இடத்தை வகிக்கிறது. குடலில் உள்ள பூச்சிகளையும் இப்பழத்தின் தசையும் விதைகளும் மருந்துப் பொருள்கள்போல அழிக்கின்றன. இப்பழத்தின் தசையிலிருந்து மதுவும் குடற்பூச்சிக்கொல்லி மருந்துகளும் தயாரிக்கப்படுகின்றன.

விதைகளை நாம் நேரடியாக உட்கொள்ளக்கூடாது. ஆனால், இந்த விதையிலிருந்து தயாரித்து விற்பனைக்கு வரும் குடற் பூச்சிக்கொல்லி மருந்துகளைச் சாப்பிடலாம்.

ஐஸ்கிரீம், ஜாம் வகைப் பழப்பாகு முதலியனவற்றில் இனிய சுவையையும், சத்துப்பொருளையும் கூடுதலாக்கித் தருகிறது.

நீரிழிவைக் குறைக்கும் பழம்!

நீரிழிவு நோயாளிகளுக்கு எந்த விதமான அறிகுறியையும் காட்டாமல் திடீர் மாரடைப்பு ஏற்படும். இதைத் தடுக்க 5 பழங்கள் சாப்பிட்டால் போதும். இதன் மூலம் 350 முதல் 400 மில்லி கிராம் வரை மக்னீசியம் உப்பு கிடைத்துவிடும். இந்த உப்பு இதயத் தசையைச் சீராக இயங்க வைப்பதுடன் மாரடைப்பு வராமலும் தடுத்துவிடுகிறது. மேலும்

சிறந்த சத்துணவு!

நோய்களை எதிர்க்கும் சக்தியையும், கை கால் மூட்டுகளில் வலி ஏற்படுவதையும், உடலில் களைப்பையும் தடுப்பது வைட்டமின் சி ஆகும். தாராளமாக இருக்கும் சி-யுடன் கால்சியமும் சேர்ந்து கொள்வதால் மூட்டுவலியும், களைப்பும் உடனே குணமாக ஆரம்பிக்கும்.

இப்பழத்தில் வைட்டமின் பி சிறிதளவு இருப்பதால், பாரிச வாயு ஏற்படாமலும் தடுக்கப்படுகிறது. கண் பார்வை தெளிவுபெறப் பயன்படும் கரோட்டீனும் சிறிதளவு இப்பழத்தில் உண்டு. எனவே தான் சத்துணவாகச் சாப்பிடப்பட வேண்டிய பழங்களுள் சீதாப்பழமும் ஒன்றாகப் போற்றப்படுகிறது.

மனச்சோர்வும், ஏக்கமும் ஏற்படாமல் தடுக்கிறது. இதனால் நாள் முழுவதும் உற்சாகமாக வாழலாம். சிறுநீரகம், பித்தப்பை போன்ற உறுப்புகளில் கால்சியம் உப்பு கற்களாக மாறித் தங்கிவிடாமலும் இருக்க கால்சியம் உப்பை நன்கு கரைத்து வெளியேற்றி விடுகிறது. ஜீரணமும் சீராக இருக்கும். மேலும் ரத்தத்தில் சர்க்கரை அளவு அதிகரிக்காமல் கட்டுப் படுத்தப் போதிய அளவு குரோமிய உப்பும் இப்பழத்தில் போதிய அளவில் உள்ளது.

சிவப்பு ரத்த அணுக்களின் வளர்ச்சிக்கும், உடலுக்குச் சிவப்பு நிறத்தைத் தரும் டைரோசின் என்ற அமினோ அமிலத்தின் உற்பத்திக்கும் வைட்டமின் சி-யை நன்கு உடல் உறிஞ்சிக் கொள்ளவும் போதிய அளவு செம்பு உப்பும் இப்பழத்தில் உள்ளது.

உடலில் உள்ள நச்சுப் பொருள்களை வெளியேற்றி, உடலை பளபள வென்று ஒளிரச் செய்ய போதிய அளவில் கந்தக உப்பும், உடலில் நீர்க்கூறு குறையாமல் இருக்கவும், மாவுச்சத்தை உடல் நன்கு உறிஞ்சிக்கொள்ளவும் போதிய அளவில் சோடியம் உப்பும் சீதாப் பழத்தில் உள்ளன. தண்ணீர் தாகம் எடுத்தால் உடலில் நீர்ச்சத்து குறைந்துவிட்டது என்று அர்த்தம். வறண்ட தோல் உள்ளவர்கள் உடலில் நச்சுப் பொருள்கள் போதிய அளவில் வெளியேறவில்லை என்று அர்த்தம். அவர்கள் சீதாப்பழம் சாப்பிடுவது நன்மை அளிக்கும்.

தென்னிந்தியாவில் ஆந்திரர்கள் அதிகம் சாப்பிடும் பழம், சீத்தாப் பழம். பிற பழங்களை விட மக்னீசியம், கந்தகம், செம்பு போன்றவை இருப்பதால் சீதாப்பழத்தைச் சீசனின் போது நன்கு சாப்பிடவும். இதனால் ரத்தம் சுத்தமாகி ஆரோக்கியம் பெருகும் என்பது உறுதி.

தர்ப்பூசணிப் பழம்

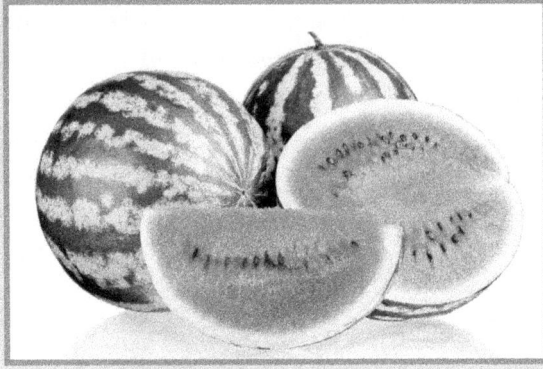

உலகம் முழுவதும் தாகத்தைத் தணிப்ப தற்காகவே விரும்பி உண்ணப்படும் பழம் தர்ப்பூசணிப் பழம்தான்.

ரத்தத்தில் காரச்சத்து சரியான அளவில் இருக்க இதில் 20 மில்லி கிராம் அளவு குளோரின் உப்பு உள்ளது. இந்த உப்பு புரத உணவுகளையும் எளிதில் ஜீரணிக்கச் செய்து விடுகிறது. ரத்தத்தைத் தூய்மையாக்குவதுடன் மன இறுக்கமும் நோய்களும் வராமல் தடுக்க 100 கிராம் பழத்தசையில் 8 மில்லி கிராம் அளவில் இரும்புச்சத்தும் இருக்கிறது.

ஒரு பழம் பத்து கிலோ வரை எடை கொண்ட தாக இருக்கும். ஒரு பழத்தில் 90 சதவிகிதம் தண்ணீரும், 3.3. சதவிகிதம் நார்ச்சத்தும் உள்ளன. மிகச்சிறிய அளவில் புரதம், கொழுப்பு, கால்சியம், பாஸ்பரஸ் போன்ற சத்துக்களும் உள்ளன. 100 கிராம் பழத் தசையைச் சாப்பிட்டால் நமக்குக் கிடைப்பது 16 கலோரி மட்டுமே. வெள்ளரிக்காயைப்

வனப்பான தோற்றத்தைத் தரும் தர்ப்பூசணிப் பழம்

போல சாப்பிட வேண்டிய பழம் இது. ஆனால், தாகம் தீர்ப்பதில் தண்ணீருக்கு இணையாக இந்தப் பழம் திகழ்கிறது.

வைட்டமின் ஈ, வைட்டமின் பி ஆகியவற்றுடன் நியாசின் வைட்டமின்னும் சிறிதளவு இதில் இருக்கிறது.

இப்பழத்தின் மூலம் சிறிதளவே கிடைக்கும் நியாசின் (வைட்டமின் பி3), உணவுப் பாதையைப் பலப்படுத்துகிறது. ரத்தத்தில் மாரடைப்பை ஏற்படும் விதத்தில் கொலஸ்ட்ரால் இருந்தால் அதைக் கரைத்து விடுகிறது. நரம்பு மண்டலமும் மூளையும் ஆரோக்கியமாகவும் துடிப்பாகவும் செயல்பட வைக்கிறது.

இதனால் தான் இப்பழம் உடலையும் மூளையையும் எளிதாகக் குளிர்ச்சி யாக்கி அமைதிப்படுத்திவிடுகிறது. நியாசின் ரத்தத்தில் கலந்ததும் ஹிஸ்டாமைன் என்ற வேதிப்பொருள் மூளையில் சுரந்துவிடுவதால் மூளை அமைதியாகி மனத்துக்கு மகிழ்ச்சி யைத் தருகிறது.

எடை அதிகரிக்காது!

சிறுநீரை நன்கு பிரியத் தூண்டும். இதனால் சிறுநீரில் கற்கள் சேர வாய்ப்பில்லை. பித்த நீரையும் உடனே வெளியேற்றிவிடும். பசியை அடக்குவதுடன் உடலுக்குச் சக்தியையும் தரும். அதே நேரத்தில் எவ்வளவு சாப்பிட்டாலும் உடலின் எடையும் அதிகரிக்காது.

ஏப்ரல், மே மாதங்களில் தாகத்திற்காக மட்டுமல்ல உடல் நலனுக்காகவும் தினமும் தர்ப்பூசணிப் பழத்தைச் சாப்பிடுங்கள். சாறாகவும் அருந்துகள். இரவு உணவுக்குப் பிறகு, குறிப்பாக பலமான விருந்துகளுக்குப் பிறகு தர்ப்பூசணியில் பத்து துண்டுகளாவது அவசியம் சாப்பிட்டு வரவும். இது ரத்தத்தில் கொலஸ்ட்ரால் அதிகரிக்காமல் தடுத்துவிடும்.

அடி வயிறு சம்பந்தமான கோளாறுகளையும் இப்பழம் குணப் படுத்துகிறது. அடிக்கடி வயிற்று வலி என்பவர்கள் இப்பழத்தை நன்கு சாப்பிடவும்.

தாகத்தைத் தீர்த்துக் கொள்வதற்காகவே உலகம் முழுவதும் விரும்பி உண்ணப்படும் இந்த தர்பூசணிப் பழம் உடலுக்கு வனப்பான தோற்றத்தையும், இளமைத் துடிப்பையும் அளிக்கிறது. இந்த இரு பணிகளையும் தர்ப்பூசணியில் உள்ள இரும்புச் சத்தும், கால்சியம் உப்பும் செய்கின்றன.

முதுமையிலும் இளமையாகத் திகழ...

தர்ப்பூசணிப் பழத்தின் விதையை உதிர்த்து விட்டுப் பழத்தைச் சாதாரணமாகச் சாப்பிட்டாலே போதும். உடலுக்குக் குளுமையும் சக்தியும் கிடைக்கும்.

பழங்களில் இது வயாகரா!

தர்ப்பூசணிப் பழத்தில் ஆர்ஜினைன் என்ற அமினோ அமிலம் தாராளமாக உள்ளது. இந்த அமிலம் உடல்பருமனைக் குறைத்து உடலை 'சிக்'கென மாற்றவும், வயாகராபோல் தாம்பத்திய வாழ்வில் உதவவும் செய்கிறது. எனவே, தர்ப்பூசணியைப் பழமாகவும், சாறாகவும் உணவில் சேர்த்துக்கொள்வதன் மூலம், ஆர்ஜினைன் நன்கு கிடைத்து விந்து அதிகமாகச் சுரக்கும். ஆண்மைக் குறைவு அகலும். விந்து அதிகமாகச் சுரந்தால் மூளையில் ஞாபகசக்தி அதிகரிக்கும். மேலும் உடலில் உள்ள கொழுப்பையும் ஆர்ஜினைன் எளிதில் கரைத்து உடலை 'சிக்'கென உருமாற்றி விடுகிறது.

அசைவ உணவுக்காரர்கள் தினமும் கோழி சாப்பிடுவதன் மூலம் ஆர்ஜினைன் அமிலத்தை நன்கு பெற்று மூளையையும் சுறுசுறுப்பாக வைத்துக்கொண்டு இல்லற வாழ்விலும் எரிச்சல் இன்றி வாழ்கின்றனர். சைவ உணவுக்காரர்களுக்கு கோழி சூப் போல பயன்தரக்கூடியது தர்ப்பூசணிப் பழம்.

இரண்டு மூன்று பழங்களின் தசைப்பகுதிகளை மட்டும் மிக்ஸி மூலம் பானமாக மாற்றி அருந்தினால் உடலுக்கு அதிக அளவு ஊட்டச்சத்து கிடைக்கும். வயதான காலத்திலும் இளமைத் தோற்றத்தைத் தருவதுடன் இளமைத் துடிப்புடனும் நம்மைச் செயல்படத் தூண்டும்.

எனவே, அனைத்து வயதினரும் குறிப்பாக விளையாட்டு வீரர்களும் கடுமையான உடல் உழைப்பில் ஈடுபடுபவர்களும், சிந்தனையாளர் களும் இந்த ஊட்டச்சத்துப் பானத்தை அடிக்கடி அருந்தவும்.

ஆப்பிரிக்காவில் முதலில் பயிராகிய தர்ப்பூசணி கி.பி 4-ஆம் நூற்றாண்டில்தான் இந்தியாவில் அறிமுகமாகி பயிராகியது. இன்று ஜப்பானியர்கள்தான் இந்தப் பழத்தை நன்கு சாப்பிடு கின்றனர்.

எல்லாவிதமான புற்றுநோய்களையும் குணமாக்கும் லைகோபன் என்ற சத்தும், குளுட்டாதியோன் என்ற சத்தும் தர்ப்பூசணியில் மிகவும் தாராளமாக உள்ளன. இவை சிறந்த ஆன்ட்டிஆக்ஸிடென்ட்டாகவும் செயல்படுகின்றன. இதனால் இதயநோய் ஏற்படுவதும் முன்கூட்டியே தடுக்கப்படுகிறது.

திராட்சைப் பழம்

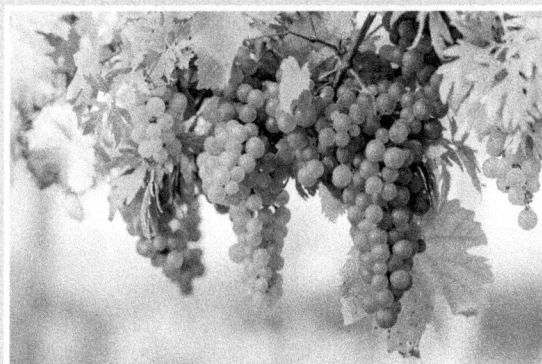

உங்களுக்குக் காய்ச்சலா? காய்ச்சல் உள்ள வர்கள் உடனடியாக இருநூறு கிராம் திராட்சையை மென்று சாப்பிடவும். இல்லை யெனில் தோலுடன் சாறை அருந்தவும். சாறில் சர்க்கரை போடாமல் இருப்பது நல்லது.

திராட்சையைச் சாப்பிட்டதும் உடலுக்கு வேண்டிய அளவு வெப்பமும் சக்தியும் உடனே கிடைத்து விடுகின்றன.

காரணம், இதில் உள்ள பழச்சர்க்கரை (Glucose) உடனடியாக நம் ரத்தத்தில் சேர்ந்து விடுவதால்தான் குறைந்த நேரத்தில் நமக்கு உடலில் தெம்பு ஏற்பட்டுவிடுகிறது.

சுத்தமான குளுக்கோஸால் இதயமும், இதயத்துடிப்பும் சரியாக இயங்குகின்றன. மேலும் அது உடலில் மாற்றங்களை உண்டாக்க ஜீரணமாகாத உணவை உடனே

100 ஆண்டுகள் வாழவைக்கும் பழம்

விரைந்து செரிக்கச் செய்து விடுகின்றன. உடல் பலவீனத்தையும், காய்ச்சலையும் திராட்சைப் பழச்சாறு குணப்படுத்தி விடுகிறது.

காரணம், திராட்சையில் இரும்புச் சத்து மிகவும் குறைவு என்றாலும் அதை உடனே உடல் உறிஞ்சிக் கொள்ளும் விதத்தில் வைட்டமின் சி-யும் திராட்சையிலேயே இருப்பதால் உடல் பலவீனம் குறைந்து உடலுக்குச் சக்தியும் கிடைத்து விடுகிறது.

100 கிராம் திராட்சையில்:

புரதம் - 0.8%

கொழுப்பு - 7.1%

மாவுச்சத்து - 10.2%

கால்சியம் - 0.03%

பாஸ்பரஸ் - 0.02%

இரும்பு - 0.04 மில்லி கிராம்

வைட்டமின் ஏ - 15 சர்வதேச அலகு

வைட்டமின் பி2 - 10 மில்லி கிராம்

நியாசின் - 0.3 மில்லி கிராம்

வைட்டமின் சி - 10 மில்லி கிராம்

நீர் - 85.5%

கலோரி - 32

நியாசின் ரத்த ஓட்டம் தடைப்படாமல் ஓட உதவுவதுடன் நரம்பு மண்டலத்தையும் ஆரோக்கியமாகப் பாதுகாக்கிறது. வைட்டமின் பி3 என்ற ரிபோஃப்ளாவின் நம் மனத்தில் இளமையான தோற்றத்தைப் பராமரிக்கத் தூண்டுகிறது. அதற்கு ஏற்ப வளர்சிதை மாற்றத்தில் துரிதமாகச் செயல்பட்டு உடலுக்கு இளமைத் தோற்றத்தைத் தருகிறது. கண் சம்பந்தமாக எந்தவொரு பிரச்னையும் வராமல் தடுக்கிறது வைட்டமின் ஏ.

தினமும் திராட்சை நல்லதா?

திராட்சையில் ஆர்ஜினைன், புரோலைன், கிளைசின், லீயுசின், பெனிசாலைன், லைசின், ஹிஸ்டிடைன், ஐசோலூமிசின், வாலைன், மெத்தியோனின், டிரைப்டோபன் என்று அமினோ அமிலங்கள் பொங்கி வழிகின்றன.

நோய் எதிர்ப்புச் சக்தியைத் தருவதுடன் ஆண்மைக் குறைவை ஆர்ஜினைன் குணமாக்குகிறது. புரோலைன் திசுக்களை ரிப்பேர் செய்து இளமையாக, ஆரோக்கியமாகத் திகழ உதவுகிறது. கல்லீரம் சுத்தம்

பெறவும், வயிற்றில் தேவையான அமிலங்கள் சுரக்கவும் கிளைஜின் உதவுகிறது.

புரதத்தின் வளர்சிதை மாற்றத்தைக் கட்டுப்படுத்தி நாம் நாள் முழுவதும் சக்தியுடன் திகழ லியூசின் உதவுகிறது.

அதிகப் பசியைக் கட்டுப்படுத்தி உடல் எடை அதிகரிக்காமல் பார்த்துக் கொள்வது பெனின்லைன் அமினோ அமிலம். இத்துடன் சிறுநீரகங் களையும் இது பாதுகாக்கிறது.

உடலுக்குள் வைரஸ் கிருமிகள் நுழைந்து விடாமல் பாதுகாப்பது லைசின். வைட்டமின் சி-யுடன் சேர்ந்து லைசினும் திராட்சையில் இருப்பதால் வைரஸ் கிருமிகள் உடலில் தங்காது. இரண்டும் சேர்ந்து அழித்துவிடும்.

புரோலைன் போல திசுக்களைப் பாதுகாப்பது, வயிற்றில் ஹைடிரோ குளோரிக் அமிலத்தைச் சுரக்க வைப்பது ஹிஸ்டிடைன் அமினோ அமிலம். உடலில் தேவையான ஹார்மோன்களை சுரக்க வைக்கத் தூண்டுவது ஐஸோலூசின், கழுத்தில் உள்ள தேம்ஸ் சுரப்பி, பிட்யூட்டரி சுரப்பி போன்றவையும் இந்த அமினோ அமிலத்தால் தான் செயல்படும் விதத்தில் தூண்டப்படுகின்றன.

நரம்பு மண்டலம் பலவீனமாகாமல் தடுப்பது வாலைன் அமிலத்தின் பணியாகும். கல்லீரலின் ஆரோக்கியத்திற்கு மிகவும் தேவையானது மெத்தியோனின் என்ற அமினோ அமிலம். முட்டையில் உள்ள கோலைன் என்ற பி குரூப் வைட்டமினுடன் இணைந்து உடலில் புற்றுநோய் உருவாகாமல் தடுக்கிறது. (திராட்சைப் பழச்சாறு சாப்பிடுகிறவர்கள் கோலைனை எளிதில் பெற 50 கிராம் வேர்க்கடலையும் ஒருவேளை சாப்பிடுவது நல்லது.)

நன்கு தூக்கம் வரவும் நரம்பு மண்டலம் அமைதியாக இருக்கவும், முதுமையைத் தாமதப்படுத்தவும், குறிப்பாக காட்ராக்ட், பல் விழுதல் போன்றவற்றைத் தடுக்கவும் டிரைப்டோபன் என்ற அமினோ அமிலமும் திராட்சையில் இருக்கிறது.

100 கிராம் திராட்சையில் புரதத்தின் அளவும் இரும்புச்சத்தைப் போலவே மிகவும் குறைந்த அளவுதான். ஆனால், அதில்தான் இந்த பதினோரு அமிலங்களும் இருந்து உடலுக்கும் உள்ளத்துக்கும் ஊட்டம் அளிக்கின்றன.

நீங்கள் விரும்பிச் சாப்பிடும் பழத்துடன் தினமும் 100 கிராம் முதல் 200 கிராம் வரை கறுப்பு நிறத் திராட்சையைச் சாறாகவோ பழமாகவோ சாப்பிட்டு வந்தால் 100 ஆண்டுகளுக்கு மேலும் நலமாக வாழ்வது

உறுதி. நீரிழிவு நோயாளிகள் மட்டும் டாக்டர், உணவு மருத்துவர் ஆலோசனையைப் பெற்றே திராட்சையைச் சாப்பிடுவது நல்லது.

பழங்களுள் ராணியாக ஆப்பிளைப் போற்றுகின்றனர். அதற்கு அடுத்து இத்தகைய சிறப்பைப் பெறுவது திராட்சையே!

சத்துக்களின் இருப்பிடம் திராட்சையே!

வைட்டமின் பி6, பீட்டாகரோட்டீன், பயோட்டின், ஃபோலிக் அமிலம், செம்பு, அயோடின், மக்னீசியம், மாங்கனீஸ், பொட்டாசியம், செலினியம், துத்தநாகம், அந்தோசைனீன்ஸ், எல்லாஜிக் அமிலம், ஃப்ளாவோனாய்ட்ஸ், குயிர்சிட்டின், நார்ச்சத்து என ஒட்டுமொத்தமாக 23 சத்துக்கள் இருப்பதால் தான் திராட்சைப்பழம் எல்லா விதமான நோய்களையும் குணமாக்குகிறது.

இளமையைப் புதுப்பிக்கும்!

மனத்துக்கு இதமான நறுமணமும் சுவையும் சாறும் நிறைந்த திராட்சை உடனுக்குடன் சக்தி தரும் அரிய பானமாகும்.

நோயிலிருந்து மீண்டபின் உடல்நலம் நன்கு தேறி வர தினமும் 100 முதல் 300 கிராம் வரை திராட்சை சாப்பிடுவது நல்லது.

குறிப்பாக வயது முதிர்ச்சி காரணமாக ரத்தச் சோகை, சோர்வு, மூட்டு வீக்கம், வாதம் போன்றவை வராமல் தடுப்பதில் திராட்சைக்குப் பெரும் பங்கு உண்டு. எனவே, முப்பது வயதில் இருந்தாவது தினமும் கறுப்புத் திராட்சை சாப்பிடும் பழக்கத்தை ஒவ்வொருவரும் மேற்கொள்வது நல்லது.

திராட்சையில் உள்ள செலினியம் உப்பு முதுமை ஏற்படுவதைத் தடுக்கும் உப்பாகும். இதய நோய்களிலிருந்து பாதுகாப்புத் தருவதுடன் நோய் எதிர்ப்புச் சக்தியையும் அதிகரிக்கிறது. இத்துடன் தோலுக்கும் நன்மையை உண்டாக்குகிறது. முகத்திலும் உடலிலும் தோல் சுருங்காமலும் பளபளப்பாக இளமைத்துடிப்புடன் இருக்கும்படி பராமரிக்கிறது. கிழட்டுத்தனம் ஏற்படாமல் ஆரம்பத்திலேயே தடுத்து நிறுத்தி விடுகிறது. எனவே, இளமை நீடிக்கத் தினமும் திராட்சை சாப்பிடும்படி உங்கள் உணவுப் பழக்கத்தில் மாற்றம் செய்து கொள்ளுங்கள்.

இதயத்தைப் பலப்படுத்தும் சாறு!

இதயத்தைப் பலப்படுத்தவும் இதயம் சம்பந்தமான நோய்களைக் குணப்படுத்தவும், இதயத்துடிப்பு சீராக இயங்கச் செய்யவும் திராட்சைப்

பழச்சாறோ, பழங்களோ அரிய மருந்தாகப் பயன்படுகின்றன. இதற்காக மக்னீசியம் உப்பு திராட்சையில் இருக்கிறது. இதனால் மாரடைப்பு தடுக்கப்படுகிறது. சோர்வும் தடுக்கப்படுகிறது. பிராஸ்டேட் சுரப்பி பெரிதாக வளர்வதும், சிறுநீரகத்தில் கற்கள் உருவாவதும் தடுக்கப்படுகிறது. எனவே, படபடப்பாகவும், இதயத் துடிப்பு வேகமாக இருப்பது போலவும் உணர்ந்தால் ரத்தத்தில் மக்னீசியம் உப்பு குறைவு என்று அர்த்தம். திராட்சையில் உள்ள மக்னீசியம் இதயத்துடிப்பை எளிதில் சீராக்கிப் பராமரிக்கிறது.

'நெஞ்சு வலிக்கிறது' என்று ஒருவர் சொன்னால், அவருக்கு உடனடியாக திராட்சைப் பழச்சாறோ, ஆரஞ்சுப் பழச்சாறோ கொடுக்க வேண்டும் என்று ஆயுர்வேதம் கூறுகிறது.

கி.பி பதினோறாம் நூற்றாண்டில், இங்கிலாந்திலும், ஜெர்மனி யிலும் எந்த வியாதி ஏற்பட்டாலும், தினமும் ஐந்து முறை திராட்சை ரசம் மட்டும் நான்கு முதல் ஆறு வாரம் வரை பருகி, தங்களைக் குணப் படுத்திக் கொண்டார்கள். திராட்சையில் உள்ள பழச்சர்க்கரை உடலின் எல்லாப் பாகங்களிலும் ஒன்றிப் போய்விடுகிறது. இதனால் இதில் உள்ள வைட்டமின்களும், தாது உப்புகளும் திசுக்களில் செயல்பட்டு எல்லா வியாதிகளையும் குணப்படுத்தி விடுகின்றன.

1990-ஆம் ஆண்டு முதல் திராட்சை ரசத்தையே ஒரு வாரம் முதல் பத்து நாட்கள் வரை தினமும் ஐந்து முறை அருந்தி நாட்பட்ட வியாதி களையும் குணமாக்கிக் கொள்ளும் முறை பல நாடுகளில் நடை முறையில் உள்ளது. இதற்கு திராட்சை வைத்தியம் என்றும் (grape core) என்றும் பெயரிட்டுள்ளனர். உடலில் உள்ள எல்லா விஷப் பொருள் களையும் திராட்சை வெளியேற்றி அனுப்பி விடுவதால்தான் நோய்கள் குணமாக ஆரம்பிக்கின்றன.

செரிமான மண்டலம், கல்லீரல், சிறுநீரகங்கள் முதலியவற்றைப் பாதுகாக்கவும், ரத்தத்தைச் சுத்தப்படுத்தவும் இதே முறையில் திராட்சை வைத்தியத்தைப் பின்பற்றலாம். நல்ல பலன் உண்டு. உடல் பருமனும் குறையும். அகோரப் பசியும் கட்டுப்படுத்தப்படும்.

திராட்சையில் உள்ள உயர்தரமான வைட்டமின் சி, நோய்களை உண்டாக்கும் ஃப்ரீராடிக்கல் என்னும் திரவத்தை அதிகம் சுரக்காமல் தடுத்து விடுகிறது. சுரந்துள்ள ஃப்ரீராடிக்கல் திரவத்தையோ அழித்தும் வெளியேற்றி விடுகிறது. இப்பழத்தில் தண்ணீரும் நார்ச்சத்தும் தாராள மாக உள்ளன. இவை நம் சிறுநீரகங்கள், கல்லீரல் மற்றும் தசையில் உள்ள விஷப்பொருள்களையும், உறிஞ்சி வெளியேற்றிவிடுகின்றன. இதனால் தோலும் உறுப்புகளும் ஆரோக்கியமாகத் திகழ்கின்றன.

மதுப்பழக்கத்திலிருந்து விடுபட....

தினமும் மது அருந்துபவர்கள் கருஞ்சிவப்பு நிற திராட்சைப் பழச்சாறை ஒரு மாதம்வரை அருந்தினால் போதும். மது அருந்தும் எண்ணம் எழாது. மதுப் பழக்கத்தை மறக்கடிக்கும். அதிக அளவு ஆக்ஸிஜனை இதயத்துக்கு அனுப்புவதால் மது அருந்தாமலேயே மகிழ்ச்சியை உணர்வதால் இப்பழக்கத்தில் இருந்து விடுபட முடியும்.

உடலில் உள்ள உஷ்ணம் குறையவும், உடல் எரிச்சல், பார்வைக் குறைபாடு, முதலியவை குணமாகவும், சில வாரங்கள் திராட்சை ரசம் பருகினால் போதும். ஒற்றைத் தலைவலியால் அவதிப் படுவோர் காலை உணவுக்குப் பிறகு திராட்சைச் சாறு அருந்தி வரவும். இது சுஸ்ருதர் எனும் பண்டைய ஆயுர்வேத மருத்துவர் தரும் மருத்துவ ஆலோசனை.

ஜீரணம் ஆரோக்கியமாக இருக்கும்!

டானின் என்ற துவர்ப்புப் பொருள் ஃப்ளாவோனாயிட்ஸ், அந்தோசையனின்ஸ் போன்ற சக்தி வாய்ந்த ஆண்ட்டிஆக்ஸி டெண்ட்டுகள் நிறைந்த பழம் இது. இவை கெட்ட கொலஸ்ட்ரால் அதிகரிக்காமல் தடுக்கின்றன. ரத்தக் குழாய்களில் ரத்தம் உறையாமல் தடுப்பதுடன், மெல்லிய ரத்த நாளங்களையும் நன்கு பலப்படுத்தி விடுகின்றன. இதனால் இதயமும், ரத்த ஓட்டமும் ஆரோக்கியமாகத் திகழும். மேலும் ரத்தம் திரவ நிலையிலேயே இருக்க பொட்டாசியம் உப்பும் உதவுகிறது.

மேலும் கறுப்பு நிற திராட்சையில் உள்ள குயிர்சிட்டின் என்ற ஆன்ட்டி ஆக்ஸிடென்ட் வீக்கங்களைக் குறைப்பதுடன், இதயத் தசைகளின் இயக்கம் ஆரோக்கியமாக இருக்கவும் உதவுகின்றன. எல்லாவற்றிற்கும் மேலாக உணவு செரிமான மண்டலம் ஆரோக்கியமாக இருந்து செயல்படவும் இந்த குயிர்சிட்டின் உதவுகிறது. எனவே மலச்சிக்கல் இன்றியும் வாழலாம்.

ஆரோக்கியத்தை நிலைப்படுத்தும்!

ஆரோக்கியம் உறுதியாகத் தொடர, குறிப்பாக ஒவ்வாமை போன்ற காரணங் களால் நோய் எதிர்ப்பு சக்தி குறையாமல் திராட்சை பாதுகாக்கிறது.

புற்றுநோயைத் தடுக்க எல்லாஜிக் அமிலமும், ரெஸ்வெரட்ரால் என்ற பொருளும் சிவப்பு நிற திராட்சையில் உள்ளன. ரெஸ்வெரட்ரால் வாழ்வில் ஏமாற்றம் அடையாமல் வாழ மூளையையும் மனதையும்

துடிப்பாக வைத்துக்கொள்ள உதவுகிறது. ரத்தக் குழாய்கள் இறுக்க மின்றி ஒய்வான நிலையில் இருக்கவும் ரெஸ்வெரட்ரால் உதவுகிறது.

உடனடி சக்திக்கு திராட்சை ஓர் உற்சாக பானம். உடற்பயிற்சிக்கு முன்பு திராட்சைச் சாறு அருந்தினால் உடலும் மனமும் உடனே சக்திபெற்று புத்துணர்வு பெறும்.

ரெஸ்வெரட்ரால் ஒரு பைட்டோ எஸ்ட்ரோஜென்ஸ் ஆகும். தாவர எஸ்ட்ரோஜன் என்பதே இது. இதில் இயற்கையான எஸ்ட்ரோஜன் ரசாயனம் உள்ளது. விந்துச் சுரப்பி புற்று நோய், மார்பகப் புற்றுநோய் போன்றவற்றை இது தடுக்கும். எனவே, எல்லா வயதினரும் திராட்சையை முக்கிய உணவாகக் கொள்வது நல்லது.

கடுமையான மஞ்சள் காமாலையைக்கூட பத்து நாட்கள் திராட்சை சாறை மட்டுமே அருந்தி வருவதால் குணமாக்க முடியும் என் கிறார்கள் ஆயுர்வேத மருத்துவர்கள். மருந்துவரின் ஆலோசனைப் படி திராட்சை வைத்தியத்தைப் பின்பற்றி பல நோய்களிலிருந்தும் குணம் பெறலாம்.

அனைத்து வியாதிகளும் குணமாகும்!

திராட்சைப் பழச்சாறு ரத்தசோகை, மூட்டு வீக்கம், கீல்வாதம், மலச்சிக்கல், ஆஸ்துமா, பல் ஈறுகளில் கசிவு போன்றவற்றை விரைந்து குணமாக்கும். குறைந்தது 60 நாட்களாவது தினமும் 200 கிராம் திராட்சையை பழமாகவோ, சாறாகவோ அருந்தி வந்தால் போதும். நரம்புகள் பலம் பெற்று இளமைத் தோற்றமும் புதுப்பிக்கப்படும்.

திராட்சையில் உள்ள மாலிக், சிட்ரிக், டார்ட்காரிக் போன்ற அமிலங்கள் ரத்தத்தையும், குடலையும் சிறுநீரகத்தையும் நன்கு சுத்தப்படுத்தி வருகின்றன. மூலவியாதிக்கும் சிறந்தது திராட்சை. அரிய மருந்துபோல் உள்ள திராட்சையை உணவில் சேர்த்து உடல் ஆரோக்கியத்தைப் புதுப்பித்துக் கொள்ளுங்கள்.

திராட்சையில் உள்ள மெலோட்டனின் என்ற இயக்கு நீர் இரவில் ஆழ்ந்த தூக்கத்தைத் தரும். தூக்கமின்மையால் அவதிப்படுவோர் பகல் அல்லது இரவில் திராட்சை சாறு ஒரு டம்ளர் அருந்தினால் ஆழ்ந்த உறக்கத்தைப் பெறலாம்.

நாவற்பழம்

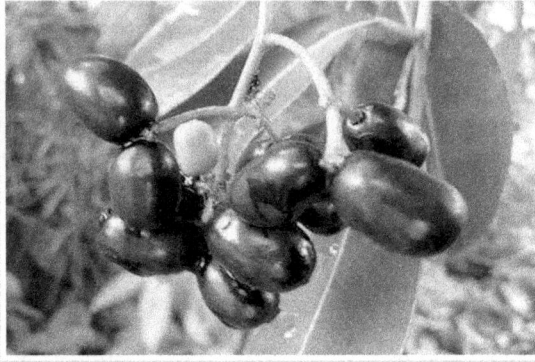

நாவற்பழம் என்றும் நாகப்பழம் என்றும் அழைக்கப்படும் நாவல் பழம் இந்தியாவில் தான் முதலில் தோன்றியது.

பொதுவாக மழைக்காலத்தில்தான் நாவல்பழம் நன்கு கிடைக்கிறது.

நாவல் பழத்தில் இரண்டு வகைகள் உள்ளன. ஒன்று உருண்டை ரகம். இன்னொன்று நீள ரகம். இவற்றுள் நீள வடிவில் பெரியதாக இருக்கும் பழவகையில் தான் இனிப்புச்சுவை அதிகம். சிறிது துவர்ப்பாகவும் இருக்கும்.

நாவல் பழமும், நீரிழிவு நோயும்...

நாவல் பழத்தில் நீரிழிவைக் குணப்படுத்தும் மருந்துப் பொருள்கள் உள்ளன. ஆண்டில் சில மாதங்கள் மட்டுமே கிடைக்கும் இப்பழத்தை அப்போது தினமும் 100 முதல் 200 கிராம் வரை சாப்பிட்டு வருவது நல்லது.

பெண்களின் மலட்டுத்தன்மையைக் குணமாக்கும் பழம்

கணைய நீர்ச் சுரப்பிகளை இப்பழத்தில் உள்ள மருந்துகள் தொடர்பு கொள்வதால் நீரிழிவு நோய் குணமாக ஆரம்பிக்கிறது.

இத்துடன் நாவல் பழத்தின் கொட்டைகளைக் காய வைத்து இடித்துப் பொடியாக வைத்துக்கொள்ள வேண்டும். ஒரு தடவைக்கு மூன்று கிராம் வீதம் நான்கு வேளைகள் தண்ணீரில் கலந்து இந்தத் தூளை உட்கொண்டால் சிறுநீரில் சர்க்கரையின் அளவு குறையும்.

பெரும்பாலான பழங்களை அப்படியேதான் சாப்பிட வேண்டும். ஆனால், நாவல் பழங்களை மட்டும் சிறிதளவு உப்புச் சேர்த்துச் சாப்பிட்டால் ருசி அதிகரிக்கும். நீரிழிவு நோயாளிகள் மட்டும் உப்பைத் தொட்டு இப்பழத்தைச் சாப்பிடக்கூடாது. இவர்கள் அப்படியே பழமாகச் சாப்பிட்டால் போதும். மற்றவர்கள் உப்புச் சேர்த்துச் சாப்பிடலாம்.

மூலத் தொந்தரவுக்கு 'குட்பை' சொல்லுங்கள்!

மூலத் தொந்தரவு உள்ளவர்கள் நாவல் பழ சீசனின்போது தினமும் நான்கு அல்லது ஐந்து பழங்களை உப்பு சேர்த்தோ அல்லது தேன் சேர்த்தோ காலையில் (ஒரு வேளை மட்டும்) சாப்பிட்டு வரவும். இப்படித் தொடர்ந்து மூன்று மாதங்கள் வரை சாப்பிட்டால் மூலநோய் முற்றிலும் குணமாகும். அடுத்த பழ சீசனின் போதும் இதே முறையில் நாவல்பழத்தைச் சாப்பிட்டு வர வேண்டும். ஆனால், ஒரே சீசனில் மூலநோய் முற்றிலும் குணமாகிவிடும் என்பது குறிப்பிடத்தக்கது.

எல்லாவகையான சுரப்பிகளையும், உறுப்புகளையும் சிறப்பாக இயங்க வைக்கக்கூடிய வைட்டமின் சி-யும், வைட்டமின் டி-யும் நாவல் பழத்தில் உள்ளதால் நீரிழிவு நோயைப்போல மூல வியாதியும் மிக உறுதியாகக் குணப்படுத்தப்படுகிறது.

கல்லீரலும் செரிமான உறுப்புகளும் நன்றாக இயங்கப் பண்டைய மருத்துவரான சரகர் என்பவர் நாவல் பழத்தை நிறைய சாப்பிடச் சொல்லிக் குறிப்பிட்டிருக்கிறார்.

சத்துக்களின் இருப்பிடம் நாவற்பழம்!

இப்பழத்தில் உள்ள சத்துக்கள் உடலுக்கு மிகுந்த குளிர்ச்சியைத் தருகின்றன. 100 கிராம் பழத்தில் கிடைக்கும் கலோரி 62 ஆகும். புரதம் 0.7 கிராம். கொழுப்பு 0.3 கிராம். மாவுப்பொருள் 0.9 கிராம். கால்சியம் 14 மில்லி கிராம். மூளை பலப்பட உதவும் பாஸ்பரஸ் 15 மில்லி கிராம். இரும்பு 1.2 மில்லி கிராம். தயாமின், ரிபோஃப்ளாவின், நியாசின் போன்ற வைட்டமின்கள் சிறிதளவு. வைட்டமின் சி 18 மில்லி கிராம்.

நாவல் பழம் – சில நிபந்தனைகள்

நாவல் பழம், மருந்தைப் போலப் பயன்படுத்தி உடல் ஆரோக்கியம் பெற வேண்டிய அரிய பழமாகும்.

எனவே, குழந்தைகள் உட்பட அனைத்து வயதினரும் அளவுடன் தான் பயன்படுத்த வேண்டும். அளவுக்கு அதிகமாகச் சாப்பிட்டால் இருமல் ஏற்படும். சிலருக்குத் தொண்டை கட்டிக்கொள்ளும்.

பழச்சாறாக அருந்த விரும்பினால் குளிர்ந்த தண்ணீரில் ஒரு மணி முதல் இரண்டு மணி நேரம் வரை பழத்தை ஊற வைக்க வேண்டும். பிறகு கொடைகளை நீக்கி விட்டு மிக்ஸி மூலம் சாறாக்கி அருந்தவும். மேலும், வெறும் வயிற்றில் நாவல் பழத்தையோ, பழச்சாற்றையோ சாப்பிடக்கூடாது. அதேபோல, நாவல் பழம் சாப்பிடுவதற்கு மூன்று மணி நேரத்துக்கு முன்பாக பால் அருந்தக்கூடாது. இப்பழத்தைச் சாப்பிட்ட பிறகு மூன்று மணி நேரம் கழித்துத்தான் பால் அருந்த வேண்டும்.

சிறுநீரகத்திலும், பித்தப்பையிலும் கற்கள் சேராமல் தடுப்பதுடன் நீரிழிவு நோயை விரைந்து குணப்படுத்தவும் கூடிய மக்னீசியம் 35 மில்லி கிராம், இதயத்துடிப்பை சீராகத் துடிக்க வைக்க பொட்டாசியம் 55 மில்லி கிராம், உடலில் தண்ணீர் அளவு மிகச் சரியாக இருக்க சோடியம் 27 மில்லி கிராம், வைட்டமின் சி-யும், இரும்புச்சத்தும் உடலில் நன்கு சேர உதவும் செம்பு 0.3 மில்லி கிராம், ரத்தத்தைச் சுத்தப்படுத்துவதுடன் கல்லீரலில் இருந்து தேவையான இயக்குநீர் சுரக்க உதவும் கந்தகம் 13 மில்லி கிராம், ஆக்ஸாலிக் அமிலம் 89 மில்லி கிராம், கரோட்டீன் 48 மைக்ரோகிராம் என்று சத்துக்கள் பொங்கி வழிகின்றன. எனவே, சீசனின் போது நாவல் பழம் நன்கு சாப்பிட்டு வைப்பது ஆரோக்கியத்தைப் புதுப்பிக்கும் ரகசியமாகும்.

வயிற்றுப்போக்கா?

சாதாரண பேதி, சீதளபேதி முதலிய தொல்லைகளைக் கட்டுப்படுத்த இடித்து வைத்துள்ள நாவல் பழக் கொட்டைகளின் பொடியே போதும். இதை பத்து கிராம் வீதம் அல்லது ஒரு தேக்கரண்டி வீதம் மோருடன் கலந்து சாப்பிட்டால் வயிற்றுக் கடுப்பும் வயிற்றுப்போக்கும் உடனே கட்டுப்படும்.

அடிக்கடி சிறுநீர் கழித்தலா? தொழுநோயா?

அடிக்கடி சிறுநீர் கழிக்கும் பழக்கம் உள்ளவர்கள் நாவல் பழத்தின் கொட்டையைத் தூளாக்கிக்கொண்டு அந்தத் தூளில் அரை தேக்கரண்டி

வீதம் காலையிலும் மாலையிலும் தண்ணீருடன் சேர்த்துச் சாப்பிட்டால் அடிக்கடி சிறுநீர் கழிப்பது குறையும்.

சிறுநீரகக் கற்கள் கரையவும், ரத்தம் சுத்தமாகி தொழுநோய் முற்றிலும் குணமாகவும் நாவல் பழச்சாறு பயன்படுகிறது. மனத்தில் ஊக்க மின்மையைப் போக்குகிறது. மண்ணீரல் கோளாறையும் சரி செய்கிறது.

நாவல் பழச்சாறு தயாரிக்க எப்போதும் நீள வடிவில் பெரியதாக இருக்கும் பழவகையைத் தான் பயன்படுத்த வேண்டும்.

நன்மை தரும் அரிய சாறு!

நீரிழிவு நோயாளிகள் சர்க்கரையின் அளவை பதினைந்து நாட்களில் பத்து சதவிகிதம் வரை குறைத்துவிடலாம். மூன்று மாதத்துக்குள் நோயை முற்றிலும் குணப்படுத்தி விடலாம். இந்த முறையில் குணப்படுத்த நாவல் பழச்சாற்றை தினமும் மூன்றுவேளை தவறாமல் உட்கொள்ள வேண்டும்.

இந்தப் பழச்சாறு பித்தத்தையும் தணிக்கும். மலச்சிக்கலையும் குணப்படுத்தும். சீசனின்போது இவர்கள் தினமும் 100 கிராம் அளவு நாவல் பழம் அல்லது பழச்சாறு என்று அருந்திவர வேண்டும்.

மேகவெட்டை நோய்க்கும் இப்பழச்சாறு நன்மையளிக்கிறது.

நாவல் பழச்சாறு அடிவயிற்றில் ஏற்படும் திருகுவலியை எளிதில் குணப் படுத்துகிறது. இதயத்தைச் சீராக இயங்க வைக்கிறது. ரத்த சோகை யையும் குணமாக்கும். இவற்றைச் சிறப்பாகச் செய்யத் தேவையான மக்னீசியம், பொட்டாசியம், இரும்பு ஆகிய தாது உப்புகள் இப்பழத்தில் போதுமான அளவு உள்ளன. இதில் உள்ள மக்னீசியம் உப்பு சிறுநீரகத்தில் ஏற்படும் வலியையும் முற்றிலும் குணப்படுத்தும்.

பெண்களின் மலட்டுத்தன்மை குணமாகும்!

பெண்கள் தங்கள் மலட்டுத்தன்மையை நீக்கிக் கொள்ள வைட்டமின் ‘ஈ’ தேவை. இந்த மரத்தின் இலைச் சாற்றைக் கஷாயமாக்கி தேன் அல்லது வெண்ணெய் கலந்து சாப்பிட்டால் மலட்டுத்தன்மை குணமாகும். கருச்சிதைவு ஏற்படுவதையும் தடுத்துக்கொள்ள முடியும்.

ஆண்கள் இந்த முறையில் இலைக் கஷாயத்தைச் சாப்பிட்டால், இதயத்துடிப்பை வைட்டமின் ‘ஈ’ ஒழுங்குப்படுத்தி விடும்.

நெல்லிக்கனி!

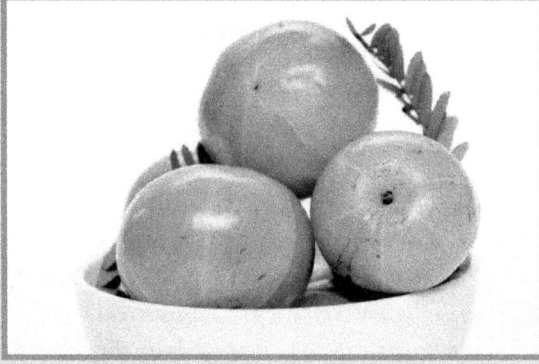

எந்த நிலையிலும் வைட்டமின் சி அழியாமல் கிடைக்கும் அரிய கனி நெல்லிக்கனிதான்.

மனிதனுக்கு இயற்கை அளித்துள்ள அற்புதமான கனிகளுள் மதிப்பு மிகுந்த கனியாக நெல்லிக்கனி திகழ்கிறது.

நெல்லிக்கனி பழவகையைச் சேர்ந்தது. ஆனால், வழக்குத் தமிழில் இதை நெல்லிக் காய் என்றே வழங்குகிறோம்.

வாழ்நாள் முழுவதும் ஆரோக்கியமாக வாழ விரும்புகிறவர்கள் பள்ளிக்குழந்தையைப் போல அடிக்கடி நாட்டு நெல்லிக்காயான பெரிய நெல்லிக்காயை (தினமும் மூன்று போதும்) சாப்பிட வேண்டும்.

காரணம், எலுமிச்சைப் பழ அளவில் இருக்கும் இப்பழத்தில் தான் வைட்டமின் சி மிக அதிக மாக இருக்கிறது. நெல்லிக்கனியை எப்படிப் பயன்படுத்தினாலும் (பதப்படுத்தினாலும்)

இளமையைப் புதுப்பிக்கும் அரிய கனி

அதில் இருக்கிற வைட்டமின் சி அழியாமல் கிடைப்பதே அக்கனியின் மாபெரும் சிறப்பம்சமாகும்.

இந்த வைட்டமின் சி வளர்சிதை மாற்றத்தைத் துரிதப்படுத்து கிறது. இதனால் கொழுப்பு, கெட்ட கொலஸ்ட்ரால், நச்சுப் பொருள்கள் என அனைத்தும் உடனுக்குடன் வெளியேறி விடுவதால் உடலின் திசுக்கள் புதுப்பிக்கப்பட்டு ஆரோக்கியமாக வாழ்கிறோம். இதனால் வாழ்நாள் நீடிக்கிறது. பெரும் பணக்கார வீடுகளில் தேனில் ஊறப்போட்ட நெல்லிக் காய் லேகியம் இருக்கும். இவற்றில் இருந்து தினமும் ஒரு நெல்லிக் காயை எடுத்துச் சாப்பிடுவார்கள். இது நோய்களை விரட்டி இளமை, ஆரோக்கியத்தைப் புதுப்பித்து வாழ்நாளை நீட்டித்துத் தந்துவிடும்.

எல்லா நோய்களுக்கும் அருமருந்து!

பல் ஈறுகளைப் பாதுகாக்கவும், ஸ்கர்வி நோயைத் தடுக்கவும் வைட்டமின் சி பயன்படுகிறது. இந்த வைட்டமின் ரத்தத்தில் சிவப்பு, வெள்ளை அணுக்களின் வளர்ச்சிக்குப் பயன்படுகிறது. அதாவது அதிகம் பயன்படுகிறது. எப்போதும் களைப்பாக இருப்பதற்குக் காரணம் வைட்டமின் சி குறைபாடுதான். பாலூட்டும் தாய்மார்களுக்கு வைட்டமின் சி அதிகம் தேவை.

100 கிராம் நெல்லிக்கனியில் 600 மில்லி கிராம் அளவுக்கு வைட்டமின் சி கிடைக்கிறது. நெல்லி மூலம் வைட்டமின் சி நன்கு கிடைப்பதால் இதய நோய்கள், சோம்பேறித்தனம், எப்போதும் சிடுசிடுத்துக் கொண்டே இருத்தல் போன்றவை குணமாகும்.

நெல்லிக்காயை காயாகவும், பழமாகவும், பழத்தைக் காயவைத்து பொடியாகவும் ஆண்டு முழுவதும் பயன்படுத்தலாம். சாதாரண உப்பு சேர்த்து நெல்லிக்கனியை உண்ணலாம். பெரும்பாலும் நெல்லிக் கனியை ஊறுகாயாகவும், சமையலில் பச்சடியாகவும்தான் பயன் படுத்துகிறார்கள். ஜெல்லி முதலியனவும் செய்கிறார்கள்.

நெல்லிக்கனி பேதி மருந்தாகவும், சிறுநீர் நன்கு வெளியேறவும் பயன் படுகிறது. எந்த விதமான நோயாக இருந்தாலும் சரி, ஒரு தேக்கரண்டி நெல்லிக்கனிச் சாற்றுடன் அதே அளவு தேனையும் கலந்து தினமும் அதிகாலையில் சாப்பிட்டால் போதும், அது சில நாட்களிலேயே நோய்களைக் குணமாக்கி உடலுக்கு பலத்தையும் தரும். புதிதாகக் கிடைக்காவிட்டால் உலர்ந்த நெல்லிக்கனித் தூளை மேற்கண்ட முறையில் தேனுடன் சேர்த்து உட்கொள்ளலாம்.

பிரபல இதயநோய் மருத்துவரான டாக்டர் செரியன் தினமும் ஒரு டம்ளர் நெல்லிக்கனிச் சாறு அருந்திவிட்டு வீட்டில் உடற்பயிற்சி

செய்வேன் என்று கூறியுள்ளார். அந்த அளவுக்கு இதயத்தை நெல்லிக் கனி பலப்படுத்துகிறது. ஒரு இதய மருத்துவரே சிபாரிசு செய்யும் அளவுக்கு ஆற்றல் வாய்ந்த நெல்லிக்கனியில் உள்ள வைட்டமின் சி எந்த விதமான நோயும் வராமல் தடுக்கிறது. இதயநோய்களுக்கு மிகச் சிறந்த மருந்து இக்கனி ரசம்.

தினமும் ஒரு நெல்லிக்கனி

நெல்லிக்கனி இந்தியாவில் தான் தோன்றியது. இதன் ருசியானது புளிப்பு, உறைப்பு, துவர்ப்பு இறுதியாக இனிய சுவையாகவும் இருக்கும். பெரிய நெல்லிக்காயில்தான் சத்துக்கள் அதிகம். இதில் ஒரு காயைச் சாப்பிட்டுவிட்டு தண்ணீர் அருந்தினால் நன்கு இனிக்கும்.

நெல்லிக்கனி, தலைமுடி கொட்டிவிடாமல் பாதுகாக்கிறது. முடி நன்கு வளர உயிர்ப்பூட்டுகிறது. இத்துடன் ஆண்களின் விந்து உற்பத்தி நன்கு அதிகரிக்கவும் உதவுகிறது. எனவே, தினமும் ஒரு நெல்லிக்கனி சாப்பிடுவது மிகவும் அவசியம்.

ஒரு ஆண், பிரம்மச்சாரியாக இருந்தாலும் சரி, 50 வயதுக்கு மேல் தாம்பத்தியத்தில் ஆர்வம் இல்லையென்றாலும் சரி விந்து உற்பத்தி குறையக்கூடாது. ஏனென்றால்? நம்முடைய மூளையில் உள்ள லிம்பிக் சிஸ்டம் என்ற அமைப்பு நன்கு செயல்பட வேண்டும். ஆண்மைக் குறைவு, விந்து உற்பத்தி இல்லாததை அறியாதவர்கூட சோர்வு அதிக மாகி மூளை மந்தமாகிப் போய்விடுவார். இதனால் அதிக வயதாகும் போது தம்மால் முன்போல சிந்திக்க முடியாமல், செயல்படாமல் இருக்கிறோம் என்று உட்கார்ந்து விடுவார்.

இதைத் தடுக்கக்கூடிய ஒரே தங்கபஸ்பம், ஒரேயொரு நெல்லிக்கனியே! ஒரு நெல்லிக்காயில் அல்லது கனியில் பதினாறு வாழைப்பழம் அல்லது மூன்று ஆரஞ்சுப் பழம் ஆகியவற்றில் உள்ள அளவுக்கு வைட்டமின் சி உள்ளது. இதனால் மூளை உட்பட எல்லா உறுப்புகளுக்கும் தேவையான வைட்டமின் சி கிடைத்து விடுவதால் விந்து உற்பத்தியும் அதிகரிக்கும்.

எனவே, எப்போதும் சோர்வாக உள்ளவர்களும், ஆண்மைக் குறைவால் அவதிப்படுகிறவர்களும் தினமும் ஒன்றிரண்டு நெல்லிக்கனியைச் சாப்பிட்டு வரவும். இதனால் மூளையில் உள்ள லிம்பிக் சிஸ்டமும் சிறப்பாகச் செயல்படுவதால் தன்னம்பிக்கையுடனும் வாழ்வீர்கள்.

கண்பார்வை தெளிவாகத் தெரிய...

கண்பார்வை தெளிவாகத் தெரியவும், ரத்தம் சுத்தமாகவும் ஏழு எட்டு நெல்லிக்காயை கொட்டை நீக்கி சிறு சிறு துண்டுகளாக வெட்டி (இரும்புக் கத்தியால் வெட்டினால் வைட்டமின் சி-யை கத்தி உறிஞ்சிக்

கொள்ளும், எனவே எவர்சில்வர் கத்தியால் நெல்லிக்காயைத் துண்டு களாக்கவும்) அவற்றை மிக்ஸியில் சிறிது தண்ணீர் ஊற்றி சாறாக அடிக்கவும், பிறகு இதில் ஒரு தேக்கரண்டி தேனையும் சேர்த்துக் காலையும் மாலையும் அருந்த வேண்டும். ஏழு நாட்களுக்குப் பிறகு ஒரு வேளை மட்டும் அருந்தி வரலாம். இதனால் ரத்தமும் நன்கு சுத்தமாகும்.

ஆரஞ்சுப் பழச் சாற்றில் உள்ளதை விட இருபது மடங்கு வைட்டமின் சி கிடைக்கும் ஒரே பழம் நெல்லிக்கனிதான். இதனால் தான் இக்கனி ரசம் எல்லா உறுப்புகளையும் தட்டி எழுப்பி நன்றாக வேலை செய்யத் தூண்டுகிறது. இக்கனியிலிருந்து தயாரிக்கப்படும் டானிக் தொண்டைப் புண், ஆஸ்துமா, மூச்சு விடுவது தொடர்பான நோய்கள் என அனைத்தை யும் குணமாக்குகிறது.

எனவே, ஆஸ்துமா, குடல்புண், தொண்டைப்புண், மேகவெட்டை, பெண்களின் வெள்ளை ஒழுக்கு, வாந்தி ஆகியவற்றைப் போக்கவும் தினமும் ஒன்றிரண்டு நெல்லிக்கனி அல்லது சாறு அருந்தவும்.

காலையில் அருந்த வேண்டிய சாறு!

நெல்லிக்கனிச் சாறை காலையில் அருந்துவது உடலுக்குப் பலவித நன்மைகளை அளிக்கும். சாறில் ஒரு தேக்கரண்டி தேனும் சேர்த்து அருந்துவதால் மிகவும் சுவையாக இருக்கும். காயாகச் சாப்பிடுவதை விட சாறாக சாப்பிடுவது இருமடங்கு நன்மை பெற உதவும்.

புற்றுநோயா?

நெல்லிக்கனியில் காலிக் அமிலம் (gallic acid) என்ற சக்தி வாய்ந்த பாலிபெனால்ஸ் உள்ளது. இது புற்றுநோயைத் தடுக்கும். கீல்வாதத் திற்கு நெல்லிக்கனிச் சாறு அருந்தலாம். இக்கனியிலிருந்து தயாரிக்கப்படும் தைலம் மேல்பூச்சாகக் கீல்வாத நோயாளிகளுக்குப் பயன்படுகிறது.

சொறி சிரங்கா?

உலர்ந்த நெல்லிக்கனிப் பொடியை எலுமிச்சம்பழச் சர்பத்துடன் சேர்த்து அருந்த சீதபேதி, வயிற்றுக்கடுப்பு போன்ற நோய்கள் குணமாகும்.

சொறிசிரங்கு மற்றும் பிற தோல் நோய்கள் குணமாக ஒரு தேக்கரண்டி பால், ஒரு தேக்கரண்டி உலர்ந்த நெல்லிக்கனிப் பொடி, ஒரு தேக்கரண்டி சர்க்கரை ஆகியவை சேர்த்து தினமும் மூன்று வேளை அருந்தினால் போதும். சொறி சிரங்கு குணமானதும் இதே முறையில் அருந்தி வந்தால் தோல் பளபளப்பாக மாறும்.

நரம்புகள் பலவீனமடைவதையும் நெல்லிக்கனிச் சாறு தடை செய் கிறது. எனவே இச்சாற்றை அருந்தி முதுமைக்காலத்திலும் இளமைத் தோற்றத்துடனும் துடிப்புடனும் செயலாற்றலுடன் வாழலாம்.

சிறுநீர் சம்பந்தமான அனைத்துக் கோளாறுகளையும் நெல்லிக்கனி குணமாக்குகிறது. வயிற்று மந்தம், காது மந்தம், மஞ்சள் காமாலை போன்றவற்றையும் குணமாக்குகிறது. ஆண்மைக் குறைவு குணமாக தொண்ணூறு நாட்கள் தொடர்ச்சியாக காலையில் நெல்லிக்கனிச் சாறு அருந்தி வரவும்.

100 கிராம் நெல்லிக்கனி தரும் சக்தி 58 கிலோ கலோரிகள். இதில் உள்ள சத்துகள் (கிராமில்) புரதம் 0.5, கொழுப்பு 0.1, நார்ப்பொருள் 3.4, மாவுப்பொருள் 13.7, கால்சியம் 50 மில்லி கிராம், இரும்பு 1.2 மில்லி கிராம், தயாமின் 0.03 மில்லி கிராம், ரிபோஃப்ளாவின் 0.01 மில்லி கிராம், நியாசின் 0.2 மில்லி கிராம், வைட்டமின் சி 600 மில்லி கிராம், சோடியம் 5 மில்லி கிராம், பொட்டாசியம் 225 மில்லி கிரம, செம்பு 18 மில்லி கிராம், ஆக்ஸாலிக் அமிலம் 296 மில்லி கிராம், கோலைன் 250 மில்லி கிராம், கரோட்டீன் 59 மைக்ரோ கிராம் என்று உள்ளன.

எப்போதும் மகிழ்ச்சி தொடர...

நெல்லிக்கனியை (தேனில் ஊறவைத்ததை தினமும் சாப்பிடுவது நல்லது) தினமும் சாப்பிடுகிறவர் படு சுறுசுறுப்பாகவும் இளமைத் தோற்றத்துடனும் காணப்படுவார். இதற்குக் காரணம் நெல்லியில் உள்ள கோலைன் என்ற அமினோ அமிலம் தான். இது வயதான காலத்திலும் ஞாபகமறதி வராமல் மூளையை விழிப்புடன் வைத்துக் கொள்கிறது. மேலும், வயதாக வயதாக உடல் பருமனாகாமல் ஒல்லியாக இருந்தால்தான் இளமைத் துடிப்புடன் வாழமுடியும். இதற்காக உடலில் கல்சித்தின் என்ற பொருளை உற்பத்தி செய்து உடலில் எடை அதிகரிக்காமல் பார்த்துக் கொள்கிறது.

100 கிராம் நெல்லியில் 250 மில்லி கிராம் அளவு தாராளமாக கொலைன் இருப்பதால் தினமும் நெல்லியை உணவில் சேர்க்கவும். இதனால் மூளையும், உடலும் புதுப்பிக்கப்படும். உலர்ந்த நெல்லிக்கனி பொடி என்றால் ஒன்று அல்லது இரண்டு தேக்கரண்டி தூளுடன் அதே அளவு தேனும் சேர்த்து (ஒருவேளை மட்டும்) சாப்பிட்டு வந்தால் கொலைன் சத்து தொடர்ந்து நம் உடலுக்குக் கிடைக்கும்.

பி காம்ப்ளெக்ஸ் வைட்டமின் குடும்பத்தைச் சேர்ந்தது கொலைன். நாம் சாப்பிடும் புரத உணவில் உள்ள மெதியோனைன் என்ற அமினோ அமிலத்திலிருந்து உடல் தானாகவே கொலைன்

தயாரித்துக் கொள்கிறது. அதனால், சிலர் இதை வைட்டமின் என்று அழைப்பதில்லை.

உடலில் உள்ள கொழுப்பு அமிலங்கள், பாஸ்பரஸ் உப்பு ஆகிய வற்றுடன் இணைந்து எல்சித்தின் என்ற பொருளை உருவாக்கி நரம்பணுக்களின் ஆரோக்கியத்திற்கு உதவுகிறது. வயதான காலத்தில் ஏற்படும் ஞாபகமறதியைத் தடுக்க இந்த கொலைன் தேவை. மீன், முட்டையின் மஞ்சள் கரு, முளை விட்ட கோதுமை, கொட்டைகள் முதலியவற்றில் தாராளமாக கொலைன் உள்ளது. நெல்லிக்காய் தவிர காரட், பீட்ரூட், முட்டைகோஸ், காலிஃப்ளவர், பூசணிக்காய் போன்ற காய் கறிகளிலும் போதுமான அளவு கொலைன் உள்ளது. இவற்றை நன்கு

நீண்ட ஆயுள் தரும் நெல்லிக்கனி

நீண்டநாள் வாழவும் இப்பழம் பயன்படுகிறது. எல்லாவிதமான இதயக்கோளாறுகளையும் குணமாக்குகிறது. இதயத்தையும் வலுவாக்கும். முடி கொட்டுவதையும் நரைப்பதையும் தடுக்கும். நரையைப் போக்கி முடியை வளரச்செய்யும். இதனால்தான் நவீன தைலங்களின் மூலப்பொருளாக நெல்லிக்கனி உள்ளது.

இப்பழத்தின் சாறும், சாதாரணமாகச் சாப்பிடும் ஒரே ஒரு காயும் உடம்பில் உள்ள எல்லா அவயங்களிலும் கலந்து சீர்கேடுகளைச் சரி செய்து நீண்ட நாள் இளமையான தோற்றத்துடனும் வாழ வழி அமைத்துத் தருகிறது. நெல்லிக்கனி தேவாமிர்தம் என்றால் அது கொஞ்சமும் பொய்யல்ல!

சேர்த்துக்கொண்டால் கல்லீரல் கோளாறு தடுக்கப்படும். ரத்தக் கொதிப்பு, சிறுநீரக வீக்கம் முதலியனவும் எளிதில் குணப்படுத்தப் படும்.

வைட்டமின் சி-யுடன் கொலைன் தாராளமாக உள்ளதால் நெல்லிக்கனி இந்த வகையில் முதல் இடத்தில் இருக்கிறது. அசைவ உணவுக் காரர்கள் அவித்த முட்டை ஒன்றையும் நெல்லிக்காயுடன் சேர்த்து சாப்பிடலாம். சைவ உணவுக்காரர்கள் பாதாம், வால்நட், வேர்க்கடலை என ஏதாவது ஒன்றை நெல்லியுடன் சேர்த்துச் சாப்பிடலாம்.

மூளையைப் பலப்படுத்தி உடலை சிக்கென வைத்திருக்கும் கொலைன் என்ற சத்துக்காகவாவது தினமும் நெல்லிக்கனி சாப்பிட்டு வருவோம். வாழ்நாளை நீடிப்போம்.

பலாப்பழம்

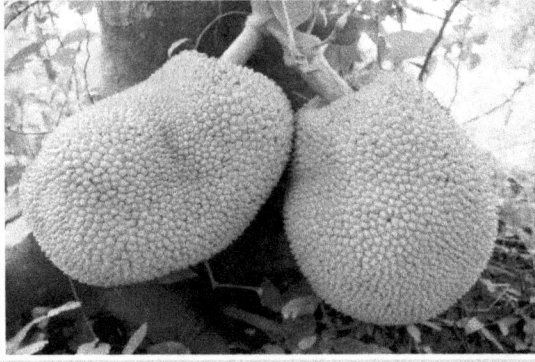

உடலில் உள்ள நரம்பணுக்களுக்கு மட்டு மல்ல. மூளையில் உள்ள நரம்பணுக்களுக்கும் சக்தியைக் கொடுக்கும் அரிய பழம் பலா.

முக்கனிகளுள் ஒன்று பலா. ஆங்கிலத்தில் Jack fruit என்று பலாவிற்குப் பெயர்.

பலாப் பழத்தின் தாயகம் இந்தியா. ஈரப்பலா, சீமைப்பலா, ரொட்டிப் பலா போன்றவை சிறந்த இனங்கள். பலா மரத்தைக் கரையான் களால் அரிக்க இயலாது.

பலாச்சுளை உடலுக்குக் குளிர்ச்சியைத் தருகிறது. உடலிலுள்ள கழிவுகளை அகற்றவும் உதவுகிறது. களைப்பை அகற்றுவதுடன் உடல் எரிச்சல், உடல் வறட்சி போன்ற வற்றையும் குணமாக்குகிறது.

சக்தி பெற...

பலாச்சுளைகளை சிறிய துண்டுகளாக வெட்டிப் பாலில் வேகவிட வேண்டும். பிறகு

அசைவ உணவுப் பழக்கத்தை மறக்கடிக்கும் பழம்

பத்து நிமிடம் கழித்து அடுப்பில் இருந்து இறக்கி, ஒரு தேக்கரண்டி தேன் அல்லது நெய் சேர்த்துப் பருக வேண்டும். இது உடலுக்கு சக்தி தரும் பானமாகும். இதற்குப் பலாப்பழம் பாயசம் என்று பெயர்.

தோல் பளபளப்பாக மாற...

பலாக்காயைச் சிறு சிறு துண்டுகளாக வெட்டி வெயிலில் உலர்த்தி எடுத்து வைத்துக்கொள்ள வேண்டும். இவற்றை எண்ணெயில் பொறித்துச் சாப்பிட்டால் உடலுக்குச் சக்தி கிடைக்கும். தோலும் பளபளப்பாக மாற ஆரம்பிக்கும். தனிப்பட்ட இனிய வாசனையுள்ள இப்பழத்தின் சுளைகளைத் தேனில் நனைத்துச் சாப்பிட்டால் உடனே செரிமானம் ஆகும். பலாச்சுளைகளை நாட்டுச் சர்க்கரையுடன் சேர்த்து சாப்பிட்டு வருபவர்களுக்கு உடல் உறுதி அதிகரிக்கும்.

தேன் போல இனிய சுவையுள்ள பலாவை அதிகமாகச் சாப்பிட்டால் பசி குறைவும், வயிற்றுக் கோளாறும் உண்டாகலாம். எனவே அளவுடனேயே சாப்பிட வேண்டும். ஆஸ்துமா நோயாளிகள் கண்டிப்பாக பலாப்பழத்தை தவிர்க்கவும். இவர்கள் பலாச்சுளை சாப்பிட்டால் ஆஸ்துமா அதிகரிக்கும்.

100 கிராம் பலாப் பழத்தில் உள்ள சத்துக்கள்:

புரதம் 1.9 கிராம், கொழுப்பு 0.1 கிராம், நார்ப்பொருள் 1.1. கிராம், மாவுப்பொருள் 19.8 கிராம். கால்சியம் 20 மில்லி கிராம், பாஸ்பரஸ் 41 மில்லி கிராம், இரும்பு 0.5 மில்லி கிராம், தயாமின் 0.03 மில்லி கிராம், ரிபோஃப்ளாவின் 0.13 மில்லி கிராம். நியாசின் 0.4 மில்லி கிராம், வைட்டமின் சி 7 மில்லி கிராம், மக்னீசியம் 27 மில்லி கிராம், சோடியம் 41 மில்லி கிராம், பொட்டாசியம் 191 மில்லி கிராம், செம்பு 0.23 மில்லி கிராம், குளோரின் 9 மில்லி கிராம், கந்தகம் 69 மில்லி கிராம், கரோட்டீன் 306 மைக்ரோகிராம். கிடைக்கும் சக்தி 88 கலோரிகள்.

மூட்டு வலியா? அழகு வேண்டுமா?

கந்தக உப்பு தாராளமாக உள்ள பழங்களில் முதலிடம் பெறும் பழம் இது. 100 கிராம் பலாப்பழத்தில் 69 மில்லி கிராம் அளவு கந்தக உப்பு உள்ளது. பலாக்கொட்டையில் 356 மில்லி கிராம் அளவு இந்த உப்பு உள்ளது. மூட்டு வலி உள்ளவர்கள் தினமும் ஒரு முட்டை சாப்பிட்டால் அதில் உள்ள சிஸ்டைன் என்ற அமினோ அமிலத்தில் உள்ள கந்தக உப்பு மூட்டு வலியைக் குணமாக்கிவிடும். ஆனால், பலாச்சுளைகளில் அதிகபட்சம் பத்து சாப்பிட்டாலேயே கந்தக உப்பு நேரடியாகக் கிடைத்து மூட்டுவலி குறைந்து விடும்.

ஆண்மை அதிகரிக்கும்!

பலாக்காயில் புரதம், கால்சியம், பொட்டாசியம் ஆகியவை அதிகம் உள்ளன. ரத்தத்தில் அளவுக்கு மேல் காடிப்பொருள் இல்லாமல் தடுப்பது பொட்டாசியம் உப்புதான். இதனால் ரத்தத்திலும் திசுக்களிலும் காடிப்பொருள் அதிகமாக இராது. இதயத் துடிப்பு சீராக இருக்கவும் பொட்டாசியம் உப்பு தேவை.

இதற்காகப் பலாக்காயையோ அல்லது பழுக்காத சிறிய பிஞ்சு பலாக்காயையோ மேல் தோலைச் சீவி விட்டு அதைக் கத்தியினால் சிறு சிறு துண்டுகளாக்கி வேகவைத்து பருப்பு சேர்த்து பச்சடியாகச் சமைத்துச் சாப்பிட வேண்டும். இதனால் ரத்த விருத்தி உண்டாகும். தாகம் தணியும். பித்தம் குணமாகும். தாம்பத்திய நாட்டம் அதிகரிக்கும். இதனால் ஆண்மைக் குறைவு அகன்று விந்து உற்பத்தியும் அதிகரிக்கும். எனவே, சீசனின் போது பலாக்காய் பச்சடியை ஆண்மைக் குறைவும், பெண்மைக் குறைவும் உள்ள தம்பதிகள் தினமும் சாப்பிடுவது நல்லது.

கந்தக உப்பை அழகைத் தரும் அரிய உப்பு என்கிறார்கள். தோல், தலைமுடி, நகம் முதலியன குறுகிய காலத்தில் பளபளப்பாக மாறிவிடும். பலாக் கொட்டையில் இந்த உப்பு 5 மடங்கு அதிகமாக இருப்பதால் பலாச் சுளைகளில் இருந்து எடுத்த பலாக்கொட்டைகளை குழம்பில் போட்டு சமைத்துச் சாப்பிடலாம். இதனால் மலச்சிக்கல், கல்போல் வயிறு கெட்டிப்படுதல், புளி ஏப்பம் போன்றவை நீங்கும். ரத்தம் விருத்தியாகும். சிறுநீரும் நன்கு பிரியும். ரத்த சோகை நோயாளிகளும் பலம் பெற்று அழகான உருவத்துடன் ஆரோக்கியமாக வாழ பலாக் கொட்டைகளை அவ்வப்போது குழம்பில் அவிய வைத்துச் சாப்பிட்டு வந்தால் போதும். உடலில் உள்ள விஷப் பொருள்கள் மட்டுமல்ல, தோலில் உள்ள விஷப் பொருள்களும் உடலிலிருந்து வெளியேறிவிடும். கல்லீரலில் இருந்து பித்தநீர் சுரக்கவும் கந்தகம் உதவுகிறது.

பலாக்காயை 'பலாமூசு' என்பார்கள். இதை அடிக்கடி சமைத்துச் சாப்பிட்டு வந்தால் அடிக்கடி அசைவ உணவு சாப்பிடுகிறவர்கள் இறைச்சி சாப்பிடும் வழக்கத்திலிருந்து எளிதில் விடுபட்டு விடுவார்கள்.

அரிய பழமான பலாவையும், பலாக்காய், கொட்டை இவற்றையும் அளவோடு உணவில் சேர்த்து உடல் நலம் பெறுவோம்.

பப்பாளிப் பழம்

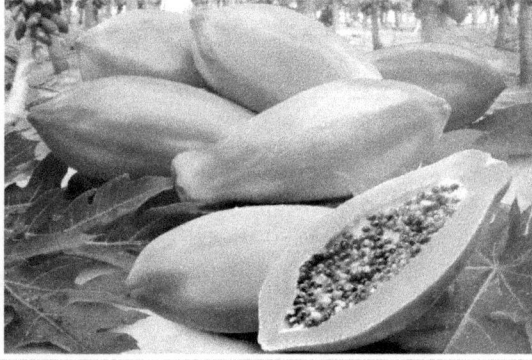

நீரிழிவு நோயாளிகள் பழங்கள் சாப்பிடக் கூடாது என்பார்கள். ஆனால், உண்மையில் மூன்று வகையான பழங்களை இவர்கள் பயமின்றி சாப்பிடலாம்.

அந்த மூன்று பழங்களுள் பப்பாளியும் ஒன்றாகும். (மற்ற இரண்டு நாவல் பழம், கொய்யா).

உலகில் உள்ள பழவகைகளுள் 38 வகையான பழங்களை மட்டும் பச்சையாக அப்படியே சாப்பிடலாம். சில பழங்களைக் காயாக இருக்கும் போதும் சாப்பிடலாம். மற்ற பழங் களை நன்கு பழுத்த பிறகுதான் சாப்பிடலாம். பப்பாளியை காயாக இருக்கும்போது சமைத்துச் சாப்பிடலாம்.

பச்சையாக அப்படியே சாப்பிடக்கூடிய 38 வகையான பழங்களுள் உயர்தரமான தாது உப்புகளும் வைட்டமின்களும் அதிகம் நிறைந்தும், கலோரி குறைவாகவும் உள்ள

கல்லீரல் நோயைக் குணமாக்கும் பழம்

முதல் மூன்று பழங்கள் 'வாழைப்பழம், அன்னாசி, பப்பாளி' என்று சத்துணவு நிபுணர்கள் கண்டுபிடித்துள்ளனர்.

மூன்றும் ஜீரண சக்தியை அதிகரிப்பதால்தான் இரவு உணவுக்குப் பிறகு இதில் ஏதாவது ஒன்றைச் சாப்பிடுகின்றனர். குறிப்பாக, வயதாக வயதாக ஜீரணமாவது கடினமாக இருக்கிறது. எனவே, நாற்பது வயதில் இருந்தாவது ஏதாவது ஒன்றை இரவு உணவுக்குப் பிறகு சாப்பிட்டால் நெஞ்செரிச்சல் இன்றி உடனே உறங்கலாம்.

நாற்பது வயதுக்கு உட்பட்டவர்கள் வாழைப்பழம் சாப்பிடலாம்.

கலோரி அளவு குறைவு என்பதால் இந்த மூன்று வகையான பழங் களையும் தேவையான அளவு சாப்பிடலாம்.

100 கிராம் பப்பாளியில் கிடைக்கும் கலோரி அளவு 32 தான்.

காலையில் பப்பாளி, இரவிலும் பப்பாளி!

மேலை நாடுகளில் காலையில் பலகாரம் போல் சாப்பிடப்படும் நான்குவகைப் பழங்களுள் பப்பாளியும் ஒன்றாக இருக்கிறது. *(மற்ற மூன்று பழங்கள் அன்னாசி, திராட்சை, வாழைப்பழம்).*

காரணம், பப்பாளியில் சக்திவாய்ந்த இரண்டு செரிமானப் பொருள்கள் உள்ளன. பப்பாளி மரத்தின் பழம், இலை, மரத்தின் தண்டு முதலிய வற்றில் பால் போன்ற திரவம் ஓடிக்கொண்டே இருக்கிறது. இந்தப் பாலில் பாப்பைன் (Papain) என்னும் ஒருவகைச் செரிமானப் பொருள் கலந்திருக்கிறது. இத்துடன் கார்பைன் (Carpain) என்ற பெரும் மதிப்பு வாய்ந்த இன்னொரு செரிமானப் பொருளும் உள்ளது.

பாப்பைன் ஜீரண சக்தி சம்பந்தமான கோளாறுகளைக் குணப்படுத்து கிறது. இது கடினமான புரத உணவுகளை எளிதில் ஜீரணிக்கச் செய்து விடும். அமெரிக்கர்கள் வெளியூர் சென்றாலும் சரி, வெளிநாடுகளுக்குச் சென்றாலும் சரி பப்பாளி, அன்னாசி, மாம்பழம் என மூன்றையும் தேடிப்பிடித்து சாப்பிடுவார்கள். காரணம், இந்த மூன்றும் புரத உணவுகளையும், உடலுக்கு ஒவ்வாத உணவு எதையாவது சாப்பிட்டு இருந்தால் அதையும் ஜீரணிக்கச் செய்து உடல் நலனைக் காக்கும்.

இதனால்தான் கடினமான ஆட்டுக்கறி, மாட்டுக்கறி முதலிய வற்றை இளகிய தன்மையுடையதாக மாற்ற பப்பாளிக் காயையும் சேர்த்துச் சமைக்கின்றனர். பெரும்பாலும் மேலைநாட்டார் பப்பாளியைச் சமைத்துச் சாப்பிடவே விரும்புகின்றனர்.

மேலை நாடுகளில் பப்பாளியை நோயாளிகள் காயாகவும் (சமைத்து), மற்றவர்கள் பழமாகவும் சாப்பிடுகின்றனர். பழுத்த பழத்தைப் பச்சடி,

மாமிசம் கலந்த பலகார வகைகள், சர்பத் முதலியவற்றில் சேர்த்துச் சாப்பிடுகிறவர்களும் உண்டு.'

பப்பாளியில் உள்ள இன்னொரு செரிமானப் பொருளான கார்பைன் இதயத்துக்கு மிகவும் மதிப்பு வாய்ந்த உணவு மருந்தாகும். இத்துடன் நெஞ்சுவலி ஏற்படாமலும் பாதுகாக்கிறது. நெஞ்சுவலி ஏற்பட்டால் டாக்டர் மருந்துடன் பப்பாளிப் பழத்தையும் இரண்டு வேளை அடுத்த ஒருவாரத்துக்கு சாப்பிடுங்கள். இதனால் நெஞ்சுவலி பூரணமாகக் குணமாகும்.

இதனால்தான் மேலைநாடுகளில் இதயத்தைப் பாதுகாக்கவும், ஜீரண மண்டலத்தை ஆரோக்கியமாக வைத்திருந்து நீண்ட நாள் வாழவும் பப்பாளியைக் காலையிலும், இரவிலும் உணவில் சேர்த்துக்கொள் கின்றனர்.

இரவு உணவுக்குப் பிறகு 100 கிராம் பப்பாளித் துண்டுகள் சாப்பிடு வதால் இதய ஆரோக்கியம் பாதுகாக்கப்படுகிறது. இதனால் திடீர் மாரடைப்பு தடுக்கப்பட்டு ஆயுள் நீடிக்கிறது.

குடல் பூச்சிகள், வயிற்று உப்புசமா?

வயிற்றில் குடல்வால்பூச்சி, நீண்ட பூச்சி, வட்டப்பூச்சி போன்ற பூச்சிகளால் அவதிப்படுபவர்களுக்கும், வயிற்று உப்புசத்தால் பாதிக்கப் பட்டோருக்கும் பப்பாளிக்காய் சிறந்த சக்தி வாய்ந்த மருந்தாகும்.

இதில் உள்ள மருந்துப் பொருள்கள் குடல் புழுக்களை அடியோடு அகற்றிவிடும். பப்பாளியின் விதைகளில் உள்ள கார்சின் என்னும் பொருளும் வட்டமான புழு பூச்சிகளை வயிற்றிலிருந்து அடியோடு விரட்டுகிறது.

பப்பாளிப் பழத்தில் வைட்டமின்களும் தாது உப்புகளும் அதிகம். ஆனால், கலோரி குறைவு. எனவே, குழந்தைகள் உட்பட அனைத்து வயதினரும் குடலில் பூச்சிகள் தொந்தரவு இன்றி நலமுடன் வாழ பப்பாளியை அளவுடன் தினமும் சாப்பிட்டு வரவும். குறைந்தது 200 கிராம் அளவு பப்பாளித் துண்டுகள் சாப்பிடலாம்.

மாதவிலக்கு குறிப்பிட்ட காலத்தில் நடைபெற, திருமணமாகாத பெண்களுக்குப் பப்பாளிக்காய் பச்சடி நன்கு பயன்படுகிறது.

நாள்பட்ட மலச்சிக்கல், பேதி முதலியவற்றை பப்பாளிப் பழச்சாறும், பப்பாளி விதைகளை அரைத்துச் சாறாக அருந்தும் பானமும் நன்கு குணப்படுத்துகின்றன.

பப்பாளி பழச்சாறுடன் இரண்டு தேக்கரண்டி தேன் சேர்த்து அருந்தி னால் தொண்டைப்புண், டான்சில்ஸ் போன்றவை உடனே குணமாக ஆரம்பிக்கும். முழுநலம் உறுதி.

வளரும் குழந்தைகளுக்கும், முதியோர்களுக்கும்...

பலவீனமான குழந்தைகளுக்கும், வளரும் குழந்தைகளுக்கும், முதியோர்களுக்கும் செரிமானப் பிரச்னை பெரிய பிரச்னையாக இருக்கிறது. இதற்காக இவர்களுக்கு வாழைப்பழமும், பப்பாளிப் பழமும் மருத்துவர்களால் சிபாரிசு செய்யப்படுகிறது. காரணம், ஒருதுண்டு பழத்துண்டில் உள்ள பாப்பைன் என்ற செரிமானப் பொருள் அதன் எடையை விட நாலுமடங்கு உள்ள செரிமானப் பொருள்போல, வேகமாகச் செயல்படுகிறது. இதனால் நாம் சாப்பிட்ட மற்ற உணவுப் பொருள்களும் விரைந்து செரிமானமாகி உடலுக்கு சக்தி கிடைக்கிறது. இதனால்தான் இரவு உணவுக்குப் பிறகு பப்பாளி சாப்பிடத் தேவையான அளவு சிபாரிசு செய்யப்படுகிறது.

100 கிராம் பப்பாளிப் பழத்தில் உள்ள சத்துக்கள்:

புரதம் 0.6 கிராம், கொழுப்பு 0.1 கிராம், நார்ப்பொருள் 0.8 கிராம், மாவுப்பொருள் 7.2 கிராம், கால்சியம் 17 மில்லி கிராம், பாஸ்பரஸ் 13 மில்லி கிராம், இரும்பு 0.5 மில்லி கிராம், வைட்டமின் சி 37 மில்லி கிராம், தயாமின், ரிபோஃப்ளாவின், நியாசின், மக்னீசியம், சோடியம், கந்தகம், செம்பு, குளோரின் போன்றவையும் சிறிதளவு உள்ளன.

பொட்டாசியம் உப்பு பப்பாளிக் காயில் 246 மில்லி கிராமும், பழத்தில் 69 மில்லி கிராமும் உள்ளன. இதனால் ரத்தம் உறைந்து போகாமல் ஓடிக்கொண்டே இருந்து மாரடைப்பை முழு ஆற்றலுடன் தடுத்து விடும். இந்த உப்பு ரத்தக் குறைத்து மூளையில் விழிப்புணர்ச்சியை ஊட்டுகிறது.

கருத்தரிக்க உதவும்!

பப்பாளி விதையில் உள்ள துத்தநாக உப்பு கருத்தரிப்பதற்கு உதவுகிறது. ஒரு தேக்கரண்டி பப்பாளி விதைகளைச் சாறாக்கி அதில் பத்து சொட்டு எலுமிச்சம் பழச்சாறு விட்டுச் சாப்பிட வேண்டும். கருத்தரிக்கும்வரை இதேபோல தினமும் இரு வேளை சாப்பிட்டு வரவும். இதன் மூலம் பெண்கள் எளிதில் குழந்தைப் பேற்றை அடையலாம்.

பப்பாளி விதைகளை இதேபோல் பிற பெண்களும், ஆண்களும் சாப்பிட்டு வந்தால் கல்லீரல் மூலம் உடலைச் சுத்தப்படுத்தி விஷப் பொருள்களை வெளியேற்றுவது விரைவாக நடக்கும். வைரஸ்களை வேருடன் அழிப்பதில் மகாப் போர் வீரன் துத்தநாக உப்பே. விதைகளில்

உள்ள இந்த உப்பு வெள்ளை அணுக்களுக்கு வலுவூட்டுகிறது. வலுவான வெள்ளை அணுக்கள் தொற்று நோய்க்கிருமிகளையும் அடியோடு ஒழிக்கின்றன.

பப்பாளியில் உள்ள பெக்டின் என்ற நார்ப்பொருள் மாயமந்திரம் போல மூலம், ரத்தப்போக்கு முதலியவற்றைக் கட்டுப்படுத்துகிறது.

பப்பாளியில் உள்ள பாப்பைன் என்ற செரிமானப் பொருளே மூட்டு வலியையும் குணமாக்குகிறது. எலும்பு இணைப்பு உள்ள இடங்களில் எல்லாம் வலி இல்லாமல் பார்த்துக் கொள்கிறது பாப்பைன்.

மிகச் சிறந்த சத்துணவு!

அனைத்து வயதினருக்கும் மிகச் சிறந்த சத்துணவு பப்பாளி. வயிற்றில் உள்ள குடல் பூச்சிகள் அனைத்தும் அழியும். உடலில் நோய் வளர்ச்சி, பாக்டீரியா வளர்ச்சி, புற்றுநோய் வளர்ச்சி முதலியன வராமல் அடித்து நொறுக்குகிறது. அதற்கு ஏற்ப பப்பாளியில் வைட்டமின் சி தாராளமாக இருக்கிறது.

நோய் ஏற்படுவதை எதிர்த்து இருதயம் நன்கு வேலை செய்யவும், முதுமைப் பண்பு உடலில் வளர்ச்சி அடையாமலும் இப்பழத்தில் உள்ள வைட்டமின் சி பார்த்துக்கொள்கிறது. இதனால் 'தினமும் ஒரு பப்பாளி சாப்பிடுங்கள்' என்ற வாசகம் உருவாகியுள்ளது. நீரிழிவு, சிறுநீரகக் கோளாறு, ரத்தக் கொதிப்பு நோயாளிகளுக்கு அருமருந்து பப்பாளிப் பழம்.

பப்பாளி சிறுநீரை அதிகம் பிரிக்கும். ஆஸ்துமாவைக் குணப்படுத்தும். சிறுநீர் மூலம் தொற்றுநோய் பரவாமல் தடுக்கும்.

பப்பாளிப் பழம் நாவிற்கு இனிமையானது. பித்தத்தைப் போக்கக்கூடிய மலச்சிக்கலை அகற்றக்கூடிய பழமாகும். பழுக்காத பப்பாளிக்காயை சாறாக அருந்தலாம். பழுத்த பப்பாளியைத் துண்டுகளாகவும், சாறாகவும் அருந்தலாம். பால் அல்லது தண்ணீர் விட்டு மிக்ஸியில் சாறாகத் தயாரிக்க வேண்டும். கலோரியும் கொழுப்பும் குறைவாக உள்ள பழம் என்பதால் பப்பாளி மூலம் உடல் எடை அதிகரிக்காமல் பார்த்துக் கொள்ளலாம். வயிறு நிறையும். ஆனால், எடை அதிகரிக்காது.

100 கிராம் பப்பாளியில் பாதி குளுகோஸும் மீதி பழச் சர்க்கரையுமாக இருக்கிறது. மேலும் மாம்பழத்துக்கு அடுத்து வைட்டமின் ஏ அதிகம் உள்ள பழம் பப்பாளிதான். இதனால் பார்வைத் திறன் அதிகரிக்கிறது. பீட்டா கரோட்டீன் தாராளமாக இருப்பதால் மாலைக்கண் நோய் தடுக்கப்படும். மேலும் கரோட்டினாய்டுகள் கீமோதெரபி போல் செயல்பட்டு புற்றுநோய் வராமல் பாதுகாக்கும்.

கல்லீரல் நோய் குணமாக...

மதுப்பழக்கத்தால் கெட்டுவிட்ட கல்லீரல் நோய் குணமாக ஒரு தேக்கரண்டி பப்பாளி விதைகளை அரைத்து, அதில் பத்துத் துளி எலுமிச்சை ரசத்தைக் கலந்து சாப்பிட வேண்டும். இந்த முறையில் தினமும் இருமுறை சாப்பிட்டால் கல்லீரல் நோய் ஒரே மாதத்தில் குணமாகும்.

வயிற்றுக் கோளாறுகளை நீக்கவும், வயிற்றைச் சுத்தம் செய்யவும், வாரத்தில் ஒரு நாள் பப்பாளிப் பழம் சாப்பிடவும். அன்று வேறு எந்த உணவும் சாப்பிடக்கூடாது. மூன்று நான்கு வேளை பப்பாளிச் சாறோ, பழத்துண்டுகளோ சாப்பிடலாம். இதனால் வயிறு சம்பந்தமான கோளாறுகள் அனைத்தும் உடனே குணமாகிவிடும்.

ஆண்களுக்கும் ஆண்மை விருத்தியை அதிகரிக்கும் அர்ஜினைன் என்ற அமினோ அமிலமும், ரத்த உறைவுக்குத் தடை செய்யும் ஃபிப்ரின் (Fibrin) என்ற செரிமானப் பொருளும் பப்பாளியில் உள்ளன. தோலைப் பளபளப்பாக மாற்றும் லைசின் என்ற அமினோ அமிலமும் பப்பாளியில் உள்ளது.

நமது உடலை முற்றிலும் தூய்மையாக்கும் அருமருந்து பப்பாளி என்பதால் இதனை இளமையை மீட்டுத்தரும் அதிசய மருந்து என்றும் உலகம் போற்றுகிறது.

தினமும் ஓர் ஆப்பிள் போல தினமும் ஒரு பப்பாளி சாப்பிட ஆரம்பிப்போம்.

ஃப்ளம் பழம்

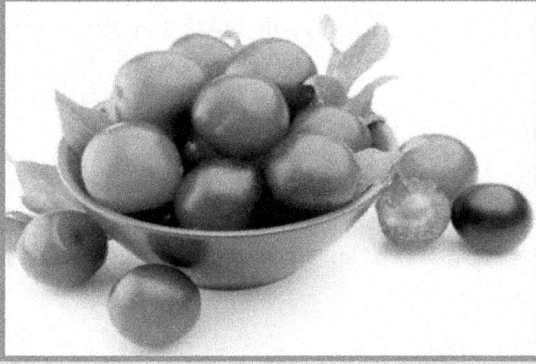

உடல் வனப்பிற்குப் பயன்படும் அரிய பழம், ஃப்ளம் பழம். பீச், செர்ரி ஆகிய பழங்களோடு தொடர்புடைய கனி ஃப்ளம். பழத் தோட்டங் களில் சிவப்பு, மஞ்சள், இளஞ்சிவப்பு, கருநீலம், பச்சை ஆகிய நிறங்களில் இப்பழம் காய்த்துத் தொங்கும்.

100 கிராம் ஃப்ளம் பழத்திலிருந்து கிடைக்கும் சத்துக்கள் (கிராமில்):

புரதம் 0.7, கொழுப்பு 0.5, நார்ப்பொருள் 0.4, மாவுப்பொருள் 11.1, கால்சியம் 10 மில்லி கிராம், பாஸ்பரஸ் 20 மில்லி கிராம், இரும்பு 0.6 மில்லி கிராம், தயாமின் 0.4 மில்லி கிராம், ரிபோஃப்ளாவின் 0.1 மில்லி கிராம், நியாசின் 0.3 மில்லி கிரம, வைட்டமின் சி 5 மில்லி கிராம், வைட்டமின் ஏ 980 சர்வதேச அலகு, மக்னீசியம் 147 மில்லி கிராம், பொட்டாசியம் 245 மில்லி கிராம், சோடியம் 0.8 மில்லி கிராம், தாமிரம் 13 மில்லி கிராம், கந்தகம் 33 மில்லி கிராம், கிடைக்கும் கலோரி 53.

ரத்தத்தைச் சுத்தப்படுத்தும் பிரமாதமான பழம்

இனிய சதைப் பற்றுள்ள பழவகைகளுள் ஒன்றான ஃப்ளம் கனி விலை மதிக்க முடியாத முதல் தரமான உணவாகும். இது மர வகையைச் சேர்ந்தது.

ஃப்ளம் பழத்தில் புளிப்புச் சுவையுள்ள ஆக்ஸாலிக் அமிலமும் கலந்துள்ளது. இதனால்தான் இனிப்புச் சுவையுடன் சிறிது புளிப்புச் சுவையும் உள்ளது. இந்தப் புளிப்புச் சுவை உமிழ்நீரை நன்றாகச் சுரக்க வைக்கும். அதன் பயனாக உணவு உடனே செரிமானம் ஆகும். பீச் பழம் போல இப்பழமும் ரத்தத்தைச் சுத்தப்படுத்தும்.

ஃப்ளம் பழங்களுள் பீச் ஃப்ளம், சிக்காசா ப்ளம் (chickasaw plum), அமெரிக்கன் ஃப்ளம் என்ற மூன்றுவகைப் பழங்களே மிகவும் உயர்ந்தவை. இவற்றையே உலகம் முழுவதும் நன்கு பயிர் செய்கின்றனர்.

அமெரிக்கர்கள் அதிக அளவு சாப்பிடும் முதல் மூன்று பழங்களுள் ஆப்பிள், பீச் ஆகியவற்றிற்கு அடுத்து ஃப்ளம் பழங்கள்தான் இருக்கின்றன. காரணம், திராட்சை, ஆரஞ்சு போல் இதய நோய்களையும் நெஞ்சுவலியையும் உடனே குணப்படுத்தும் அரிய பழம் ஃப்ளம். மேற்கண்ட இரு பழங்களைப் போலவே சத்துணவும் நிறைந்த பழம் இது.

மேனி பளபளப்பு, நோய் எதிர்ப்புச் சக்தி, ஊட்ட உணவு ஆகிய மூன்றும் ஃப்ளம் பழத்தில் சரியான விகிதத்தில் கலந்து அமைந்துள்ளன. மலச்சிக்கல் குணமாகி ரத்தம் தூய்மை பெற்று உடல் உறுதியுடனும், வனப்புடனும் திகழ ஊட்டி, கொடைக்கானல் போன்ற மலைப்பிரதேசங்களில் வாழும் மக்களைப் போல மற்ற பகுதி மக்களும் இப்பழத்தை நன்கு சாப்பிட வேண்டும்.

உடலுக்குக் குளிர்ச்சியைத் தரக்கூடிய பழங்களுள் இதுவும் ஒன்று. எனவே, வாத நோயாளிகளும், சீதள நோய் உள்ளவர்களும் இப்பழத்தை சாப்பிடுவதைத் தவிர்க்கவும் அல்லது அளவுடன் சாப்பிட மருத்துவரின் ஆலோசனையைப் பெறவும்.

மற்றவர்கள் ஃப்ளம் பழத்தை தாராளமாக நன்கு சாப்பிடலாம். இவர்கள் சாப்பிடுவதால்...

★ பாக்டீரியா, வைரஸ்கள் உடலுக்குள் செல்லாது.

★ ஆன்ட்டிஆக்ஸிடென்ட்டாகச் செயல்படுகிறது.

★ உடலில் உள்ள வீக்கத்தைக் குறைக்கிறது.

★ முதுமை அடைவதைத் தாமதப்படுத்துகிறது.

★ புற்றுநோய் பரவுவதைத் தடுக்கிறது.

★ உடலிலுள்ள விஷப்பொருள்களை வெளியேற்றுகிறது.

★ ரத்தத்தில் சர்க்கரை அளவைக் கட்டுப்படுத்துகிறது.

★ உடலுக்குச் சக்தியைத் தருகிறது

★ மூளை, முடி, நகம், பற்கள் முதலியவற்றிற்கு சக்தி அளிக்கிறது.

ஃப்ளம் பழத்தின் தோலில் பெக்டின் என்ற நார்ப்பொருள் இருக்கிறது. குடலில் தங்கியுள்ள கழிவுப் பொருள்களை எளிதாக வெளியேற்ற நார்ப்பொருளே உதவுகின்றன. அதிகக் கொழுப்பு சேர்ந்தால் ரத்தக் குழாய்கள் குறுகி இதய நோய் ஏற்படும். இதைத் தடுப்பது பெக்டின் என்ற நார்ச்சத்தே.

ரத்தக் குழாய்க்குக் கெடுதல் ஏற்படுத்தக்கூடிய பொருள்களையெல்லாம் பெக்டின் கழிவுகளாக வெளியேற்றிவிடுகிறது. அது மட்டுமல்ல. ரத்த ஓட்டத்தில் அதிக அளவில் உள்ள கொழுப்பு, பித்தம், அமிலம் போன்றவை கலந்து விடாமல் தடுத்து நிறுத்துகின்ற ஆற்றலை நார்ப் பொருள்கள் பெற்றுள்ளன. குடலில் புண்கள் தோன்றாமல் தடுப்பது நார்ப்பொருளே. எனவே, இந்த பெக்டின் என்ற நார்ப்பொருள் நன்கு கிடைக்க ஃப்ளம் பழத்தைத் தோலுடன் நன்கு மென்று சாப்பிட வேண்டும். பெருங்குடலில் உள்ள அனைத்து நச்சுப் பொருள்களையும் வடிகட்டி வெளியேற்றி விடுவதால் உடல் தூய்மையடைகிறது.

எப்போதும் இளமை தொடரும்!

ரத்த சோகையால் அவதிப்படுகிறவர்களுக்கு ஃப்ளம் மிகச் சிறந்த இரும்புச்சத்து மருந்தாகும். ரத்த உற்பத்திக்குத் தேவையான இரும்புச் சத்தை உடல் நன்கு உறிஞ்சிக்கொள்ள ஃப்ளம் பழத்திலேயே மாலிக் என்ற அமிலமும் வைட்டமின் சி-யும் உள்ளன.

மாலிக் அமிலம் ரத்தத்தை நன்கு சுத்தப்படுத்திவிடும்.

நம் உடலில் ஃப்ரீராடிக்கல் என்னும் திரவம் சுரந்துகொண்டே இருக் கிறது. இது செல்களைச் சிதைத்து முதுமையையும் நோய்களையும் கொண்டுவந்துவிடும்.

ஃப்ளம் பழத்தில் சக்திவாய்ந்த இரண்டு பைட்டோ கெமிக்கல்கள் உள்ளன. நியோகுளோராஜெனிக் அமிலம், குளோராஜெனிக் அமிலம் என்ற இந்த இரு ரசாயன அமிலங்களும் ஃப்ரீராடிக்கல் திரவத்தை மிகுந்த ஆற்றலுடன் மட்டுப்படுத்தி வெளியேற்றி விடுகின்றன. இந்த ஆன்ட்டிஆக்ஸிடென்ட் கூட்டுப் பொருள்கள் சமப்படுத்தி விடுவதால் முதுமையடைவது தடுக்கப்படும். எனவே, இளமைத் தோற்றத்தில் இருதய நோய், புற்றுநோய் போன்றவற்றின் தாக்குதல் இல்லாமல் ஆரோக்கியமாக வாழலாம்.

இனிப்புப் பிரியரா?

அடிக்கடி இனிப்பு உணவு சாப்பிட விரும்புகிறவர்களுக்கு மிகச் சிறந்த இயற்கையான இனிப்பு உலர்ந்த பிளமான புரூன் பழங்களே.

இவற்றைச் சாப்பிடச் சாப்பிட கண்களுக்குத் தேவையான பீட்டா கரோட்டீனும், நரம்பு மண்டலத்தை அமைதிப்படுத்தும் பொட்டாசியம் உப்பும், ஓய்வான மனநிலையைத் தரும் மக்னீசிய உப்பும் கிடைத்துவிடும். மக்னீசியமும் பொட்டாசியமும் மன இறுக்கத்தை அகற்றும் அதிசய உப்புகளாகும். புரூன் பழத்தில் இவை தாராளமாக உள்ளன.

மேலும் பொட்டாசியம் உப்பு ரத்தக் கொதிப்பு வராமலும் தடுத்துவிடுகிறது. எனவே, மாரடைப்பு உறுதியாக முன்கூட்டியே தடுக்கப்படுகிறது. மிகவும் பதற்றமாகவும், கோபமாகவும் வாழ்பவர்கள் தங்களை அமைதிப்படுத்திக் கொள்ள புரூன் பழங்களைக் கைவசம் வைத்திருக்கவும்.

ஃப்ளம் பழத்திலும் புரூன் பழத்திலும் இந்த இரு அமிலங்களும் தாராளமாக உள்ளன. உலர்ந்த ஃப்ளம் பழங்களே புரூன் (prune) பழங்கள். எனவே, ஆண்டு முழுவதும் ஃப்ளம் பழம் சாப்பிட வாய்ப்புள்ளது.

ஓர் ஆப்பிள் சாப்பிட்டால் ரத்தத்தைச் சுத்தப்படுத்த மாலிக் அமிலம் உள்ள ஒரு தக்காளிப்பழமும், காபியில் உள்ள குளோராஜெனிக் அமிலம் உள்ளதால் ஒரு கோப்பை காபியும் அருந்த வேண்டும்.

ஆனால் ஃப்ளம் மற்றும் புரூன் பழங்களில் இவை உடனே கிடைத்து விடுகின்றன.

செரிமானப் பாதையை ஒழுங்குப்படுத்த டிப்னிலிசாட்டின் (Diphenyl isatin) என்ற பொருள் ஃப்ளம் பழத்தில் இருக்கிறது. டிப்னிலிசாட்டின் மிகச் சிறந்த மலமிளக்கி மருந்து. நெஞ்செரிச்சல், அடிக்கடி காற்று விடுதல் போன்றவை இல்லாமல் மிகவும் மென்மையாகக் குடலுக்குள் வரும் அனைத்தையும் செரிமானம் செய்து வெளியேற்றிவிடுகிறது. பெருங்குடல் சுத்தமாக உடனே உதவுகிறது.

உலர்ந்த ஃப்ளம் பழமான புரூன் உடலில் கொழுப்பு குறைவாகச் சுரக்கக் கண்காணிக்கிறது. இதனால் கெட்ட கொலஸ்ட்ரால் கட்டுப் படுத்தப்படுகிறது. மேலும் குடலில் நல்ல பாக்டீரியா வளரவும், தீங்கு

செய்யும் பாக்டீரியாக்களை அழிக்கவும் புரூன் பழங்கள் உதவுகின்றன. சீசனின்போது ஃப்ளம் பழங்களை தினமும் சாப்பிடுகிறவர்கள், சீசன் இல்லாதபோது புரூன் பழங்களை நன்கு சாப்பிடவும். தினமும் மூன்று உலர்ந்த பழங்களே கூடப் போதும். அந்த அளவுக்கு நார்ச்சத்தும் பிற சத்துகளும் இதில் உள்ளன.

மேலும் இதயத்தைப் பாதுகாப்பதுடன் மூளையின் சக்தியை அதிகரிக்கும் பைரிடாக்சின் என்ற பி குரூப் வைட்டமின் இப்பழத்தில் தாராளமாக இருக்கிறது.

வைட்டமின் பி6 என்ற இந்த பைரிடாக்சின் உணவைச் செரிக்க வைக்கும்போது மூளையிலும் சில ஹார்மோன்களைச் சுரக்க வைக்கிறது. ரத்தத்தில் ஹோமோசிஸ்டைன் என்ற பொருளின் அளவைக் குறைப்பதால் மாரடைப்பு அபாயத்தைத் தடுத்து விடுகிறது.

மூளையிலிருந்து ஒவ்வொரு செல்லுக்கும் உடனுக்குடன் கட்டளை தடையின்றிக் கிடைக்கவும் இந்த பைரிடாக்சின் உதவுகிறது.

ஆஸ்துமா நோயாளிகள் முழுமையாகக் குணம்பெற்று ஆண்டு முழுவதும் ஆஸ்துமா இன்றி இளமைத் துடிப்புடன் வாழ இரண்டு பழங்கள் சிபாரிசு செய்யப்படுகிறது. இரண்டிலும் பைரிடாக்சின் என்ற வைட்டமின் தாராளமாக இருக்கிறது. அந்த இரு பழங்கள் வாழைப் பழமும், ஃப்ளம் மற்றும் புரூன் பழங்களே.

தவிர, மூளையின் ஆற்றலை அதிகரித்துக் கொள்ளவும் தினசரி புரூன் பழங்கள் சாப்பிடுங்கள். உலராத ஃப்ளம் பழங்கள் கிடைத்தாலும் சாப்பிடுங்கள்.

உடற்பயிற்சி செய்பவர்களுக்கு நன்கு சக்தியைக் கொடுக்கும் விதத்தில் இப்பழத்தில் இரும்புச்சத்து தாராளமாக இருக்கிறது. விடா முயற்சியுடன் நீண்ட நேரம் உடற்பயிற்சி செய்பவர்கள் புரூன் பழங்களை நன்கு சாப்பிடவும். மேலும் இதில் தாராளமாக உள்ள வைட்டமின் ஏ உடலை வறண்டு போகாமல் பளபளப்பாக மாற்றுகிறது. இத்துடன் பார்வைத் திறனையும் அதிகரிக்கிறது.

விலை அதிகம் என்றாலும் அபூர்வமான இந்தப் பழத்தை நாம் தினமும் சாப்பிட்டு வருவது நம் ஆரோக்கியத்தைப் புதுப்பிக்கும் அதிசய ரகசியமாகும்.

பீச் பழம்

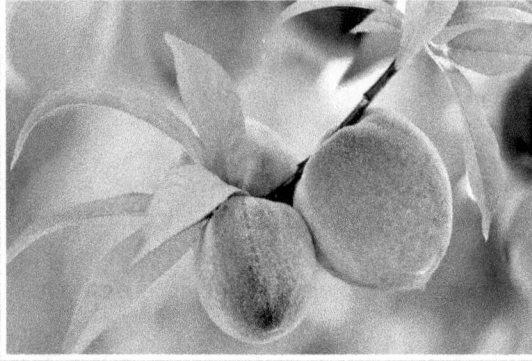

சிறு ஆப்பிள் வடிவில் சற்றே சிவந்த நிறத்தில், வெண்ணிற முடிகளுடன் உள்ள பழம் பீச் பழம். மனத்துக்கு உற்சாகமூட்டும் புதிய நறுமணமும் அதிக அளவு சாறும் கொண்ட பழம் இது.

அமெரிக்கர்கள் உணவிற்குப் பிறகு இந்தப் பழத்தைச் சுட்டுச் சாப்பிடுகின்றனர். நீண்ட தூரப் பயணத்தின்போது சிறந்த புரதச் சத்து உணவாக உலர்ந்த பீச் பழத்தையே தங்க ளுடன் எடுத்துச் செல்கின்றனர்.

உணவாகவும், மருந்தாகவும் உடல் வனப்பைத் தருவனவாகவும் உள்ள பழங்களின் வரிசையில், எலுமிச்சைக்கு அடுத்த இடத்தில் இருப்பது பீச் பழமாகும். இப்பழத்தில் தாது உப்புகளும் வைட்ட மின்களும், வைட்டமின் சி-யும் அதிக அளவில் உள்ளன.

குடல் கோளாறுகள் போக்கும் சிறந்த பழம்

100 கிராம் பழத்தில் உள்ள சத்துக்கள்:

ஈரப்பதம் 86, புரதம் 1.2 கிராம், கொழுப்பு 0.3 கிராம், நார்ப்பொருள் 1.2 கிராம், மாவுச்சத்து 10.5 கிராம், தாது உப்புகள் 0.8%, கால்சியம் 15 மில்லி கிராம், மக்னீசியம் 21 மில்லி கிராம், இரும்பு 2.4 மில்லி கிராம், பாஸ்பரஸ் 41 மில்லி கிராம், சோடியம் 2 மில்லி கிராம், பொட்டாசியம் 453 மில்லி கிராம், தாமிரம் 0.06 மில்லி கிராம், கந்தகம் 26 மில்லி கிராம், வைட்டமின் ஏ 450 சர்வதேச அலகு, தயாமின் 0.02 மில்லி கிராம், ரிபோஃப்ளாவின் 0.03 மில்லி கிராம், நிக்கோடானிக் அமிலம் 0.5 மில்லி கிராம், வைட்டமின் சி 6 மில்லி கிராம், சக்தி 58 கிலோ கலோரி.

புரதம் தேவை! பீச் போதும்!

நாம் உயிர் வாழ்வதற்கும் உடல் வளர்ச்சிக்கும் புரதச்சத்து அதிகம் தேவை. 2013ஆம் ஆண்டு அமெரிக்காவில் நடந்த ஆய்வு ஒன்று 15 வயது முதல் 55 வயதுவரை உள்ள ஆண், பெண்களுள் கச்சிதமான தோற்றத்தில் ஒல்லியாகவும் காட்சியளித்தவர்களின் உணவுப் பழக்கத்தை ஆராய்ந்தபோது அவர்கள் காலைநேர உணவாக புரதவகை உணவுகளையே அதிகம் சாப்பிடுவதாகக் கூறினார்கள். இதன்படி உடல் எடை அதிகரிக்காமல் பார்த்துக் கொள்வதிலும் புரதம் முக்கிய பங்கு வைத்திருப்பது தெரிய வந்தது.

இத்துடன் தசைகள் வேலை செய்வதற்கும், தேய்ந்துவிட்ட பாகங்களை ஈடு செய்வதற்கும், நோய்களைத் தடுக்கவும், எலும்புகள் வளர் வதற்கும் புரதம் தேவை. பீச் பழத்தில் 1.2 கிராம் புரதம் இருக்கிறது. 100 கிராம் ஆப்பிளில் கூட 0.3 கிராம் அளவுதான் புரதம் உள்ளது. 11 வகையான அமினோ அமிலங்களை உள்ளடக்கிய புரதம் கொண்டது பீச்.

உடல் பருமனைக் கட்டுப்படுத்தி அதிகமாகச் சுரக்கும் இன்சுலினைச் சமப்படுத்தி வெளியேற்றும் சிஸ்டின் 0.70 கிராம், இந்த அமினோ அமிலத்திற்கு அடுத்து உடல் எடையைக் கட்டுப்பாட்டில் வைத்துக் கொழுப்பு, கொலஸ்ட்ராலைக் கரைத்துவிடும் மெதியோனைன் (Methionine) என்ற அமினோ அமிலம் 0.24 கிராம் உள்ளது. உடலில் நைட்ரஜன் அளவு சரியாக இருக்கும்படி பார்த்துக்கொள்வது மெதியோனைன் தான்.

மூன்றாவது லியூசின் (Leucine) என்ற அமினோ அமிலம் 0.22 கிராம் இருக்கிறது. நான்காவதாக ஐசோலியூசின் (Isoleucine) என்ற அமினோ அமிலம் 0.10 கிராம் உள்ளது. இந்த இரு அமினோ அமிலங்களும் உடல் இயக்கத்தில் எல்லா இடங்களிலும் நைட்ரஜன் அளவு சரியாக

இருக்குமாறு பார்த்துக் கொள்கின்றன. மேலும் தைமஸ் சுரப்பி, மண்ணீரல், பிட்யூட்டரி சுரப்பி ஆகிய மூன்றிலும் வளர்சிதை மாற்றம் நன்றாக இருக்குமாறு கண்காணிக்கிறது.

ஐந்தாவதாக திரியோனைன் 0.21 கிராம். (இந்த அமினோ அமிலம் இல்லாத உணவைச் சாப்பிடும் குழந்தைகள் மூளை வளர்ச்சி இன்றி வளர்வார்கள்.) மூளை வளர்ச்சிக்கு இன்றியமையாத திரியோனைன் வலிப்பு நோய் வராமலும் தடுக்கிறது.

பாலுடன் பீச் பழத்தைச் சாப்பிட்டு வந்தால் மூளை நன்றாக வேலை செய்யும்.

ஆறாவதாக வேலைன் (Valine) என்ற அமினோ அமிலம் 0.31 கிராம் உள்ளது. மார்பகம், ஓவரி ஆகியவற்றின் வளர்ச்சிக்கும் உதவும். உறுப்பு களின் வளர்ச்சிக்கு உதவும் இந்த வேலைன் நரம்பு மண்டலத்துடன் நேரடித் தொடர்பு கொண்டது. நரம்பு மண்டலமும், ஜீரண மண்டலமும் ஆரோக்கியமாகத் திகழ வேலைன் நன்கு தேவை.

ஏழாவதாக பீனைல் அலைன் (Phenylalanine) என்ற அமினோ அமிலம் 0.14 கிராம் உள்ளது. அட்ரீனல் மற்றும் தைராய்டு சுரப்பி போன்றவை சிறப்பாகச் செயல்படத் தேவையானது பீனைல் அலைன் என்ற அமினோ அமிலம். சாப்பாட்டிற்கு முன்பாக பீச் பழத்தைச் சாப்பிட்டால் இந்த அமிலம் பசியை முப்பது சதவிகிதம் உடனே கட்டுப்படுத்திவிடும்.

எட்டாவது, ஹிஸ்டிடின் (Histidine) என்ற அமினோ அமிலம் 0.13 கிராம் உள்ளது. இந்த அமிலம் ரத்தத்தில் குறைவாக இருந்தால் மூட்டு வலி ஏற்படும். திசுக்களின் வளர்ச்சிக்கும் அவற்றைப் பழுதுபார்த்துச் சீரமைக்கவும் ஹிஸ்டிடின் தேவை. தேவையான அளவு ரத்தம் உற்பத்தியாகவும் ஹிஸ்டிடின் அவசியம். கல்லீரலில் கிளைகோஜன் உருவாகவும் ஹிஸ்டிடின் தேவை. கிழங்கு வகைகளிலும் கீரைகளிலும் ஹிஸ்டிடின் உள்ளது. பீச் பழத்திலும் இந்த அமிலம் உள்ளது குறிப்பிடத்தக்கது.

ஒன்பதாவதாக ஆர்ஜினைன் (Arginine) அமிலம் 0.13 கிராம் உள்ளது. மலட்டுத்தன்மையைப் போக்கும் அமிலம் இது. உடல் வளர்ச்சிக்கும் உதவுவது. ஆண்மைக் குறைவு உள்ளவர்கள் பீச் பழத்தை நன்கு சாப்பிட வேண்டும் (பெண்களும்தான்).

நரம்பு மண்டலத்திற்கும் அமைதியைத் தந்து நன்கு தூங்க வைக்கும் டிரைப்டோபன் என்ற அமினோ அமிலம் 0.03 கிராம் உள்ளது. பசும் பாலையும் இந்தப் பழத்துடன் சேர்த்துச் சாப்பிட்டால் டிரைப்டோபன் நன்கு கிடைக்கும். காலையிலும் மாலையிலும் பசித்தால் பழச்சாறு

அல்லது பிஸ்கட், பன் என்று சாப்பிட்டால் பசி அடங்கும். குறைந்த அளவு புரதமும் பசியை அடக்கும். உடல் வலி, காய்ச்சல் முதலியவை குணமாகவும் டிரைப்டோபன் தேவை. உலர்ந்த பீச் பழத்தில் டிரைப்டோபன் அமிலம் இரு மடங்கு அதிகமாக இருக்கிறது என்பது குறிப்பிடத் தக்கது.

பீச் பழங்களை அப்படியே சாப்பிடலாம். பீச் பழங்களில் கிடைக்கும் புரதச்சத்து மிகவும் தரமானது என்பதால் குழந்தை களும், கர்ப்பிணி களும், பால் கொடுக்கும் தாய்மார்களும் பீச் பழம் சாப்பிடுவது நல்லது. ஹெல்த் ஸ்டோர்களில் விற்பனை செய்யப்படும் உலர்ந்த பீச் பழம் எப்போதும் வீட்டில் இருக்கும் விதத்தில் இதற்காக இருப்பு வைத்துக்கொள்ளலாம்.

பீச் பழம் சத்துணவுக் குறைவால் ஏற்படும் ஸ்கர்வி நோயைக் குண மாக்குகிறது. வாய், உதடு முதலியவற்றில் புண் இருந்தால் இப்பழம் அதைப் போக்குகிறது. பீச் பழச் சாற்றை கேன்களில் அடைத்தும் விற்கின்றனர். எனவே, இவற்றை வீட்டில் வாங்கி வைத்துக்கொண்டு காலையில் சத்துணவு சாறாக இவற்றை அருந்தலாம்.

நல்ல தூக்கம் வேண்டுமா?

சில நிறுவனங்கள் பிராந்தி தயாரிக்க பீச் பழச் சாற்றையே பயன் படுத்துகின்றனர். போதைக்காக அல்ல. இதன் மருத்துவக் குணத் திற்காக இப்பழச்சாற்றைப் பயன்படுத்துகின்றனர்.

பீச் பழத்திலிருந்து நோயை அகற்றும் மருந்தையும், அமைதியான தூக்கத்தைத் தரும் மருந்தையும், தூக்கத்தைத் தரும் ஊசி மருந்தையும் தயாரிக்கின்றனர்.

இரவில் படுக்கப்போகும்போது, தோலுடன் இப்பழத்தைச் சாப்பிட்டு விட்டுப் படுத்தால் அமைதியான தூக்கம் வரும். காலையில் எளிதாக மலம் வெளியேறும். சிறுநீர் கழிக்கக் கஷ்டப்படுகிறவர்களுக்கு இப்பழம் அரிய உணவு மருந்து. நன்கு சிறுநீர் பிரிய இப்பழம் உதவுகிறது.

மார்புச் சளி, வறட்டு இருமல், தொண்டைப் புண் முதலியவற்றைக் குணப்படுத்தவும் இப்பழம் பயன்படுகிறது.

வயிற்று மந்தம், உணவு செரிமானம் முதலியனவற்றைக் குணமாக்கு வதில் இப்பழம் சிறந்த உணவு மருந்தாக உள்ளது. உணவு சாப்பிடு வதற்கு முன் இப்பழத்தையோ, பழச்சாறையோ முதலில் சாப்பிடவும். இதனால் ஏற்கெனவே குடலில் இருந்து ஜீரணமாகாத உணவு ஜீரண மாகிவிடும். இதனால் நன்கு பசி எடுத்துச் சாப்பிடலாம். அப்ரிகாட்

பழத்தில் உள்ளது போலவே பீச் பழத்திலும் இருக்கும் மக்னீசியம் ஓய்வான மன அமைதியைத் தருவதுடன் மலச்சிக்கலும் ஏற்படாமல் பார்த்துக்கொள்கிறது.

மூளை சுறுசுறுப்புக்கு...

நீண்ட நாட்கள் குடல் கோளாறால் துன்பப்படுகிறவர்களுக்கு இந்தப் பழம் வரப் பிரசாதம். குடலும், உணவுக்குழாய்ப் பகுதியும் சீராக இயங்க இந்தப் பழத்தில் உள்ள சத்துக்கள் பயன்படுகின்றன.

நம் உடம்பில் அதிகமாக இருக்கும் இரண்டாவது தாது உப்பு, பாஸ்பரஸ் உப்பு. இது கால்சியத்துடன் இணைந்து எலும்பு மண்டலம் மற்றும் ஒவ்வொரு செல்லையும் பலப்படுத்துகிறது. ரத்தத்தில் காரச்சத்து அதிகரிக்காமல் பார்த்துக்கொள்கிறது. இத்துடன் நரம்பு மண்டலம் சீராக வேலை செய்யவும் உதவுவதால் மூளை சுறுசுறுப்பாகச் செயல்படுகிறது. இதற்கு உதவும் விதமாக 100 கிராம் பீச் பழத்தில் 41 மில்லி கிராம் அளவு பாஸ்பரஸ் உப்பு உள்ளது. இந்தத் தாது உப்பு

முகச் சுருக்கம் குணமாகும்!

இந்தப் பழம் உணவாகவும் மருந்தாகவும் பயன்படுவதால் முகத்தில் உள்ள சுருக்கங்களையும், அழுக்குகளையும் நீக்கி பளபளப்பான முகத்தோற்றத்தையும் தருகிறது.

முகம் எண்ணெய் வழிந்ததுபோல் இல்லாமல் நாள் முழுவதும் 'பளிச்' என்று இருக்க, இப்பழத்தோலின் உட்பாகத்தை இரவில் முகத்தில் தேய்த்துக்கொண்டு படுத்தால் போதும். முகம் 'பளிச்' என்று ஆகிவிடும். சில வாரங்களாவது இந்த முறையைத் தொடர வேண்டும்.

மாவுச்சத்து, கொழுப்பு முதலியவற்றை வளர்சிதை மாற்றம் செய்து சக்தியை உற்பத்தி செய்கிறது. இந்தச் சக்தி எலும்பு, பற்கள் போன்ற வற்றை பலப்படுத்துவதுடன் உடலில் உள்ள கோளாறுகளைச் சீர்செய்து உடல் வளர்ச்சிக்கு உதவுகிறது. குளுக்கோஸை கிளைகோஜனாக மாற்றவும் பாஸ்பரஸ் உதவிசெய்து சக்தியை வெளிப்படுத்துகிறது. உடல் பருமனைக் குறைக்கும் லெசித்தின் என்ற பொருள் உருவாகவும் பாஸ்பரஸ் உதவுகிறது.

எனவே, மூளை வளர்ச்சிக்கும் சுறுசுறுப்புக்கும் தேவையான பாஸ்பரஸ் உப்பு தாராளமாக இருப்பதால் பீச் பழத்திற்கு முக்கியத்துவம் கொடுங்கள்.

பார்வைத் திறனை அதிகரிக்க வைட்டமின் ஏ-யும் இப்பழத்தில் அதிகம். எனவே, 30 வயதிற்கு மேற்பட்டோர் தினமும் உலர்ந்த பீச் பழத்தை மட்டுமாவது சாப்பிட்டு வரவும். இதனால் பார்வைத்திறன் பாதுகாக்கப் படுவது உறுதி.

4000 ஆண்டுகளுக்கு முன்பு சீனாவில் பீச் பழம் முதன் முதலாகப் பயிர் செய்யப்பட்டது. தற்போது 40% பீச் பழத்தை அமெரிக்காவும், இத்தாலியும் உற்பத்தி செய்கின்றன.

உலகம் முழுவதும் பீச் மரம் பழத்திற்காகவே வளர்க்கப் படுகிறது.

பீச் பழங்களைப் பயன்படுத்தி ஜாம் தயாரிக்கலாம். பீச் பழம் காய்ச்சலைத் தணித்து உடலுக்குச் சக்தியை வழங்கும். வாய் துர்நாற்றத்தைப் போக்குவதுடன், ரத்தத்தையும் விருத்தி செய்யும். பித்த மயக்கம், கபம் குணமாகும்.

பீச் மரத்தின் இலைகளைக் கஷாயமாக்கி அருந்தலாம். இது வயிற்றுப் புழுக்களையும், பூச்சிகளையும் கொன்றுவிடும். மூலநோய், வெண் புள்ளி போன்ற நோய்களையும் குணமாக்கும் பீச் மரத்தின் இலைச் சாறை மருந்தாக அருந்த மூலிகை மருத்துவர் ஒருவரின் ஆலோசனை யையும் பெறவேண்டும்.

பேரிக்காய்

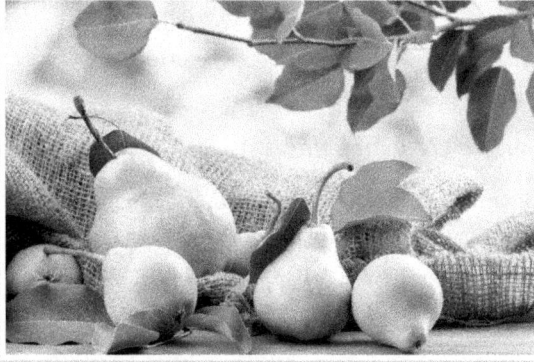

ஆப்பிளுக்கு இணையான அரிய பழங்களுள் பேரிக்காயும் ஒன்றாகும். இது பெண் களுக்கான சிறந்த பழமும்கூட.

பீச் பழத்தில் ரத்தத்தைச் சுத்தப்படுத்தும் இரு அரிய அமிலங்களாக சிட்ரிக், மாலிக் ஆகிய அமிலங்கள் செயல்படுகின்றன என்று பார்த்தோமல்லவா? ஆனால், பேரிக்காயில் பெக்டின் என்ற நார்ப்பொருளே இந்தப் பணியை வேகமாகச் செய்துவிடுகிறது.

குடல் பகுதியில் கொலஸ்ட்ராலும் பித்த நீரும் இல்லாமல் போகச்செய்கிறது. ரத்தத்தில் உள்ள விஷப்பொருள்களான காட்மியம் என்ற தகரம் போன்ற உலோகப் பொருள், ஈயம், பாதரசம் போன்ற பொருள்களையும் உறிஞ்சி வெளியேற்றி ரத்தத்தைச் சுத்தப்படுத்தி விடு கிறது. மேலும் நல்ல கொலஸ்ட்ரால் உருவாகத் தேவையான இயக்கு நீரையும் இது சுரக்க வைக்க உதவி செய்கிறது. ஆரஞ்சு, ஆப்பிள்,

இதயத்தைப் பலப்படுத்தும் இணையற்ற பழம்

வெங்காயம் போன்றவற்றிற்கு அடுத்து பெக்டின் அதிக அளவு உள்ள பழம் பேரிக்காய்தான்.

தடித்த தோல் உள்ள பேரிக்காயில்தான் இந்த அளவு பெக்டின் உள்ளது. எனவே பேரிக்காயை நன்கு கழுவி தோலுடன் கடித்து சாப்பிட்டு வருவதே ரத்தத்தைச் சுத்தப்படுத்த மிகச்சிறந்த வழி. செலவில்லாத எளிய வழியும்கூட.

ரத்தம் சுத்தமாவதால் கண்ணுக்குத் தெரியாத நோய்களும் குணமாகி பெண்கள் அழகாகவும் ஆரோக்கியமாகவும் காட்சியளிப்பார்கள். ஆண்களும்தான்!

ஆப்பிளும் பேரிக்காயும் சமம்!

ஆப்பிள் வகையைச் சேர்ந்தது பேரிக்காய் மர இனம். நியாயப்படி இதை பேரிப்பழம் என்றுதான் அழைக்க வேண்டும்.

இப்பழத்தின் தாயகம் தெற்கு ஐரோப்பா மற்றும் ஆசிய கண்டத்தின் பகுதிகள் தாம். இதன் மருத்துவக் குணத்திற்காக உலகின் எல்லாப் பகுதிகளிலும் இம்மரம் பயிரிடப்படுகிறது.

இதில் ஐரோப்பிய பேரி, ஓரியண்டல் பேரி என இரு வகைகள் உள்ளன.

பாட்லெட் பேரிக்காய் என்பது அமெரிக்காவில் பிரபலமான மூன்றாவது வகையாகும். இந்த வகையை ஐரோப்பாவில் வில்லியம் பேரிக்காய் என்கிறார்கள்.

இப்பழத்தைப் பெரும்பாலும் காலை உணவு, இரவு உணவு ஆகியவற்றிற்குப் பிறகு சாப்பிடும் பழமாக பலரும் பயன்படுத்துகின்றனர். காரணம், பெக்டின் என்ற நார்ச்சத்து மலச்சிக்கல் இல்லாமலும் பார்த்துக்கொண்டு குடலை நன்கு சுத்தப்படுத்திவிடுவதுதான்.

பல நாடுகளில் பேரிக்காய் ரசம் பதப்படுத்தப்பட்டு டின்களில் புத்துணர்ச்சி ஊட்டும் பானமாக விற்பனை செய்யப்படுகிறது.

மற்ற பழ ரசாயனங்களிலும் பேரிக்காயை அதன் புதுவிதமான சுவைக்காகச் சேர்க்கின்றனர்.

உடலுக்குக் குளிர்ச்சியைத் தரும் பேரிக்காயிலிருந்து ஜெல்லி தயாரிக்கலாம். நரம்புத் தளர்ச்சிக்கு மிகச்சிறந்த மருந்து பேரிக்காய்.

100 கிராம் பேரிக்காயில் உள்ள சத்துக்கள்:

புரதம் 0.6 கிராம், கொழுப்பு 0.2 கிராம், நார்ப்பொருள் 1.0 கிராம், மாவுப்பொருள் 12 கிராம், கால்சியம் 8 மில்லி கிராம், பாஸ்பரஸ் 15 மில்லி கிராம், இரும்பு 0.5 மில்லி கிராம், தயாமின் 0.03 மில்லி கிராம்,

ரிபோஃப்ளாவின் 0.33 மில்லி கிராம், ரியாசின் 0.2 மில்லி கிராம், மக்னீசியம் 72 மில்லி கிராம், சோடியம் 4 மில்லி கிராம், பொட்டாசியம் 350 மில்லி கிராம், செம்பு 0.12 மில்லி கிராம், கந்தகம் 13 மில்லி கிராம், குளோரின் 86 மில்லி கிராம், புளிப்புத் தரும் ஆக்ஸாலிக் அமிலம் 4 மில்லி கிராம், கரோட்டீன் 30 மைக்ரோ கிராம், சக்தி 52 கலோரி. வைட்டமின் சி 7 மில்லி கிராம்.

பழுத்த பேரிக்காயை வெட்டி இரண்டு நாட்கள் வெயிலில் காயவைத்து உலர்ந்த பேரி தயாரிக்கின்றனர். உலர்ந்த பேரிக்காயில் சத்துக்கள் 4 முதல் 6 மடங்கு வரை அதிகமாக உள்ளன. எனவே, உலர்ந்த பேரிக்காயையும் நன்கு பயன்படுத்தலாம்.

தசைகளில் ஏற்படும் வலியைக் குணமாக்கும் பயோட்டின், மன இறுக்கத்தை நீக்கி வாழ்நாளை நீடிக்க உதவும். பாந்தோனிக் அமிலம், ரத்தத்தில் ஹிஸ்டாமைன் அளவை அதிகரித்து, நரம்புமண்டலத்தைப் பலப்படுத்தவும், மனத்தின் ஆற்றலை அதிகப்படுத்தவும் ஃபோலிக் அமிலமும் பேரிக்காயில் சிறிதளவு உள்ளன. இந்த மூன்றும் சிறிதளவே என்றாலும் அணுகுண்டை விட உடலிலும் மனத்திலும் அதி வேகத்தில் ரசாயன மாற்றங்களை ஏற்படுத்தி விடுகின்றன.

ஆண்டு முழுவதும் பேரிக்காய் சாப்பிட வாய்ப்புள்ளது. சீசன் இல்லாத போது டின்களில் உள்ள பேரிக்காய் சாறு, உலர்ந்த பேரிக்காய் என்று உணவில் சேருங்கள். ஆப்பிளுக்கு அடுத்து பேரிக்காயில்தான் பாலிபெனால் அதிகம் உள்ளது. எனவே, பேரிக்காய் சாப்பிட மறவாதீர்கள்.

பழங்களிலும் காய்கறிகளிலும் 500 வகையான பைட்டோ நியூட்ரியன்கள் உள்ளன. அவற்றுள் பெனால்ஸ் (Phenols) மிகச் சிறந்த நோய் எதிர்ப்புச் சக்தி மருந்தாகும்.

பேரிக்காயில் இம்மி அளவே உள்ள இந்த ரசாயன சத்துப்பொருள் வைட்டமின் ஏ, சி, ஈ போன்ற சிறந்த ஆன்ட்டிஆக்ஸிடென்டு களை விட மிகுந்த ஆற்றலுடன் புற்றுநோய், ரத்தக் குழாயின் சுவர்கள் பழுதடைதல், இரவில் பார்வைத்திறன் மங்குதல் உட்பட அனைத்தையும் குணமாக்கவல்லவை. இக்கசப்புச் சுவை ஆரோக்கியத்தை ராணுவ வீரர் போல பாதுகாக்கிறது.

பலம் பெறும் இதயம்!

நெல்லி, திராட்சை, ஆப்பிள் இவற்றிற்கு அடுத்து இதயத்தைப் பலப்படுத்தும் மிகச்சிறந்த பழம், பேரிக்காய்.

எனவே, இதய நோய் தொந்தரவிலிருந்து தப்பிக்க இரவில் ஒரு பேரிப்பழம் சாப்பிடவும்.

நெஞ்சு வலியால் அவதிப்படும் பெண்களுக்கும், மசாலா உணவுகளை அதிகமாகச் சாப்பிடும் மனிதர்களுக்கும் உடலைச் சோர்விலிருந்து மீட்டுச் சுறுசுறுப்பாக இயங்க வைக்க விரும்புகிறவர்களுக்கும் பேரிக்காய் ஒரு கைகண்ட கனி.

உடலுக்கு அனைத்துச் சத்துக்களும் கிடைக்க பதினைந்து வயதிற்கு உட்பட்டவர்கள் சீசனின் போது தினமும் இரண்டு பேரிக்காயாவது சாப்பிட்டு வரவும்.

அதிக உடல் எடை குறையும்!

இனிமையான சுவை. அதே நேரத்தில் கரையும் நார்ப்பொருள்களும், கரையாத நார்ப்பொருள்களும் அதிக அளவு இருப்பதால் வயிறு நிரம்பும். இதனால் எந்த உணவையும் அதிகம் சாப்பிடப் பிடிக்காது. உணவு சாப்பிடுவதற்கு முன்பே பேரிக்காய் சாப்பிடுவது உடல் எடையை விழிப்புடன் குறைக்க உதவும்.

கரையாத நார்ப்பொருள்கள் பேரிக்காயில் தாராளமாக இருப்பதால் இவை பெருங்குடலில் கழிவு தங்காமல் வெளியேற்றி விடுகிறது. இதனால் அளவுடன் சாப்பிடும் உணவும் உடனே ஜீரணமாகி விடுவதால் கொழுப்போ பிற கெடுதலான, விஷமான சத்துக்களோ உடலில் தங்காமல் கரைந்து விடுகிறது. இதன் மூலம் உடல் எடை அதிகரிக்காமல் தடுக்கப்படுகிறது. ஆரோக்கியமும் பாதுகாக்கப் படுகிறது.

குழந்தைகளின் முதல் இரு திட உணவுகளுள் பேரிக்காயும் ஒன்றாகும். (இன்னொன்று வாழைப்பழம்).

வாழைப்பழத்தைத்தான் நம் ஊர் தாய்மார்கள் திட உணவாக ஊட்டு வார்கள். ஐரோப்பாவில் இதற்குப் பதிலாக பேரிக்காயைக் கொடுக்கின்றனர்.

காரணம், எந்த வயதுக்காரர் சாப்பிட்டாலும் ஒவ்வாமை ஏற்படுத்தாத பழம் இது. இதனால்தான் குழந்தைகளுக்குப் பழமாகவும், சாறாகவும் பேரிக்காயை முதல் திட உணவாக ஊட்டுகின்றனர்.

எந்த வகையான அலர்ஜி உள்ளவர்களாக இருந்தாலும் சரி, எந்த வயதுக்காரராக இருந்தாலும் சரி பேரிக்காய் மட்டும் அவர்களுக்கு நன்கு செரிமானமாகிவிடும். கரையாத நார்ச்சத்தால் கெட்ட கொழுப்பு அகற்றப்பட்டு மாரடைப்பு முற்றிலும் தடுக்கப்படும்.

பேரிக்காயில் உள்ள கரையாத நார்ச்சத்து கொலஸ்ட்ராலை உறிஞ்சி வெளியேற்றி விடுவதால் மாரடைப்பு முழுவதும் தடுக்கப்படுகிறது.

சிறுநீரக கற்களைக் கரைக்கும் பேரிக்காய்!

பேரிக்காய் சிறுநீரகத்தில் இருக்கும் கற்களை எளிதில் கரைத்து விடுகிறது. உட்கார, எழ, நடக்கச் சிரமப்படும் கீல்வாத நோய்க்காரர்களின் நோயைக் குணமாக்கவும் பயன்படுகிறது.

இதய நோய், ரத்த சோகை முதலியவற்றையும் அதிக ரத்த அழுத்தத்தையும் குணமாக்கவல்லது பேரிக்காய்.

எனவே, காலையில் உணவாகவும், மருந்தாகவும் 300 கிராம் அளவு எடையுள்ள பேரிக்காயைச் சாப்பிட்டால் போதும். 3 சிறிய பழங்கள் 300 கிராம் எடை இருக்கும்.

பழத்தில் தாராளமாக உள்ள வைட்டமின் சி-யும், ஃபோலிக் அமிலமும் நோய் எதிர்ப்புச் சக்தியை அதிகரிக்கிறது. இத்துடன் தொற்றுநோய், ரத்தசோகை, தசைவலி, காயம் போன்றவை இன்றி ஆரோக்கியமாக வாழ வைட்டமின் சி உதவுகிறது. ஃபோலிக் அமிலமோ உடலில் நோய் எதிர்ப்புப் பொருள்களை உற்பத்தி செய்து தொற்றுநோய் பரவாமல் தடுத்து குணப்படுத்தி பாதுகாப்பையும் தருகிறது. இதனால் உடலில் இளமைத் தோற்றத்துடன் காட்சியளித்து வாழலாம்.

உடற்பயிற்சி செய்பவர்களின் அரிய உணவு, பேரி!

உடற்பயிற்சி செய்பவர்களின் உடலில் பொட்டாசியம் உப்பு குறைந்து சோர்வும், தசைவலியும் ஏற்படும். அவர்கள் இரண்டு பேரிக்காயைச் சாப்பிட்டால் ரத்தத்தில் பொட்டாசியம் உப்பு அதிகரிக்கும்.

சத்துணவு மற்றும் சமையல் கலை நிபுணர் மூலம் பேரிக்காய், தேன், போன்றவை சேர்த்து சர்பத் மற்றும் சாறு தயாரித்து அருந்தும் முறையைத் தெரிந்து கொள்வது நல்லது.

தோலை சீவிவிட்டே சத்துணவு நிபுணர்கள் சாறு தயாரிக்கின்றனர். ஆனால், தோலில்தான் பெனால்ஸ் என்ற ரசாயனச் சத்துப் பொருள் இருந்து எல்லா நோய்களையும் தடுக்கிறது.

எனவே, பேரிக்காயை நன்கு கழுவிவிட்டு, கடித்தோ அல்லது துண்டுகளாக்கியோ சத்துக்களையும் நாம் பெறலாம்.

எப்போது சாப்பிடக்கூடாது?

காய்ச்சல் நேரத்தில் பேரிக்காய் சாப்பிட்டால் காய்ச்சல் விரைந்து குணமாகும்.

அதே நேரத்தில் சீதபேதி இருந்தால் பேரி வேண்டாம். காரணம், பேரியில் உள்ள இயற்கையான சர்க்கரையான சார்பிட்டோல் (Sorbitol) மலச்சிக்கலைப் போக்கக்கூடியது. கடுமையான மலச்சிக்கலின்போது சார்பிட்டோல் குடலில் அதிகரித்தால் மேலும் பேதி அதிகமாகும்.

குழந்தைகளுக்கு பேதி இருந்தால் அந்த நேரத்தில் பேரியைத் தவிர்க்கவும்.

எலும்பு மெலிவு நோய்

பெண்களுக்கு வரும் எலும்பு மெலிவு நோயான ஆஸ்டியோ போரோசிஸ் நோயைத் தடுக்கும் சக்தி பேரிக்காயில் உள்ள போரான் உப்புக்கு உண்டு. எலும்பு மண்டலத்தில் 40 சதவிகிதம் கால்சியம் கரைந்து போவதை இந்த போரான் உப்பு தடுக்கிறது. இதனால்தான் பேரிக்காய் சாறில் இரண்டு தேக்கரண்டி தேன் சேர்த்து அருந்த வேண்டும் என்பார்கள். காரணம், தேனிலும் போரான் உப்பு தாராளமாக உள்ளது.

இத்துடன் ரத்தத்தில் ஈஸ்ட்ரோஜன் ஹார்மோன் அதிகரிக்கவும் போரான் உதவுகிறது. மூளையின் ஆற்றலை அதிகரிக்கும் சக்தியும் போரான் உப்புக்கு உண்டு.

எனவே, ஆப்பிள் போலவே தினமும் சாப்பிட வேண்டிய அரிய பழம் பேரிக்காய் என்பதை உணர்வோம். ஆரோக்கியம் காப்போம்.

பேரீச்சம் பழம்

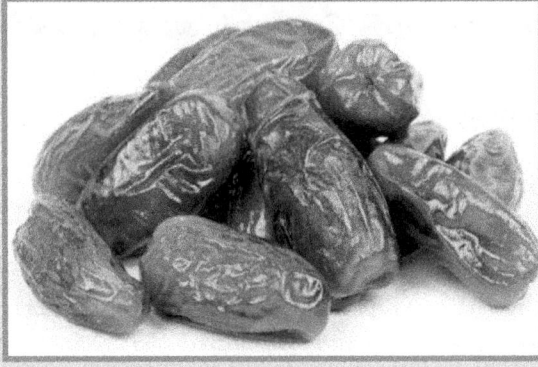

உலகம் முழுவதும் உள்ள மக்கள் களைப் பில்லாமல் உற்சாகமாக வாழ்வதற்காக இறைவன் கொடுத்த கனிகளுள் பேரீச்சம் பழமும் ஒன்று.

அரபு நாடுகளில் வாழ்பவர்கள் தினமும் அசைவம் உண்கிறார் கள். அதுவும் மூன்று வேளையும்! இவர்களுள் மூன்றில் இருவர் குண்டாக இருந்தாலும் மாரடைப்பு நோயால் எவரும் திடீர் திடீரென்று இறப்பதில்லை.

முதல் காரணம், அவர்கள் அசைவ உணவை விரும்பிச் சாப்பிட்டாலும் அதே விருப்பத் துடன் இரண்டு வகையான பழங்களைத் தினமும் சாப்பிடுகின்றனர். அவற்றுள் ஒன்று தான் பேரீச்சை. இன்னொன்று மாதுளம் பழம்.

இரண்டாவது காரணம், நோன்பின்போது அசைவ உணவுகளின் மூலம் உடலில் இருப்பில் உள்ள புரதமும் அவர்களை களைப் பில்லாமல் வாழவைக்கிறது. பேரீச்சம்

கருப்பை நோய் போக்கும் அற்புதப் பழம்

பழத்தின் மூலம் கிடைக்கும் கால்சியம் உப்பு ரத்தக் குழாய்களைத் தளர்த்தி, உயர் ரத்த அழுத்தத்தையும் குறைத்து விடுவதால் பக்கவாதம், இதய அடைப்பு இன்றி அவர்கள் நீண்ட நாள்கள் வாழ்கின்றனர்.

இதிலும் ஓர் ஆச்சரியம் என்னவென்றால் கால்சியம் உப்பு ரத்தத்தில் குறையாமல் இருந்து பாதுகாக்க பேரீச்சையிலேயே உள்ள போரான் என்ற தாது உப்பு உதவுகிறது.

பெண்களுக்கு ஏற்படும் எலும்பு மெலிவு நோயான ஆஸ்டியோ பொரோசிஸ் என்ற நோயையும் பேரீச்சையில் உள்ள போரான் உப்பு பாதுகாப்பு தந்து தடுத்துக் காக்கிறது. மூன்று பேரீச்சம்பழம் சாப்பிட்டதுமே சட்டென போரான் உப்பு ரத்தத்தில் கலந்து, உடனேயே ரத்தத்தில் எஸ்ட்ரோஜன் ஹார்மோனும் பிற கூட்டுப்பொருள்களும் உயர்ந்து கால்சியம் எலும்புகளில் சிதைவதை 40% உடனே தடுத்துவிடு கிறது. ஆண்களுக்கும் எலும்பு மெலிவு நோய் தடுக்கப்படுவதுடன், விந்து அதிகம் உற்பத்தியாக வாய்ப்பு அதிகரிக்கும். அந்த அளவுக்கு இரண்டு மடங்கு டெஸ்ட்டோஸ்ட்ரோன் அளவு அதிகரிக்கும்.

மூன்றாவது காரணம், ஆஸ்பிரினைப் போல மாரடைப்பைத் தடுக்கும் பழங்களுள் பேரீச்சையும் ஒன்றாகும் (மற்றவை ஆப்பிள், பேரி, திராட்சை, பீச், உலர் திராட்சை).

பேரீச்சையில் இயற்கையான ஆஸ்பிரின் மருந்தான ஸாலிசைலேட்ஸ் (Salicylates) தாராளமாக உள்ளது. ஸாலிசைலேட்ஸ் ரத்த உறைவு ஏற்படாமல் தடுக்கிறது. நாடி நாளங்களில் ரத்தக்கட்டு ஏற்படாமல் தடுத்துவிடுவதால் கொழுப்பு அதிகம் உள்ள உணவுகளைச் சாப்பிட்டிருந்தாலும் பேரீச்சம்பழத்தில் உள்ள இயற்கையான இந்த ஆஸ்பிரின் அவற்றைக் கரைத்து ரத்தம் தடையின்றி ஓட வைக்கிறது. மேலும் இப்பழத்தில் உள்ள நார்ச்சத்தும் கொழுப்பு, கொலஸ்ட்ராலைக் கரைத்து வெளியேற்றுவதால் பெருங்குடல்புற்று நோயும் முழுமையாகத் தடுக்கப்படுகிறது.

மலச்சிக்கல் குணமாகும்! மாரடைப்புத் தடுக்கப்படும்!

எனவே, அனைத்து வயது ஆண்களும், பெண்களும் தினமும் இரவு படுக்கைக்குச் செல்லும்போது இரண்டு பேரீச்சம் பழம் சாப்பிடவும். பிறகு ஒரு கிண்ணத்தில் இரண்டு பேரீச்சம்பழத்தைத் தண்ணீரில் ஊறப்போடவும். காலையில் எழுந்ததும் கொட்டைகளை நீக்கி விட்டு பழங்களை அந்தத் தண்ணீரிலேயே நசுக்கித் தண்ணீருடன் பழங்களைச் சாப்பிடவும். இந்த முறையைத் தொடர்ந்தால் மலச்சிக்கல் ஏற்படவே ஏற்படாது. எப்போதும் போதுமான அளவு போரான் உப்பும், இயற்கை

மதுப் பழக்கமா?

பேரீச்சையின் மூலம் மது அருந்துபவர்களின் உடலில் உள்ள விஷப் பொருள்களை உடனே அகற்றலாம். அவர்களின் குடி மயக்கத்தையும் போக்கலாம். இதற்காக ஒரு டம்ளர் தண்ணீரில் 5, 6 பேரீச்சம் பழத்தை நன்கு நசுக்கி அதே தண்ணீருடன் சேர்த்து அருந்தச் சொல்லவும். இதனால் விஷப்பொருள்கள் அழிக்கப் படுவதுடன் குடிமயக்கமும் தீரும்.

ஆஸ்பிரின் மருந்தான ஸாலிசைலேட்ஸ் மருந்தும் ரத்தத்தில் இருந்து மாரடைப்பு ஏற்படாமல் பார்த்துக்கொண்டு வாழ்நாளை நீடித்துத் தரும்.

சீசன் சமயத்தில் தான் பல பழங்கள் நன்கு கிடைக்கும். ஆனால், ஆண்டு முழுவதும் திராட்சையைப்போல பேரீச்சம் பழம் நன்கு கிடைப்பதால் நீண்டநாள்கள் நலமுடன் வாழ பேரீச்சையைத் தினமும் உங்களின் உணவுப் பட்டியலில் சேர்த்து வாருங்கள்.

100 கிராம் பேரீச்சையில் உள்ள சத்துக்கள்:

மாவுப்பொருள் 75.8 கிராம், புரதம் 2.5 கிராம், கொழுப்பு 0.4 கிராம், நார்ப்பொருள் 3.8 கிராம், கால்சியம் 120 மில்லி கிராம், பாஸ்பரஸ் 50 மில்லி கிராம், இரும்புச்சத்து 7.3 மில்லி கிராம், கரோட்டீன் 26 மைக்ரோ கிராம், தயாமின் 0.04 மில்லி கிராம், ரிபோஃபிளாவின் 0.02 மில்லி கிராம், நியாசின் 0.9 மில்லி கிராம், வைட்டமின் சி 3 மில்லி கிராம், சக்தி 317 கிலோ கலோரிகள்.

பேரீச்சம் பழத்தில் கொட்டையை நீக்கிப் பழத்தை மட்டுமே உண்ணவேண்டும். ஒவ்வொரு பேரீச்சம் பழத்திலும் கொட்டையைச் சுற்றியுள்ள பழத்தசையில் 60 முதல் 70 சதவிகிதம் வரை சர்க்கரை உள்ளது. இவை இயற்கையான பழச்சர்க்கரை (Fructose), மாவுச் சர்க்கரை (Glucose) ஆகும். இதனால் மிகச்சிறந்த உயர்தரமான ஊட்டச் சத்துணவாக பேரீச்சம் பழம் திகழ்கிறது.

இந்த இயற்கையான சர்க்கரை உணவு உடலால் எளிதில் உறிஞ்சப்பட்டு விடுகிறது. அதற்கு ஏற்ப அதிகமாக உள்ள இரும்புச்சத்தை உடல் உறிஞ்சிக் கொள்ளத் தேவையான அளவு வைட்டமின் சி இருப்பதும் ஒரு காரணம். பேரீச்சம் பழத்திலேயே வைட்டமின் சி-யும் இருப்பதால், இரும்புச்சத்து உடனடியாக ரத்தத்தால் கிரகிக்கப்பட்டு விடுகிறது. இதனால் உடல் பலம் பெறுகிறது. ரத்த சோகை நோய் குணமாவதுடன் பிற நோய்களும் குணமாக ஆரம்பிக்கின்றன.

சாதாரணமாகக் கொட்டையை நீக்கிவிட்டு, பழத்தைச் சாப்பிடலாம். ஆனால், பாலில் வேகவைத்து இதைப் பாலுடன் சாப்பிடுவதே இன்னும் சிறந்தது. இதனால் உடலுக்கு சத்துகள் நன்கு கிடைக்கும்.

பாலில் வேக வைத்துச் சாப்பிடுவதால் வாய், மூக்கு வழியாக வரும் குருதிநோய் குணமாகும். இருமல், கபம், இழுப்பு போன்ற நோய்கள் குணமாகும். இரும்புச்சத்தால் களைப்பு அகல்வதால் உற்சாகமாக வாழலாம். மேகவட்டை நோய்க்கும், கருப்பை நோய்க்கும் இதே முறையில் பாலில் வேகவைத்துச் சாப்பிட்டால் விரைந்து குணமாகும்.

விலையுயர்ந்த டானிக்!

விலையுயர்ந்த டானிக் போல அரிய மருந்து பேரீச்சை. உடனடியாக உடல் கிரகித்துக் கொள்வதால் உடலுக்குச் சக்தி கிடைப்பதுடன் உடலில் உள்ள பிற கோளாறுகளையும் பழுது பார்த்து விடுகிறது. காரணம், ரத்தத்தைச் சுத்தப்படுத்தி விடுவதால் நோய்களை உண்டாக்கும் விஷப்பொருள்களும் வெளியேறிவிடுகின்றன.

பாலில் வேக வைத்து ஒரு வேளையோ அல்லது இரு வேளையோ பேரீச்சை சாப்பிடுவதால் வியாதிகளில் இருந்து குணமாவதுடன் மீண்டும் ஆரோக்கியத்தைப் புதுப்பித்துத் தருகிறது.

குழந்தைகளுக்கும் பிற வயதுக்காரர்களுக்கும் உடல் நிலையைச் சீராக்கி இழந்த ஆரோக்கியத்தை மீட்டுத்தரும் அரிய மருந்து பாலில் வேகவைத்துச் சாப்பிடும் பேரீச்சை. பேரீச்சையுடன் பாலையும் சேர்த்து அருந்தி விடவும். 4 பேரீச்சைப் பழங்களே போதும்.

குடல் கோளாறுகளா! கவலையில்லை!

பேரீச்சையில் நிக்கோடினிக் என்ற சத்து உள்ளது. இது உண்மையில் வைட்டமின் நியாசின்தான். பேரீச்சையைத் தினமும் சாப்பிடுகிறவர் களின் குடலில் இந்தப் பொருள் நல்லது செய்யும் பாக்டீரியாக்களின் எண்ணிக்கையை உற்பத்தி செய்து அதிகரித்து விடுகிறது. இதனால் குடல் கோளாறுகள் (குடலுக்குள் சண்டை) இன்றி பூரண நலமாக வாழலாம்.

இதயம் பலம் பெற...

வாரத்துக்கு மூன்று முறை 5 பேரீச்சம் பழத்தை ஒரு கிண்ணத்தில் இரவு படுக்கைக்குச் செல்லும்போது ஊற வைக்கவும். காலையில் எழுந்ததும் கொட்டைகளை நீக்கிவிட்டு கிண்ணத்தில் உள்ள தண்ணீரிலேயே பழத்தை நசுக்கி விட்டு அப்படியே தண்ணீருடனே சாப்பிடவும். இதனால் இதயம் பலம் பெறும்.

ஆண்மைக் குறைவு அகல...

மலட்டுத்தன்மையால் அவதிப்படும் ஆணும், பெண்ணும் கொட்டை நீக்கிய பேரீச்சம் பழத்தில் ஒரு கைப்பிடி அளவோ அல்லது 50 கிராம் அளவோ எடுத்துக் கொள்ளவும்.

இதை இரவு முழுவதும் ஒரு டம்ளர் வெள்ளாட்டுப் பாலில் ஊற வைக்கவும். காலையில் எழுந்ததும் பாலிலேயே பழங்களை நசுக்கி விட்டு பாலுடன் இரண்டு சிட்டிகை ஏலக்காய்த் தூள் இரண்டு தேக்கரண்டி தேனும் சேர்த்துக் கலக்கிவிட்டு அருந்தவும். இதன் மூலம் கணவனுக்கும் மனைவிக்கும் ஆற்றல் அதிகரித்து மலட்டுத்தன்மை அகலும். அனைத்து உறுப்புகளும் நன்கு செயல்பட்டு ஆற்றல் பெறுவதால் குழந்தைப் பாக்கியம் கிடைக்கும். கருத்தரிக்கும்வரை தம்பதிகள் இது போலச் சாப்பிட்டு வரவும்.

இன்னொரு வகையில் நன்கு காய வைக்கப்பட்ட 100 கிராம் கொட்டை நீக்கிய பேரீச்சம்பழம், 100 கிராம் பிஸ்தா பருப்பு, 100 கிராம் பாதாம் பருப்பு இவை மூன்றையும் மிக்ஸியில் போட்டுத் தூள் போல ஒரு டப்பாவில் வைத்துக் கொள்ளலாம். தினமும் இந்தத் தூளில் தலா இரண்டு தேக்கரண்டி வீதம் சாப்பிட்டு வந்தால் போதும், ஆற்றல் அதிகரிக்கும்.

குழந்தைகளுக்கும் மிகவும் சத்தான உணவு இது. மேலே கண்டபடி பேரீச்சை, பாதாம், பிஸ்தா மூன்றையும் தலா 100 கிராம் எடுத்து மிக்ஸியில் அரைக்காமல் அப்படியே ஒரு டப்பாவில் போட்டு வைக்கவும். இந்தக் கலவையில் இரண்டு தேக்கரண்டி வீதம் தினமும் ஒரு வேளை சாப்பிட்டு வந்தால் உடல், மூளை மிகவும் பலம் பெறும்.

மங்குஸ்தான் பழம்

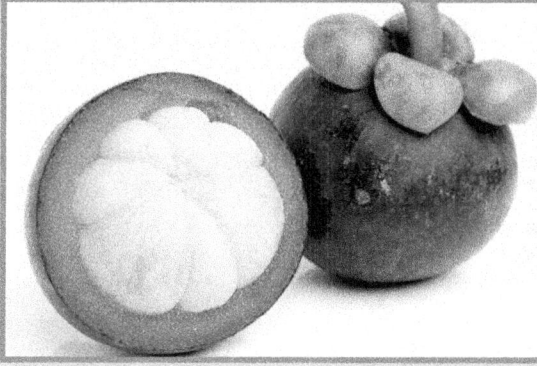

பல் ஈறுகளைப் பாதுகாக்கும் அரிய பழமாக மங்குஸ்தான் பழம் இருக்கிறது. குழந்தை களுக்கு பல் முளைக்கும் காலத்தில் பேரீச்சம் பழத்தை அரைத்துச் சாப்பிடக் கொடுப்பார்கள். அரைக்காமல் கடித்துச் சாப்பிடவும் கொடுப் பார்கள். இதன் மூலம் பற்கள் நன்கு உறுதியாக வளரும்.

இதே காலத்தில் பல் ஈறுகள் நன்கு பலம் பெற்று ஆரோக்கியமாகத் திகழ மங்குஸ்தான் பழத்தையும் சாப்பிடக் கொடுக்கின்றனர்.

குழந்தைகளின் பற்கள், ஈறுகள் வளர்ச்சிக்குக் கொடுக்கப்படும் இந்த இரு பழங்களும் குழந்தைகளின் வயிற்றுப்போக்கு, பேதி போன்றவற்றைக் குணமாக்குவது அதிசயத் திலும் அதிசயமாகும்.

இனிய சுவைகொண்ட கனிகளுள் மங்குஸ் தான் பழமும் ஒன்று. மங்குஸ்தான் பழம் சிவப்பும், கருநீலமும் கலந்த வண்ணத்தில்,

புற்றுநோயைத் தடுக்கும் அரிய பழம்

உருண்டை வடிவில் பார்க்க அழகாகவும், ருசிக்க சுவையாகவும் இருக்கும்.

இப்பழத்தின் தாயகம் மலேசியா ஆகும். இதன் தாவரப் பெயர் கார்சினா மேங்கொஸ்தானா (Garcinia mangostana). வெப்ப நாடுகளின் அரசி என இப்பழத்தை அழைக்கின்றனர்.

இப்பழத்துடன் சர்க்கரை சேர்த்து அருந்தப்படுகிறது. கோடை வெப்பத்தைத் தணிப்பதிலும் தாகம் தணிப்பதிலும் மங்குஸ்தான் சிறப்பாக இருக்கிறது. அதனால்தான் ஆசிய நாடுகளில் அதிகம் விளையும் இப்பழத்தை ஐரோப்பிய, அமெரிக்க நாடுகளில் அதிகம் விரும்பி உண்ணுகின்றனர்.

மேற்தோலை நீக்கிவிட்டு மங்குஸ்தான் பழங்களை அப்படியே சாப்பிடலாம்.

தேங்காய்ப் பால், மக்காச்சோள மாவு, மங்குஸ்தான் பழத் துண்டுகள் சேர்த்துத் தயாரிக்கப்படும் 'மங்குஸ்தான் கிளா போட்டி' சாப்பிட்ட பிறகு அருந்தும் முக்கியமான பானமாகும்.

இப் பழத்தின் தோல், இலை, பட்டை முதலியவை மருத்துவக் குணம் கொண்டவை. எனவே, பழத்தோலில் டானின் என்ற சத்து இருப்பதால் கடுமையான சீதபேதி, ரத்தபேதிக்குப் பயன்படுத்துகின்றனர். பழத்தோல் டானின் சத்தால் துவர்ப்புக் குணத்தைத் தருகிறது.

வயிற்றுப்போக்கா?

ஜூன் முதல் அக்டோபர் வரையே மங்குஸ்தான் பழ சீசன். அந்த சீசனில் சிறுநீர் கோளாறுகளுக்கும், 'வெள்ளைப்படுதல்' நோய்க்கும், வயிற்றுப்போக்கு குணமாகவும் பழத்தோலை சீவி அரைத்து மோரிலோ, பாலிலோ கலந்து சாப்பிட்டு வந்தால் போதும்.

அதேபோல் நாட்பட்ட சீதளபேதி குணமாக, மங்குஸ்தான் பழத்தை வேகவைத்து மிக்ஸி மூலம் சாறு எடுத்து நாட்டுச்சர்க்கரை சேர்த்து அருந்தி வந்தால் ஓரிரு நாட்களிலேயே முழுமையாகக் குணமாகிவிடும்.

காய்ச்சலின் போது ஏற்படும் அதிகமான தாகத்தைச் சாத்துக்குடிச் சாறு தணிப்பது போலவே இப்பழமும் தணிக்கும்.

உடல் பருமன் குறையும்!

மங்குஸ்தான் பழ சீசனின்போது தினமும் இரண்டு மூன்று பழங்களாவது சாப்பிட்டு வருவது மிகவும் நல்லது. இதனால் அதிகப்படியான எடை குறைந்து உடல் 'சிக்'கென மாறலாம்.

புற்றுநோயைத் தடுக்கும் மங்குஸ்தான்

பழங்களிலும் காய்கறிகளிலும் உள்ள கசப்பு, துவர்ப்பு, உறைப்பு ஆகிய குணங்களுக்கு 'பைட்டோ நியூட்ரியண்ட்ஸ்' என்று பெயர்.

இவற்றுள் சக்திவாய்ந்த ஆன்ட்டிஆக்ஸிடென்ட்டான 'அந்தோசையனின்' சக்திவாய்ந்த மிகச்சிறந்த கசப்புப்பொருள், மற்றும் மிகச்சிறந்த நோய் எதிர்ப்புச் சக்தி மருந்தாகும். இம்மி அளவே பழத்திலும், பழத்தின் தோலிலும் உள்ள இந்தக் கசப்புப் பொருளை உலகம் முழுவதும் பிரித்தெடுத்து நமக்குத் தனி மருந்துகளாகத் தருகின்றனர். இந்தப் பொருள் இன்சுலின் சுரப்பை அதிகரிக்கும். மூளையைப் பலப்படுத்தும். நோய் எதிர்ப்புச் சக்தியை அதிகரிக்கும். உணவுப் பாதையில் புற்று நோய் வராமல் தடுக்கும்.

ஆம்! மங்குஸ்தான் பழத்திலிருந்து அந்தோசையனின் ரத்தத்தில் கலந்த உடனேயே உணவுக் குழாயில் புற்றுநோய் வராமல் தடுக்க நடவடிக்கை எடுக்கிறது.

குறைந்த ஆற்றலும் எளிதில் ஜீரணமாகும் நார்ச் சத்துக்களையும், தினசரி தேவையான அளவுக்கு வைட்டமின் சி-யும் இப்பழத்தில் போதுமான அளவில் உள்ளதே இதற்குக் காரணம்.

100 கிராம் தசைப்பற்றில் 60 கிலோ கலோரி ஆற்றல் கிடைக்கிறது. 13 சதவிகிதம் நார்ச்சத்தும், 12 சதவிகிதம் வைட்டமின் சி-யும் அடங்கி யுள்ளன. வைட்டமின் சி படுவேகமாக வளர்சிதை மாற்றம் ஏற்படத் தூண்டும். இதனால் உடலில் உள்ள கொழுப்பு, கெட்ட கொலஸ்ட்ரால் முதலியவற்றை நார்ச்சத்து உறிஞ்சி வெளியேற்றி விடும். இதனால் அதிகப்படியான கொழுப்பு உடலில் கரைக்கப்பட்டு விடுகிறது.

கெட்ட கொலஸ்ட்ராலும் பழத்தில் இல்லை. இதனால்தான் எடை அதிகரிக்க விரும்பாதவர்கள் மங்குஸ்தான் பழங்களை நன்கு சாப்பிடலாம்.

100 கிராம் பழத்தில் புரதம் 0.5 கிராம், கொழுப்பு 0.1 கிராம், மாவுப்பொருள் 14 கிராம், கால்சியம் 10 மில்லி கிராம், இரும்பு 0.2 மில்லி கிராம்.

தோலில் உண்டாகும் குறைபாடுகள், சுருக்கம் முதலியவற்றைக் குணமாக்கி உடலிலும் நோய் எதிர்ப்புச் சக்தியை அதிகரித்து

உருவாக்குவது வைட்டமின் சி-யின் பணியாகும். ஒரே ஒரு பழத்தின் மூலம் ஒரு நாள் முழுக்கத் தேவையான வைட்டமின் சி-யை நாம் நன்கு பெற்று விட முடியும். உடலில் ஆறாத புண்கள் இருந்தாலும், மனக்குறை அதிகம் இருந்தாலும், உங்கள் உடலில் வைட்டமின் சி குறைவாக இருப்பதாக அர்த்தம்.

நீரில் கரையத்தக்க சிறந்த நோய் எதிர்ப்புப் பொருள் வைட்டமின் சி. அதிக அளவு வைட்டமின் சி சத்துள்ள உணவுப் பொருள்களை உடலில் சேர்த்து வந்தால் ப்ளூ காய்ச்சல் போன்ற தொற்றுநோய்கள் ஏற்படாமல் பாதுகாக்கும். உடலுக்குத் தீங்கு விளைவிக்கும் ஆக்ஸிஜன் ஃப்ரீராடிக்கல் திரவம் அதிகம் சுரக்காமல் தடுப்பது வைட்டமின் சி-யின் பணிதான். சுரந்த திரவத்தையும் இது அழித்துவிடும்.

நோய்களுக்கு நோ என்ட்ரி!

நோய்களைக் குணமாக்கும் பி குரூப் வைட்டமின்களான தயாமின், நியாசின், ஃபோசிக் அமிலம் போன்றவையும் மங்குஸ்தானில் போதிய அளவில் உள்ளன. புரதம், மாவுப்பொருள், கொழுப்பு போன்றவை வளர்சிதை மாற்றம் அடையும்போது இவை உதவி செய்து உடலில் சக்தியை வெளிப்படுத்துகின்றன. இத்துடன் தாமிரம், மாங்கனீசு, மக்னீசியம், பொட்டாசியமும் இந்தப் பழத்தில் தாராளமாக உள்ளன.

உடல் செல்கள் பளபளப்புத் தன்மையுடன் இருக்கவும், இதயத்துடிப்பு, ரத்த அழுத்தம் போன்றவை கட்டுக்குள் இருக்கவும் பொட்டாசியம் உப்பு மிகவும் அத்தியாவசியமானது. இது ரத்த ஓட்டம் தடையின்றி ஓடிக்கொண்டே இருக்க உதவுவதால் பக்கவாதம், இதய வியாதிகள் ஏற்படாமல் மிகுந்த ஆற்றலுடன் பாதுகாக்கிறது.

தாமிரம் உப்பு உடலுக்குச் சிவப்பு நிறத்தையும், மாங்கனீசு உப்பு கால்சியத்துடன் இணைந்து எலும்பு மண்டலத்தைப் பலப்படுத்து கிறது. மக்னீசியம் மன இறுக்கம் இன்றி மகிழ்ச்சியாக வாழத் தூண்டு கிறது.

எனவே, மங்குஸ்தான் பழத்தை பெருமளவில் நமது வாழ்க்கையில் எடுத்துக் கொள்வோம். காரணம், இளமையையும் ஆரோக்கியத்தையும் இப்பழம் புதுப்பித்துத் தருகிறதல்லவா! அதுவும் மிகுந்த ஆற்றலுடன்!

மங்குஸ்தான் பழத்திலிருந்து பிரித்தெடுக்கப்படும் அந்தோசையனின் என்கிற நிறமிச் சத்து செய்யும் அனைத்து நன்மைகளையும் மங்குஸ்தான் பழமும் நேரடியாகச் செய்துவிடும்.

மங்குஸ்தான் பழத்திலிருக்கும் அந்தோசையனின் சத்தானது ரத்தத்தில் ஹிஸ்டாமைன் என்ற அமினோ அமிலத்தின் அளவு கூடாமலும் அதே

நேரத்தில் குறையாமலும் பார்த்துக் கொள்கிறது. ஹிஸ்டாமைன் அதிகரித்தால் ஒவ்வாமை, அழற்சி ஏற்படும். குறைந்தால் எலும்பு மண்டலத்தில் தளர்ச்சி ஏற்படும். இதன் அளவு சரியாக இருந்தால் எலும்பு மண்டலத்தைச் சரியாக்கி நரம்புத் தளர்ச்சியையும் குணமாக்கி நமக்கு ஓய்வான மனநிலையையும் வழங்கும். ரத்தத்தில் இம்மி அளவே அந்தோசையனின் கலந்த உடனேயே இந்த அதிசயம் நிகழ்கிறது.

உடல் எடையைச் சரியாக நிர்வகிக்கவும் நடவடிக்கை எடுக்கிறது. நாம் சாப்பிட்ட பால், தயிர், கேழ்வரகு, கீரை போன்ற உணவுகளில் உள்ள கால்சியத்தை உடல் நன்கு கிரகித்துக் கொள்ள உதவுகிறது. இதனால் கால்சியம் உப்பு உடலில் சேர்ந்துள்ள கொழுப்பை, கெட்ட கொலஸ்ட்ராலை வெளியேற்றிவிடுகிறது.

இந்தப் பழத்தில் உள்ள அந்தோசையனின் விஷப்பொருள்களை உடனுக்குடன் வெளியேற்றி நோய் எதிர்ப்புச் சக்தி மண்டலத்தை விழிப்புடன் வைத்திருக்கிறது. திசுக்களை ஆரோக்கியமாகப் பராமரிப்பது, இதயத்தை ஆரோக்கியமாகப் பராமரிப்பது போன்ற வையும் இவற்றின் பணிகளாகும். எக்ஸ்ஆந்த்தோன் (Xanthone) என்ற இன்னொரு கசப்புப் பொருளும் இந்தப் பழத்தில் உள்ளது. இது பாக்டீரியாக்கள் உடலுக்குள் நுழையமுடியாதபடி தடுக்கிறது. மேலும் உடல் பளபளப்பாக வனப்புடன் திகழ தோலை பாதுகாப்பாக பராமரித்து அழகையும் தருகிறது. பல் ஈறுகளையும் இந்த எக்ஸ்ஆந்த்தோன் ஆரோக்கியமாகப் பராமரிக்கிறது.

மங்குஸ்தான் பழம் சாப்பிடாத நாட்களில் திராட்சை, கத்தரிக்காய், நாவல்பழம் போன்றவற்றின் மூலமும் இந்த இரு கசப்புப் பொருள் களையும் நாம் பெற முடியும்.

மாம்பழம்

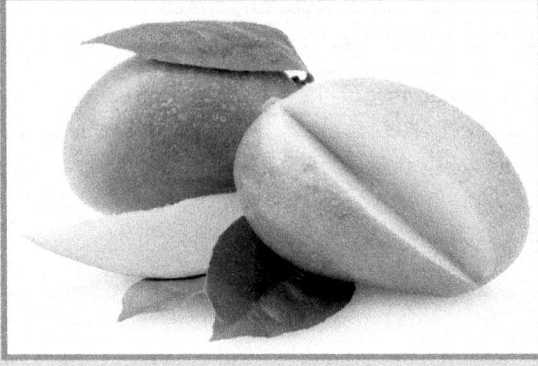

உடல் உறுப்புகள் நன்கு செயல்பட வேண்டுமா? ஆண்டு முழுவதும் மாம்பழம் சாப்பிட்டு வருவது நல்லது. சீசன் இல்லாத போதும் பாட்டில்களில் மாம்பழச்சாறு கிடைக்கிறது.

மாம்பழம் சாப்பிடுவதால்...

★ உடலுக்குள் நோய் பரப்பும் நுண்ணுயிரிகள் செல்வதும், உடலுக்குள் நச்சு நுண்மங்கள் செல்வதும் தடுக்கப்படுகிறது.

★ ஆன்ட்டி ஆக்ஸிடென்ட்டாகச் செயல்பட்டு உடல் நலத்தை முக்கிய நோய்களிலிருந்து காப்பாற்றி விடுகிறது.

★ உடலிலுள்ள வீக்கத்தைக் குண மாக்குகிறது. அழற்சி, வீக்கம் போன்றவை வராமலும் தடுக்கப்படுகிறது.

★ முதுமை அடைவதைத் தாமதப்படுத்து கிறது.

★ புற்றுநோய் வராமல் பாதுகாக்கிறது.

ரத்தசோகையைத் தவிர்க்கும் பழம்!

★ உடலில் உள்ள தீங்கு செய்யும் உலோகப் பொருள்கள், விஷப் பொருள்கள் வெளியேற்றப்படுகின்றன.

★ ரத்தத்தில் சர்க்கரை அளவைக் கட்டுப்படுத்துகிறது.

★ உடலின் சக்தியைப் பெருக்குகிறது.

★ மூளைக்குப் பலம் அளிக்கிறது.

★ முடி, பல், நகம் முதலியவற்றை ஆரோக்கியமாகப் பாதுகாக்கிறது.

★ தோலுக்குப் பளபளப்பைத் தருகிறது.

★ கண்கள், இதயம், நோய் எதிர்ப்புச்சக்தி மண்டலம், தசை மற்றும் எலும்பு மண்டலம், ஜீரண மண்டலம் ஆகியவற்றிற்கும் மிகச் சிறந்த உணவு மருந்தாக மாம்பழம் திகழ்கிறது.

முக்கனிகளில் ஒன்றான மாம்பழம், இந்தியாவின் தேசியப் பழமாகும். இது வறட்சியிலும் பலன் தரக்கூடிய மரவகைகளுள் ஒன்றாக இருப்பது குறிப்பிடத்தக்கது. வெப்ப மண்டல நாடுகளில் ஒன்றான நமது நாட்டின் பழப் பயிர்களுள் இதுவே முக்கியமானது. முக்கனிகளுள் முக்கிய மானது மட்டுமல்ல, முதன்மையானதும் மாம்பழம் தான். அமெரிக்க, ஐரோப்பிய ஆசிய நாடுகளில் மாம்பழம், மாம்பழச்சாற்றை உணவில் நன்றாக சேர்த்துக் கொள்கின்றனர்.

சிவபெருமானால் இந்தியர்களுக்கு வழங்கப்பட்ட அருட் கொடையே மாமரம் என்பார்கள். ஆம்! இந்தியாவில்தான் மாமரம் முதலில் தோன்றியது. பயிரும் செய்யப்பட்டது.

மாமரத்தின் பூ, பிஞ்சு, காய், பழம், பருப்பு, இலை, பட்டை, கோந்து முதலியவை மருத்துவக்குணம் நிரம்பியதாக உள்ளன.

100 கிராம் மாங்காய், மாம்பழம், மாங்கொட்டைப் பருப்பு முதலிய வற்றில் அடங்கியுள்ள சத்துக்கள் பட்டியல் இதோ:

சத்துக்கள்	மாங்காய்	மாம்பழம்	மாங்கொட்டைப் பருப்பு
புரதம்(கி)	0.7	0.6	2.6
கொழுப்பு(கி)	0.1	0.4	4.2
நார்ப்பொருள்(கி)	1.2	0.7	0.9
மாவுப்பொருள் (கி)	10.1	15.9	36
கால்சியம்(மி.கி)	10	14	40
பாஸ்பரஸ்(மி.கி)	19	16	110
இரும்பு (மி.கி)	54	1.3	0.3
வைட்டமின் சி (மி.கி)	3	16	19

மக்னீசியம் (மி.கி)	21	27	-
சோடியம் (மி.கி)	43	26	-
பொட்டாசியம் (மி.கி)	83	200	-
கந்தகம் (மி.கி)	15	17	-
தாமிரம் (மி.கி)	0.24	0.20	-
குளோரின் (மி.கி)	2	3	-
ஆக்ஸாலிக் அமிலம்(மி.கி)	6	25	-
ஃபைட்டின் பாஸ்பரஸ்(மி.கி)	26	-	-
கரோட்டீன்(மைக்ரோகிராம்)	90	2743	-
சக்தி (கிலோ கலோரி)	45	75	195

இவை தவிர வைட்டமின் ஈ, தாராளமாக உள்ளது. தயாமின், ரிபோஃப்ளாவின், நியாசின் போன்ற பி குரூப் வைட்டமின்கள் சிறிதளவு உள்ளன.

பழங்கள் புளிப்பாக இருப்பதற்குக் காரணம், ஆக்ஸாலிக் அமிலமே! பைட்டின் (phytin) பாஸ்பரஸ் உணவில் உள்ள கால்சியம், இரும்புச் சத்துக்கள் உறிஞ்சப்படுவதைக் குறைக்கிறது.

எனவேதான் மாம்பழத்துடன் பசும்பாலும் சேர்ந்து அருந்த சிபாரிசு செய்யப்படுகிறது. மாம்பழத்தில் உள்ள இரும்புச்சத்தை அதில் உள்ள வைட்டமின் சி-யே உடல் உறிஞ்சிக்கொள்ள வழி ஏற்படுத்திக் கொண்டுவிடும். ஆனால், கால்சியம் அப்படியே பாஸ்பரஸுடன் இருக்கும். இந்த நிலையில் தனியாகப் பசும்பால் அருந்தினால் பாலில் உள்ள கால்சியம் நேரடியாக ரத்தத்தில் கலந்துவிடும்.

தினமும் இரண்டு பழங்கள் போதும்!

மாங்காயானாலும், மாம்பழமானாலும் தினமும் இரண்டு அல்லது மூன்றுக்கு மேல் சாப்பிடக்கூடாது. இது குழந்தைகளுக் கும் பொருந்தும்.

மிகவும் ஒல்லியாக இருப்பவர்கள் தங்கள் வயது, உயரம் ஆகிய வற்றுக்கு ஏற்ப உடல் எடை பெறவும், ரத்த சோகை நோயாளிகள் குணமாகவும் சீசன் சமயத்தில் மூன்று வேளையும் முதலில் பழுத்த மாம்பழம் ஒன்றைச் சாப்பிட்டுவிட்டு, அதன்பிறகு ஒரு டம்ளர் பால் அருந்த வேண்டும். மற்ற உணவுகளை இதற்குப் பிறகு விருப்பப் பட்டால் சாப்பிடவும்.

இதன் மூலம் மாம்பழத்தின் மூலமாகக் கிடைக்கும் இரும்புச் சத்தும், பால் மூலம் கிடைக்கும் கால்சியமும் கச்சிதமான தோற்றத்தில் உடல்

எடையை அதிகரித்து விடும். அதே நேரத்தில் உடல் அதிகமாகப் பருமனாகாமலும் இருக்கும். இதிலும் பாலில் உள்ள கால்சியமே உதவுகிறது.

ரத்த சோகை நோயாளிகள் மாம்பழ சீசனில் இந்த முறையில் சாப்பிட்டு வரவும். இருமல் ஏற்பட்டால் இரண்டு பழங்கள் மட்டும் சாப்பிட்டால் போதும்.

காரணம், மாம்பழத்தில் சர்க்கரை அதிகமாகவும், புரதம் குறைவாகவும் இருக்கிறது. பாலிலோ சர்க்கரை குறைவாகவும், புரதம் கூடுதலாகவும் இருக்கிறது. இதனால் இரும்பு, கால்சியம் ஆகியவற்றுடன் திட்ட மிட்ட சத்துணவாக இவ்விரண்டும் ஆகி உடலுக்கு ஊட்டத்தையும் சக்தியையும் கொடுக்கின்றன.

இதனால்தான் பாலோடு சேர்ந்துண்ண மாம்பழமே சிறந்தது என்கின்றனர். புதுமணத் தம்பதிகள் இந்த முறையில் பாலும், பழமும் சாப்பிட்டு வந்தால் தாம்பத்தியத்தில் ஆர்வம் பெருகும்.

மாம்பழத்தில் உள்ள வாசனையும், சுவையும் மனத்துக்கு இன்பமூட்டிப் பசியையும் தூண்டும். எனவே, காலை மற்றும் மதிய உணவுக்கு அரை மணி நேரம் முன்பாக மாம்பழச் சாறு அருந்துவது நல்லது.

சீசன் காலத்தில் தினமும் மாம்பழம் சாப்பிட்டு வருவதால் முதுமை யான காலத்திலும் முகம் பொலிவுடன் பிரகாசித்துக் காட்சியளிக்கும்.

மாம்பழம் இதயத்தசைகள் நன்கு செயல்படவும் பயன்படுகிறது. பழமாகவோ, சாறாகவோ இதய நோயாளிகள் தங்கள் உணவில் சேர்த்து வரலாம்.

ரத்தம் சுத்தமாக...

பித்தக்கோளாறு உள்ளவர்கள் மாம்பழச் சாற்றில் ஒரு சிட்டிகை மிளகுத்தூள், ஒரு தேக்கரண்டி தேன் முதலியவற்றைச் சேர்த்து, அதிகாலையில் அருந்தினால், குடலில் உள்ள பித்தநீர் எல்லாம் பிரிந்து வெளியேறிவிடும். இதனால் ரத்தம் மிகவும் சுத்தமாகி விடும்.

உடலில் தடிப்பு, மோசமான உணவுகளால் மஞ்சள் காமாலை போன்றவை இருந்தாலும் இதே முறையில் மாம்பழச்சாறு அருந்தி வரவும். இதன் மூலம் கல்லீரல் சுத்தமாகி ஆரோக்கியம் புதுப்பிக்கப் படும்.

எதிர்ப்புச்சக்தி அதிகரிக்கும்!

பழுத்தாலும் பச்சை நிறத்திலேயே காணப்படும் மாம்பழ இனங்கள் ரத்தக் குழாய்களில் அடைப்பு ஏற்பட்டு விடாமல் நெகிழச் செய்து,

புதிய ரத்த அணுக்களையும் உற்பத்தி செய்துவிடும். இந்த வகை மாம்பழங்களை அதிகமாகச் சாப்பிட்டால் ரத்தசோகை, க்ஷயரோகம், காலரா, சீதபேதி முதலியவை குணமாகும். மேற்படி நோய்கள் உருவாகாமல் தடுக்கும் எதிர்ப்புச் சக்தியையும் இது அளிக்கிறது.

ஜலதோஷம், சளித் தொந்தரவு முதலியவற்றால் அடிக்கடி அவதிப் படுகிறவர்கள் மாம்பழக் காலத்தில் தினமும் இரண்டு அல்லது மூன்று பழங்கள் சாப்பிட்டு வரவும். இப்படிச் சாப்பிட்டால் குளிர் காலத்திலும் ஏற்படும், சளி முதலியவற்றை முன்கூட்டியே கட்டுப்படுத்திவிடலாம். தினமும் மாம்பழம் சாப்பிடுவதால் எனக்குச் சளி, இருமல் என்பவர்கள் மாம்பழம் சாப்பிட்ட பிறகு ஒரு டம்ளர் வெந்நீர் அருந்திவரவும். இதனால் சளி கரைய ஆரம்பிக்கும்.

குழந்தைகளும், பார்வை இழப்பு ஏற்படுமோ என்று அஞ்சுபவர்களும் பீட்டாகரோட்டீன் உணவில் நன்கு சேர்த்து வரவும். இதன்மூலம் வைட்டமின் ஏ கண்களுக்கு நன்கு கிடைத்து பார்வைத் திறன் அதிகரிக்கும்.

மாம்பழத்தின் நிறம் என்ன? மஞ்சள்தான். இருப்பினும் ஆரஞ்சு நிறத்தையும் இதில் காணலாம்.

மஞ்சள் நிற உணவுகளில் ஆல்பா மற்றும் பீட்டாகரோட்டீன் தாராளமாக உள்ளன. இவை புற்றுநோயைக் குணமாக்கும். மேலும் நோய் எதிர்ப்புச் சக்தியை அதிகரித்து ஜீரண மண்டலத்தையும் ஆரோக்கியமாகப் பராமரிக்கும்.

மஞ்சள் நிற உணவுகளுக்கு முக்கியத்துவம் கொடுத்தால், வயதாவதால் ஏற்படும் பார்வைக் குறைபாட்டையும், புராஸ்டேட் சுரப்பிப் புற்று நோயையும் முன்கூட்டியே தடுத்து பாதுகாப்பாக வாழலாம். இவற்றிற்காக வைட்டமின் சி, பீட்டாகரோட்டீன், பொட்டாசியம் போன்றவை மாம்பழத்தில் போதிய அளவில் உள்ளன. இதனால் இதயம் ஆரோக்கியமாக இயங்கும். மூட்டு வலி வராது. எலும்பு மண்டலம் ஆரோக்கியமாகப் புதுப்பிக்கப்படும். இந்த வகையில் மாம்பழம் மிகச்சிறந்த மஞ்சள் நிற உணவாகும்.

மூட்டுவலி வராமல் தடுக்க மாம்பழத்தில் உள்ள மாலிக் அமிலம், யூரிக் அமிலத்தை வெளியேற்றிவிடுகிறது. டார்ட்டாரிக் என்ற அமிலம் இப்பழத்தில் உள்ளது. இதுவும் உடலில் நரம்புத்தளர்ச்சி ஏற்படாமல் தடுக்கிறது.

பழத்திலிருந்து கிடைக்கும் இன்னொரு சத்தான சிட்ரிக் அமிலம் நம் உடம்பில் உள்ள கால்சியச் சத்தை சரியானபடி நிர்வகித்து எலும்புகள்,

பற்கள் உறுதி குன்றாமல் இருக்கும்படி பார்த்துக் கொள்கிறது. இதனால் நம் உடலில் கால்சியத்தின் அளவும் குறைந்து விடாமல் இருக்கும்.

தரம் உயர்ந்த கனி!

அறிவியல் ரீதியாகத் தரம் உயர்ந்த சத்துணவாக மாங்கனி திகழ்கிறது. மா, காயாக இருக்கும் போதும் பழுத்த பிறகும் தக்க அளவு ஊட்டச் சத்தியை நமக்குத் தருகிறது. எப்படிப் பயன்படுத் தினாலும் நன்மை தான்.

பழுத்த மாம்பழத்தில் வைட்டமின் ஏ அதிக அளவில் இருக்கிறது. பழத்திலிருக்கும் சர்க்கரை சிறந்த சத்துணவும் மருந்தும் ஆகும்.

இவ்வகை மாம்பழ இனங்கள் பழுத்தாலும் பச்சை, மஞ்சள், சிவப்பு ஆகிய நிறங்களிலேயே காணப்படுகின்றன. ஆனால், எல்லா வகைப் பழங்களிலும் பழச்சர்க்கரை தரமாகவே இருக்கின்றது. நார் அதிக மாகவும் புளிப்புச்சுவை அதிகமாகவும் உள்ள பழுத்த பழங்களையே சாறாக அருந்துவது நல்லது.

100 கிராம் முதல் 200 கிராம் எடையைக்கொண்ட ஒரே ஒரு மாம்பழம் ஒரு நாள் முழுக்கத் தேவையான வைட்டமின் சி-யைத் தந்துவிடுகிறது. இதனால் புதுமணத் தம்பதிகளுக்கும், குழந்தை இல்லாத தம்பதி களுக்கும் ஆண்மைக் குறைவு, பெண்மைக் குறைவு தடுக்கப்படும். மாங்கனியில் உள்ள வைட்டமின் சி கொலாஜன் என்ற புரதத்தை உருவாக்கி விடுகிறது. எலும்புகளிலும் திசுக்களிலும் காணப்படும் ஒரு வகை நார்ப்புரதம் தான் இது. கொலாஜனை, வைட்டமின் சி தயாரித்து விடுவதால் ஒவ்வொரு செல்லையும் இணைத்துக் கட்டுவது தொடர்கிறது. கொலாஜன் தயாரிப்பு குறைந்தால் ஆறாத புண்களுடன் முதுமைத் தோற்றம் ஏற்படும். அதற்கு ஏற்ப தோலின் விறைப்புத் தன்மையும் நெகிழ்ந்து போய்விடும். உடல் வலிகள், காயங்கள், காய்ச்சல் விரைந்து குணமாக இந்த வகையில் மாம்பழம் எளிதாக உதவு கிறது. எனவே, மாம்பழக் காலத்தில் தினமும் ஓரிரு பழுத்த பழங்களைச் சாப்பிட்டு விடுங்கள்.

வைட்டமின் ஈ, ஒரு சில பழவகைகளிலேயே உள்ளது. அந்த வகையில் மாங்கனியில் உள்ள வைட்டமின் ஈ திசுக்களைச் சிதைக்கும். ஃப்ரீராடிக்கல் என்னும் திரவத்தை உறிஞ்சி அகற்றுவதுடன் உடலில் நோய் எதிர்ப்புச் சக்திப் பொருள்களை உருவாக்கி நோய்களைக் குணமாக்குகிறது.

மாம்பழம் சாப்பிட்டதும் ஓர் இனம் புரியாத மகிழ்ச்சி ஏற்படும். காரணம், பழத்தில் உள்ள வைட்டமின் ஈ, உடலில் உள்ள திசுக்களில்

வேதங்களில், மாம்பழம் விண்ணுலகத் தெய்வத் தன்மையுடைய பழமாகப் போற்றப்படுகிறது. சிவனுக்கு மாம்பழம் படைத்து பூஜிப்பது சிறப்பானதாகவும் சொல்லப்படுகிறது. நான்காயிரம் ஆண்டுகளாக இந்தியாவில் வளரும் மாமரம் இந்தியர்களின் தெய்வீக மரமாகும். தற்போது பிற நாடுகளில் மாமரம் வளர்ந்தாலும் இந்தியாவில் கிடைக்கும் அல்போன்சா என்ற மாங்கனிதான் உலகம் முழுவதும் பிரபலமாகி உள்ளது.

உடனடியாக உயிர் வேதியியல் மாற்றத்தை ஏற்படுத்தி விடுகிறது. இதனால் ரத்தம் கிடைக்காத தசைப் பகுதிகளில் உடனடியாக ரத்தமும் ஆக்ஸிஜனும் கிடைத்து விடுவதால் தசைப்பகுதிகளின் திசுக்களும் நரம்பு மண்டலமும் உடனடியாக உறுதி பெறுவதால் மனச் சோர்வும், உடல் சோர்வும் உடனடியாக அகன்று விடுகின்றன. இதனால் மாம்பழம் சாப்பிட்டவர் மகிழ்ச்சியுடனும் ஆரோக்கியத்துடனும் வாழ ஆரம்பிப்பார்.

இவை மட்டுமல்ல பழத்தில் உள்ள வைட்டமின் சி-யும், வைட்டமின் ஈ-யும் மூளையில் ஞாபகமறதி ஏற்பட்டு விடாமல் மூளையின் நரம்புப் பகுதிகளைப் புதுப்பித்து விடுகின்றன.

ஆரஞ்சு மற்றும் மஞ்சள் நிறத்தில் மாம்பழத் தசை இருக்கும். இந்த நிறம் பீட்டாகரோட்டீன் (பார்வைத்திறன் தருவது) அதிகம் என்பதைக் குறிக்கிறது. இந்த வைட்டமின் ஏ, தோலைப் பளபளப்பாக மாற்று கிறது. இதற்காக அழுக்குகளை நீக்குகிறது. உறுதியான இருதயத்தைத் தருகிறது. ஒட்டுமொத்தமாக நோய் எதிர்ப்பு மண்டலமாகச் செயல் படுகிறது.

மாம்பழத்தில் அபரிதமாக உள்ள நார்ச்சத்தும், பொட்டாசியமும் உப்பும் ரத்தத்தைச் சுத்தப்படுத்துவதிலேயே அக்கறையாக இருப்பதால் மாரடைப்போ பிற நோய்களோ அண்டாது. ஒட்டுமொத்தமாக ரத்தத்தைச் சுத்தப்படுத்தவாவது நன்றாக மாம்பழம் சாப்பிட்டு மருத்துவச் செலவைக் குறைக்கலாம்.

பழுத்த மாம்பழம் நல்லதா?

புளிப்பு இருந்தாலும் இல்லையென்றாலும் பழுத்த மாங்கனி நல்லது. இவை சொறிசிரங்கு ஏற்படாமல் பாதுகாக்கும். இதனால் உடலுக்கும் உள்ளத்துக்கும் புத்துணர்ச்சி ஏற்படும். பழங்களுள் அனைத்து வகை களுமே பழச்சர்க்கரை தரமாகவே உள்ளன. சிறுநீர்ப் பெருக்கியாகவும், பேதி மருந்தாகவும், உடலுக்குப் பளபளப்பான தோற்றத்தைத் தரும் மருந்தாகவும் நன்கு பசியெடுக்கவும் பயன்படுகிறது.

மாங்காயின் சிறப்பு!

மாங்காய் புளிப்பு மற்றும் துவர்ப்பாக இருக்கும். வைட்டமின் சி-யும் காயில் தரமாகவும், தாராளமாகவும் இருக்கிறது. காய் ரத்தம் உறையவும், உடல் உறுப்புகள் நன்கு செயல்பட டானிக் போலவும் பயன்படுகிறது. காயைத் தோலுடன் சேர்த்துச் சாப்பிட வேண்டும்.

காலையில் காய்ச்சல் இருப்பதுபோல் உணர்பவர்களும், மலச்சிக்கல், சீதபேதி, ஆகியவற்றால் அவதிப்படுபவர்களும் இரண்டு மாங்காய்த் துண்டுகளை உப்பில் தொட்டுச் சாப்பிட்டால் நலம் பெறுவர். சிறுநீரகக் கோளாறுகளும் குணமாகும்.

மாங்கொட்டையிலுள்ள விதைப் பருப்பு, நெஞ்செரிச்சல், ஆஸ்துமா போன்ற நோய்களைக் குணமாக்குகிறது. இதற்காக மாங்கொட்டைப் பருப்பை உலர்த்தி, வறுத்து பிறகு மிக்ஸி மூலம் தூளாக மாற்றி வைத்துக்கொள்ளவும். அரை தேக்கரண்டித் தூளை தேன் சேர்த்து சாப்பிட்டு வந்தால் குமட்டல், நெஞ்செரிச்சல், ஆஸ்துமா, விந்து தானாக வெளியேறுதல் முதலியவை குணமாகும். மாங்கொட்டையில் உள்ள விதைப் பருப்புகளை குழம்பாக வைத்தும் சாப்பிடலாம்.

மாங்காய் என்னும் தமிழ்ச் சொல்லிலிருந்துதான் மேங்கோ (Mango) என்ற ஆங்கிலப் பெயர் ஏற்பட்டது.

லினாலூல் (Linalool) என்ற நறுமணப் பொருள் எலுமிச்சம் பழத்திற்கு அடுத்து மாம்பழத்தில்தான் அதிகமாக உள்ளது. மாம்பழ வாசனையை முகர்ந்தால் 100க்கும் மேற்பட்ட ஜீன்கள் உடனடியாக உடலில் செயல்பட்டு மன இறுக்கத்தை அகற்றி மன அமைதியைத் தரும்.

நடுத்தர மக்களின் பழமாக பங்களூரா என்னும் வகைப் பழம் திகழ்கிறது.

இந்தியர்கள் அனைவரும் ரத்த சோகையின்றி ஆரோக்கியமாக வாழ இறைவனால் படைக்கப்பட்டதே மாமரங்களும் அவற்றின் கனிகளும் என்பதை உணர்வோம். பயன்படுத்தி மகிழ்வோம்.

மாதுளம்பழம்

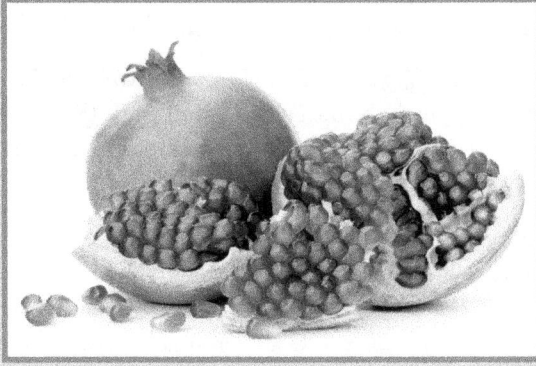

நீண்டகாலம்வரை மனிதனின் எல்லாவித மான நோய்களையும் குணமாக்கும் அற்புதப் பழமாக ஆப்பிள் பழமே முதலிடத்தில் இருந்தது. ஆனால், 2013ஆம் ஆண்டு முதல் மாதுளம்பழம் இந்தப் பட்டியலில் முதலிடத்தைப் பிடித்துள்ளது.

காரணம் என்ன?

மாதுளையில் உள்ள புனிகாலஜின்ஸ் என்ற பொருள் சக்திவாய்ந்த ஆன்ட்டிஆக்ஸிடென்ட் போலச் செயல்பட்டு இதயத்தை மிகவும் ஆரோக்கியமாகப் பராமரித்து வருவதே! இதனால் ஒருவர் எத்தகைய கொடிய நோயினால் அவதிப்பட்டாலும் அதிக ஆண்டுகள் உயிர் வாழ்வது நிரூபிக்கப்பட்ட, உறுதி செய்யப்பட்ட தகவலாக 2013இல் அதிகாரபூர்வமாகவும் ஆதாரபூர்வமாகவும் அமெரிக்கா மற்றும் இங்கிலாந்து சத்துணவு ஆராய்ச்சி நிபுணர்கள் அறிவித்தனர்.

இதயத்தை ஆரோக்கியமாகப் பராமரிக்கும் இணையில்லாப் பழம்

இதுமட்டுமல்ல புற்றுநோயை வெற்று நோயாக்கும் எல்லாஜிக் என்ற அமிலமும் வைட்டமின் சி-யும் மாதுளையில் தாராளமாக உள்ளன.

எல்லாஜிக் அமிலம் அதிகமாக உள்ள முதல் பழம், மாதுளை தான். இதனால் பெருங்குடலில் புற்றுநோய் பரவுவதை உடனடியாகத் தடுத்துவிடலாம். பழங்களிலேயே மிக விரைவாக ஜீரணிப்பது இப்பழச்சாறுதான். இரவில் மாதுளை முத்துக்களைச் சாப்பிட்டதும் பலருக்கும் உடனடியாகத் தூக்கம் வந்துவிடும். காரணம், இப்பழத்திலுள்ள இரும்புச்சத்தை உடல் நன்கு உறிஞ்சிக்கொள்ள இதில் உள்ள வைட்டமின் சி-யே உதவுவதால் உடனடியாக நரம்பு மண்டலமும் அமைதியாகித் தூக்கம் வந்துவிடுகிறது.

எனவே, புற்றுநோயாளிகளும், இதயத்திற்கு சிகிச்சை எடுத்துக் கொள்பவர்களும் தினமும் மூன்று பழங்கள் சாப்பிடவும். பெரிதாக உள்ள மாதுளம்பழம் இரண்டு போதும். மற்றவர்கள் தினமும் இரண்டு மாதுளம்பழம் சாப்பிட்டு வரவும்.

தாகத்தைத் தணிக்கும் மாதுளைச்சாறு!

களைப்பைப் போக்கித் தாகத்தைத் தணிக்கும் பழமாக மாதுளை திகழ்கிறது. உடலைப் போலவே உள்ளத்துக்கும் புத்துணர்ச்சியையும், இனிமையான உணர்வையும் தரவல்லது மாதுளம்பழம். உள்ளத்தில் பெருகும் வெறுப்பு, பகைமை போன்ற தீய குணங்களையும் நம்மிடமிருந்து வெளியேற்றிவிடும். வெறுப்பை வெளியேற்ற போதுமான அளவில் மக்னீசியம் உப்பு இதில் உள்ளது.

பண்டைக் காலத்திலிருந்தே மாதுளை மிக உயர்ந்த உணவாகவும் மருந்தாகவும் பயன்படுத்தப்பட்டு வருகிறது. சிலருக்குக் காய்ச்சல் நேரத்தில் மிகவும் தாகமாக இருந்தால், அப்போது மாதுளம் பழச்சாறு அருந்தினால் உடனே தாகம் தணியும். நோயாளிகளுக்குப் பசியும் எடுக்கும்.

‘மாதுளம் பழச்சாறு சாப்பிடுவதால் எளிதில் ஜீரணமாகும். அடிக்கடி நெஞ்சுவலி என்பவர்களுக்கு நெஞ்சுவலி பூரணமாகக் குணமாகும்’ என்கிறார் நியூயார்க் மருத்துவரான டாக்டர் வில்சன் போபன்னோ.

மாதுளம் பழம் ஈரான், ஆப்கானிஸ்தான் ஆகிய நாடுகளைத் தாயகமாகக் கொண்டது. பல நூற்றாண்டுகளாக இந்தியர்கள் சாப்பிட்டு வரும் அரிய பழம் என்கிறார்கள். தற்போது தரமான மாதுளை குஜராத்தில் உள்ள தோல்கா என்னுமிடத்தில் உற்பத்தி செய்யப்படுகிறது.

மாதுளையில் இனிப்பு, புளிப்பு, துவர்ப்பு என மூன்று சுவைகள் உள்ள இனங்கள் உள்ளன. இவற்றுள் துவர்ப்பும், புளிப்பும் இல்லாத இனிப்புச்சுவை உள்ள மாதுளையே மிகச் சிறந்த இனம்.

இனிப்புச்சுவை உள்ள மாதுளை மிகவும் சுவைமிக்கது. சிறிது துவர்ப்பு இருந்தாலும் அவற்றை நாம் உணரமுடியாது. மலச்சிக்கலை உடனே குணமாக்குவதுடன் குடல் உறுப்புகளுக்கு மசகு எண்ணெய் போட்டு 'சர்வீஸ்' செய்தது போலச் செய்துவிடும். மேலும் குடலிலுள்ள கழிவுகளையும் உடனே வெளியேற்றி விடும்.

அஜீரணத்தால் அவதிப்படும் சிலர் டாக்டர் யோசனைப்படி சாப்பிடு வதற்கு முன்பு ஒரு மாத்திரை சாப்பிடுவார். இது ஏற்கெனவே, ஜீரண மாகாமல் இருக்கும் உணவுகளை செயற்கை முறையில் இந்த மாத்திரை செயல்பட்டு அவற்றைக் கரைத்து வெளியேற்றிவிடும்.

இப்படிப்பட்டவர்கள் சாப்பிட ஆரம்பிக்கும் முன்பு ஒரு டம்ளர் மாதுளம் பழச்சாறு அருந்தினால் இதற்காக உள்ள மருந்துகளை விடப் படுவேகத்தில் செயல்பட்டு ஜீரணிக்க வைத்துவிடும்.

மாதுளம் பழம் கடும் காய்ச்சலில் உள்ள நோயாளியின் தாகத்தைத் தணிக்கிறது. உடம்பில் எரிச்சல், காய்ச்சல், நெஞ்சக நோய்க் கோளாறு, வாயில் புண், தொண்டை வலி போன்றவற்றை உடனடியாகக் குணப்படுத்துகிறது மாதுளை.

இதுமட்டுமா? கடும் சீதபேதியைக் குணமாக்குவதுடன், உடம்பில் ரத்தத்தின் அளவை அதிகரித்து உடலுக்கு உரமூட்டுகிறது.

ஒரு பெரிய மாதுளம்பழத்தில் உள்ள சத்துகள்:

புரதம் 4.70 கிராம், நார்ச்சத்து 11.3 கிராம், கலோரி 234. பொட்டாசியம் 666 மில்லி கிராம், பாஸ்பரஸ் 100 மில்லி கிராம், மக்னீசியம் 34 மில்லி கிராம், கால்சியம் 28 மில்லி கிராம், சோடியம் 8 மில்லி கிராம், இரும்பு 0.85 மில்லி கிராம், மாங்கனீசு 0.336 மில்லி கிராம், செம்பு 0.445 மில்லி கிராம், துத்தநாகம் 0.97 மில்லி கிராம், செலினியம் 1.4 மைக்ரோ கிராம், பிற தாது உப்புகள் சிறிதளவு உள்ளன. தயாமின் 0.190 மைக்ரோ கிராம், ரிபோஃப்ளாவின் 0.150 மைக்ரோ கிராம், ஃபோலிக் ஆசிட் 107 மைக்ரோ கிராம், வைட்டமின் கே 46 மைக்ரோ கிராம், நியாசின் 0.825 மில்லி கிராம், பாந்தோனிக் அமிலம் 1.064 மில்லி கிராம், வைட்டமின் பி6 212 மில்லி கிராம், வைட்டமின் சி 30 மில்லி கிராம், வைட்டமின் ஈ 1.68 மில்லி கிராம், பிற வைட்டமின்கள் சிறிதளவு உள்ளன.

தினசரி மூன்று வேளை அசைவ உணவு சாப்பிடும் அரபு நாட்டு மக்களும் இனிப்பு வகை உணவுகளை நன்கு சாப்பிடும் ராஜஸ்தான், மேற்கு வங்காள மக்களும் மாரடைப்பு இன்றி நீண்ட நாட்கள் ஆரோக்கியமாக வாழ்வதற்கு முக்கியமான காரணம் தினசரி மாதுளை சாப்பிடுவதுதான். மேற்கண்ட வைட்டமின், தாது உப்புகளுடன்

புனிகாலஜின்ஸ் என்ற பொருள் அதிகம் உள்ள முதல் பழமும் இதுதான். மற்ற பழங்களில் இந்தப் பொருள் குறைவாகவே இருக்கிறது.

இதயத்தின் தசை நன்கு சுருங்கி விரிந்தால்தான் வாழ்நாள் அதிகரிக்கும். பழத்தில் உள்ள கால்சியத்துடன் புனிகாலஜின்ஸ் என்ற பொருளும் இதயத் தசையை நன்கு பராமரிக்கிறது. அதுவும் எப்படி? கால்சியத்தை விட ஐந்து மடங்கு அதிகமாக இதயத் தசையைப் பாதுகாத்து பராமரிக்கிறது.

மஞ்சள் காமாலையா?

மாதுளம் பழச்சாறு இரைப்பைக் கோளாறைச் சீர்படுத்தி ரத்தத்தைச் சுத்தப்படுத்துகிறது. இப்பழத்தில் உள்ள வைட்டமின் ஏ-யும் தாது உப்புகளும் கல்லீரல் கெட்டுவிடாதபடி பாதுகாக்கிறது. கல்லீரல் வீக்கத்தை முற்றிலும் குணமாக்குகிறது.

மஞ்சள் காமாலையால் அவதிப்படுவோர் ஒரு டம்ளர் மாதுளம் பழச்சாற்றை இரும்புச் சட்டியில் ஊற்றி மூடி வைக்கவும். நான்கு மணி நேரம் கழித்து அதைப் பருகினால் போதும். தினமும் ஒரு வேளை வீதம் இந்த முறையில் பத்து நாட்கள் பருகி வந்தால் மஞ்சள் காமாலை நோய் முழுமையாகக் குணமாகி விடும். கல்லீரலும் புதுப்பிக்கப்பட்டு விடும்.

மஞ்சள் காமாலை குணமாக்கும்வரை டாக்டர் தரும் மருந்து ஆலோசனையையும் தொடர்ந்து பின்பற்ற வேண்டும். இதுவும் மிக முக்கியம்.

பித்த வாந்தியா? பேதியா?

இப்பழத்தில் உள்ள இனிப்பும் துவர்ப்பும் சிறந்த பேதி மருந்தாகவும் செயல்படுகின்றன. ரத்தத்துடன் மலம் வெளியேறினால், 50 மில்லி பழச்சாறு அருந்தினால் போதும். இதில் உள்ள துவர்ப்புச் சுவையே மருந்தாகச் செயல்பட்டு வயிற்றுப்போக்கு, சீதளபேதி முதலியவற்றையும் கட்டுப்படுத்தி விடுகிறது.

தினமும் 100 மில்லி வீதம் இருவேளை மாதுளம் பழச்சாறு அருந்தி வந்தால் காய்ச்சல் நேரத்தில் தொற்று நோய்க் கிருமிகளோ, க்ஷயரோகக் கிருமிகளோ உடலுக்குள் சென்றுவிடாமல் பாதுகாக்கப்படும்.

டைபாய்ட் காய்ச்சலின் தீவிரம் குறைய மாதுளம் பழச்சாறு நன்கு பயன்படுகிறது. காலையில் எழுந்ததும் காய்ச்சல் என்று உணர்பவர்களும், ரத்திலிருந்து பித்தநீர் பிரிக்கப்பட்டு வெளியேற வேண்டும் என்று நினைப்பவர்களும், பித்தவாந்தி எடுப்பவர்களும் மூன்று முறைக்கு மேல் காபி அருந்துபவர்களும் 100 அல்லது 50 மில்லி பழச்சாறுடன் இரண்டு தேக்கரண்டி தேனும் சேர்த்துச் சாப்பிட்டால் உடன் நன்மை

சிறந்த மருந்தாகும் மாதுளை

பண்டைய இந்தியர்கள் எளிய உணவாகவும், டானிக்காகவும் மாதுளம் பழச்சாற்றை இதய நோயாளிகளுக்குப் பயன்படுத்தினார்கள். எனவே, இதய நோயாளிகளும் மற்றவர்களும் நீண்ட நாள் வாழ மாதுளம் பழம் கிடைக்கும் காலத்தில் இரண்டு மூன்று பழங்களாவது தினமும் சாப்பிட்டு விடவும். வயிற்றுப் புண், ரணம், இதய வலி, ஆகியவற்றிற்கும் மாதுளை சிறந்த மருந்து.

நெஞ்செரிச்சல், களைப்பு முதலியன அகலும். விந்துவைக் கெட்டிப்படுத்தும். உடலில் வெப்பம் நீங்கி குளிர்ச்சி உண்டாக்கும். மாதுளம் பழத்தின் விதை விந்துவைக் கெட்டிப் படுத்துவதுடன் ஆண்மையை விருத்தி செய்வதுடன் உடலுக்கு ஊட்டமும் தரும். எனவே முத்துக்களாக சாப்பிட்டாலும் சரி, சாறாக அருந்தினாலும் சரி விதையையும் சேர்த்தே சாப்பிட வேண்டும்.

மாதுளம் பழத்தோலை நன்கு உலர்த்திப் பொடியாக்கி அரைத் தேக்கரண்டி உப்பு சேர்த்து ஒரு டப்பாவில் வைத்துக் கொள்ளவும். இதில் பல் சுத்தம் செய்து வந்தால் பல் ஈறுகள் பலமாகும். பல்வலி இருந்தால் அதுவும் குணமாகும்.

யளிக்கும். இந்த முறையில் மாதுளம் பழச்சாறு அருந்தி ஒரு மணிநேரம் கழித்து காலை காபி அல்லது தேநீர் அருந்தலாம்.

உடல் பருமனைக் குறைக்க விரும்புகிறவர்கள் மாதுளம் பழச்சாறுடன் இரு தேக்கரண்டி தேன் சேர்த்து அருந்துவதே சிறந்தது. மற்றவர்கள் தினமும் ஆரோக்கிய பானமாக 100 மில்லி வீதம் இப்பழச்சாற்றை அருந்தி வரலாம். இதனால் கல்லீரல், இதயம், சிறுநீரகம் சிறப்பாக வேலை செய்யும். இது உடனே ரத்தத்தில் கலப்பதால் நோயாளிகள் துன்பம் குறைந்து விரைந்து குணம் பெறுவார்கள்.

வயிற்று வலி, சளி, கோழை, குடல் கோளாறு, அஜீரணக் கோளாறு, வயிற்று மந்தம் முதலியவற்றிற்கும் மாதுளம் பழச்சாறு கைகண்ட மருந்தாகும்.

மூன்று நோய்களையும் வெல்லலாம்!

வயதாக வயதாக வாழும் ஆசை அதிகரிக்கும். மாதுளையால் வாழ்நாளை எளிதில் தள்ளிப்போடலாம்.

எப்படி? 50 வயதிற்குப் பிறகே இதயநோய், புற்று, எலும்பு மெலிவு நோய் முதலியன கஷ்டப்படுத்த ஆரம்பிக்கின்றன. எனவே, நாற்பது வயதில் இருந்தாவது தினமும் மாதுளம் பழச்சாறு இரண்டு வேளை அருந்தி வரவும். இதன் மூலம் மூன்று நோய்களையும் வென்று நீண்ட நாட்கள் வாழலாம். காரணம், இதில் உள்ள வைட்டமின் சி-யே இந்த நன்மைகளைத் தருகிறது. மாதுளை கிடைக்காத காலத்தில் எலுமிச்சை, சாத்துக்குடி, ஆரஞ்சு, ஆப்பிள், திராட்சை இவற்றுள் ஏதேனும் ஒன்றை அருந்தி வந்தால் வைட்டமின் சி கிடைத்து விடும்.

பற்கள் ஆரோக்கியமாக இருந்தால் இதயநோயோ பிற நோய்களோ வராது. பல் ஈறுகளில் வலி தொந்தரவு ஏற்பட்டால் உடனே சிகிச்சை தேவை. ஈறுகளில் ஏற்படும் கோளாறுகளைக் கவனிக்காமல் விட்டால் அவற்றில் உள்ள தொற்று நோய்க்கிருமிகள் உடலுக்குள் சென்று இதயநோய், புற்று போன்றவற்றை உண்டாக்கி விடுகின்றன. ஆனால், மாதுளை போன்ற வைட்டமின் சி உள்ள பழங்களால் பல் ஈறு நோய்கள் முற்றிலும் குணமாக்கப்படுகின்றன.

மேலும் இப்பழத்தில் உள்ள பாலிபெனால்ஸ், புனிகாலஜின்ஸ் போன்றவை சக்திவாய்ந்த ஆன்ட்டிஆக்ஸிடென்ட் போலவே செயல் படுவதால் ரத்தக் குழாய்களில் அடைப்பு என்ற மாரடைப்பை ஏற்படுத்தும் வில்லனே தோன்ற மாட்டான்.

பழத்தில் உள்ள வைட்டமின் பி1 நாம் சாப்பிடும் உணவுகளை சக்தியாக வெளியிட உதவுகிறது. வைட்டமின் பி3, மத்திய நரம்பு மண்டலத்தைப் பாதுகாப்பதுடன், நம்முடைய ஞாபகசக்தி குறையாமல் பாதுகாத்து வருகிறது.

இதனால் பள்ளி மாணவ மாணவிகளுடன் 50 வயதுக்கு மேற்பட்டவர் களுக்கும் மாதுளை மிகச்சிறந்த ஞாபகசக்தியைத் தரும் சிறந்த உணவாகத் திகழ்கிறது.

பழத்தில் உள்ள பயோட்டின் என்ற பி குரூப் வைட்டமின் சிட்ருலின் (Citrulline) என்ற பொருளை உருவாக்கி ரத்தத்தில் கலப்பதால் ஆண்மைக் குறைவு அகல்கிறது. தர்ப்பூசணிப் பழத்தில் உள்ள சிட்ருலின் எப்படி வயாக்ரா போலச் செயல்படுகிறதோ அதுபோல மாதுளையில் உள்ள சிட்ருலினும் செயல்படுகிறது.

எனவே, மூளை வளர்ச்சிக்கும், நீண்ட ஆயுளுக்கும் மாதுளம்பழம் நமது உற்ற தோழன் என்பதை உணர்ந்து மாதுளையின் துணையுடன் வாழ்நாளை நீட்டிப்போம்!

முலாம் பழம்

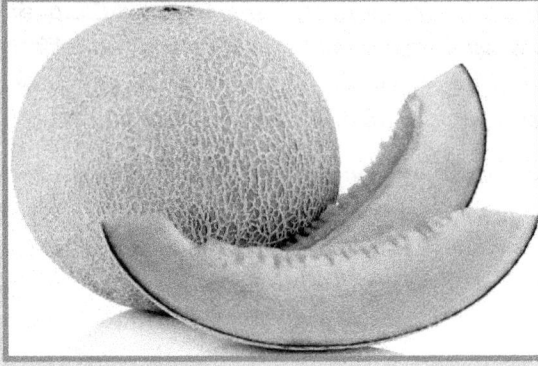

முலாம்பழத்தின் ஆங்கிலப்பெயர் மஸ்க்மெலன் (Muskmelon) என்பதாகும்.

சிறிய பறங்கிக்காய் அல்லது பூசணிக்காய் வடிவில் காணப்படும் இந்தப்பழம் கோடைக் காலத்தில் அதிகம் கிடைக்கும். 100 கிராம் முலாம் பழத்தில் 95% தண்ணீர்தான் உள்ளது. இது, உடலுக்குக் குளிர்ச்சியை எளிதில் தந்து விடுகிறது

தண்ணீர் சத்து அதிகம் இருப்பதால் நாக்கு வறட்சியை உடனே அகற்றுகிறது.

பழத்தை இரண்டாக அறுத்து அதில் உள்ள விதையை நீக்கி விட்டுச் சதைகளை மட்டும் சேகரித்து சர்க்கரை (விரும்பினால் ஐஸ்ஸும் சேர்க்கலாம்) சேர்த்துச் சாப்பிடுவதே நல்லது. இதனால் உடலுக்கு ஆரோக்கியம் பெருகும்.

இந்தியாவில் மட்டுமே சிறுநீர்க் கழிவுகளைத் தூண்டி வெளியேற்றும் மருந்துச் சரக்காக

தாம்பத்திய நாட்டம் அதிகரிக்கும் 'A' one பழம்!

முலாம் பழத்தைப் பயன்படுத்துகின்றனர். முலாம் பழம் சாப்பிட்டு வந்தால் சிறுநீர் தொடர்பான எந்த விதமான நோயும் அண்டாது.

சர்பத் போலச் சர்க்கரை சேர்த்துச் சாப்பிடுவதால் முலாம்பழச்சாறு மிகவும் சுவையாக இருக்கும். மனத்துக்கும் உற்சாகமூட்டும்.

கோடைக்காலத்தில் தண்ணீர் தாகத்தைப் போக்கும் மூன்று உணவுகளுள் முலாம் பழமும் ஒன்று (மற்றவை: தர்ப்பூசணி, வெள்ளரி.) எனவே, முலாம்பழத்தைத் தவிர்க்காதீர்கள்.

முலாம் பழச்சாறு தாகத்தை தணிப்பதுடன், எளிதில் ஜீரணிக்கக்கூடிய சர்க்கரை உள்ளதால் உடலுக்கு ஊட்டச்சத்து உணவாகவும் இருந்து உடலுக்கு வலிமை அளிக்கிறது.

அமெரிக்காவில் உணவுக்குப் பிறகு சாப்பிடும் முக்கிய பழமாக முலாம்பழம் இருக்கிறது. காரணம், அன்னாசி, மாதுளை, தக்காளி ஆகியவற்றைப் போலச் சாப்பிட்ட உணவுப்பொருள் களை உடனடியாகச் செரிக்கச் செய்துவிடுகிறது இப்பழம்.

ஜீரணத்தைத் துரிதப்படுத்தும் மாத்திரை வேண்டாம்!

உணவு ஜீரணமாகவில்லை என்றால் ஜெலுசில், ஈனோ போன்ற வற்றைப் பயன்படுத்துகின்றனர். இவற்றிற்குப் பதிலாக நெஞ்செரிச்சல், அஜீரணம் போன்றவை ஏற்பட்டால் முலாம் பழச்சாறு சாப்பிட்டால் போதும்.

முலாம்பழம் அதிகம் கிடைக்கும் பருவத்தில் அமெரிக்கர்களுள் பலர் இப்பழத்தையே காலைப் பலகாரமாக சாப்பிடுகின்றனர். அந்த அளவுக்கு இதில் உள்ள பழச் சதையின் நீர்ச்சத்து வயிற்றை நிரப்பி சாப்பிட்ட திருப்தியைத் தந்துவிடுகிறது.

காலையில் சாப்பிட்ட உணவு பகல் ஒரு மணி வரையில் ஜீரணமாகாமல் இருந்தால் உடனே முலாம்பழச் சதையுடன் சர்க்கரை சேர்த்து ஒரு டம்ளரோ அல்லது இரண்டு டம்ளரோ சாப்பிடவும். இதனால் உடனே செரிமானமாகிவிடும். பகல் இரண்டு மணிக்கு நன்கு பசிக்க ஆரம்பித்துவிடும்.

தென்னாப்பிரிக்காவில் முதலில் தோன்றிய இப்பழம் ஐரோப்பாவில் மிகச்சிறந்த பழமாகக் கருதப்படுகிறது. ஏப்ரல் முதல் ஆகஸ்ட் வரை இந்தப்பழம் இந்தியாவில் தாராளமாகக் கிடைக்கிறது.

100 கிராம் முலாம்பழத்தில் உள்ள சத்துக்கள்:

புரதம் 0.3, கொழுப்பு 0.2, நார்ப்பொருள் 0.4, கால்சியம் 32 மில்லி கிராம், பாஸ்பரஸ் 15 மில்லி கிராம், இரும்பு 1.4 மில்லி கிராம்,

இளமை புதுப்பிக்கப்படும்!

ஃப்ரீராடிக்கல் அதிகம் சுரந்தால் செல்கள் சிதைவடைந்து முதுமை தோன்றும். நோய்களும் அதிகரிக்கும். இப்பழத்தில் வைட்டமின் சி-யும், பீட்டா கரோட்டீனும் தாராளமாக இருப்பதால் ஃப்ரீராடிக்கல் திரவம் அதிகம் சுரப்பது கட்டுப் படுத்தப்படும். இத்துடன் சிதைந்துபோன செல்களை இந்த இரண்டு வைட்டமின்களும் பழுது பார்த்து புதிய திசுக்களை வளரச் செய்து விடுகிறது. இதனால் இளமைத் துடிப்புடனும் காட்சியளிக்கலாம். இளமைத் துடிப்பைத் தருவது மட்டுமல்ல, தோலையும் பீட்டா கரோட்டீன் பளபளப்பாக மாற்றிவிடும்.

வைட்டமின் சி 26 மில்லி கிராம், தயாமின், ரிபோஃப்ளாவின், நியாசின் தலா சிறிதளவு, ஃபோலிக் அமிலம் 25 மில்லி கிராம், மக்னீசியம் 32 மில்லி கிராம், சோடியம் 105 மில்லி கிராம், பொட்டாசியம் 340 மில்லி கிராம், தாமிரம் 0.3 மில்லி கிராம், கந்தகம் 30 மில்லி கிராம், குளோரின் 80 மில்லி கிராம், கரோட்டீன் 170 மைக்ரோ கிராம், சக்தி 17 கிலோ கலோரிகள்.

தினமும் ஒரு வேளை முலாம்பழச்சாறு சாப்பிட்டால் இதில் தாராளமாக உள்ள கரோட்டீன் கருப்பையின் உட்புறச்சுவரில் வரும் புற்றுநோயைக் குணமாக்கிவிடும். தினமும் ஒரு டம்ளர் முலாம்பழச்சாறு சாப்பிட்டவர்களைப் பரிசோதித்தபோது குறிப்பிட்ட பெண்களுக்கு கருப்பைப் புற்று நோய் தொற்ற 27 சதவிகிதம் மட்டுமே வாய்ப்புள்ளது என்பதை பிர்மிங்க்ஹாமில் உள்ள பொதுச் சுகாதாரப் பள்ளி கண்டுபிடித்து உறுதி செய்துள்ளது.

கழுத்தில் புற்றுநோய் வராமல் தடுக்க ஃபோலிக் அமிலம் தேவை. இங்கிலாந்தைச் சேர்ந்த சார்லஸ்பட்டர்வொர்த் என்ற மருத்துவர், நமது ரத்தத்தில் ஃபோலிக் அமிலம் குறைவாக இருந்தால் குரோமோ சோம்கள் உடைந்து போய்விடும். அப்போது ஆரோக்கியமான திசுக்களுக்குள் வைரஸ் கிருமிகள் நுழைந்துவிடுவதால் அப்படியே மரபணுக்களுக்குள்ளும் நுழைந்து செல்களை மாற்றி புற்று நோயைத் தோற்றுவிடும். ரத்தத்தில் ஃபோலிக் அமிலம் குறைவாக இருப்பதை முலாம்பழத்தில் உள்ள இந்த அமிலம் சரி செய்கிறது. இதனால் புதிய செல்கள் உற்பத்தியாகி அவை புற்றுநோய் வளர்கிறதா என்பதையும் கண்காணித்து செயல்படுவதை ஃபோலிக் அமிலமே பார்த்துக் கொள்கிறது; அழித்தும் விடுகிறது.

மலச்சிக்கலா?

முலாம் பழத்தைக் காலையில் பேதி மருந்து போலப் பயன்படுத்தலாம்.

100 கிராம் முலாம் பழச்சதையோடு இரண்டு சிட்டிகை மிளகுப்பொடி ஒரு தேக்கரண்டி, இரண்டு சிட்டிகை சுக்குப்பொடி, ஒரு சிட்டிகை உப்பு எனக் கலந்து சாப்பிட்டால் மூன்று மணி நேரத்தில் பேதியாகிக் குடல் சுத்தமாகும். மலச்சிக்கலுக்காக மாதம் ஒரு முறை பேதி மருந்து சாப்பிடுகிறவர்கள் இந்த முறையில் முலாம்பழம் சாப்பிடலாம். தேவையெனில் ஐஸ் சேர்த்துக் கொள்ளலாம்.

மலச்சிக்கல் இல்லாதவர்கள் மலச்சிக்கல் வராமல் தடுக்க காலை உணவுக்கு முன்பு சர்க்கரை சேர்த்த முலாம்பழச்சாறு ஒரு டம்ளர் சாப்பிடவும். இதனால் குடலில் உள்ள பழைய மலம் எல்லாம் உடனே வெளியேறிக் குடல் சுத்தமாகிவிடும்.

தினமும் ஒரு டம்ளர் சாறு!

முலாம்பழம் கிடைக்கும் காலத்தில் தினமும் ஒரு டம்ளர் சாறு, சர்க்கரை சேர்த்து அருந்தி வந்தால் பெரும்பாலான நோய்கள் குணமாகிவிடும்.

வயிற்று மந்தம் உடனே குணமாகும். களைப்பைப் போக்கி உடலுக்கு உறுதியைத் தரும். மூளை, இரைப்பை, இருதயம் ஆகியவற்றிற்கும் உறுதியைத் தரும்.

நீண்ட காலமாக கை கால்களில் ஏற்பட்ட ஊறலாலும் சொறி சிரங்காலும் சொறிந்துகொண்டே இருப்பவர்களுக்கு கைகண்ட மருந்து முலாம்பழம். எனவே இவர்களும் சர்க்கரை சேர்த்து அருந்தவும்.

வயிற்று எரிச்சலா?

வயிறு எரிகிறதா, வலிக்கிறதா? முலாம்பழம் அவற்றைக் குணப்படுத்து கிறது. முலாம்பழத்தில் உள்ள தாது உப்புகள் உடலிலுள்ள புளிப்புத் தன்மை உள்ள பொருள்களை எல்லாம் கழிவுப்பொருள்களுடன் சேர்த்து வெளியேற்றிவிடுகிறது. மலச்சிக்கலையும் குணப்படுத்திவிடுகிறது.

மேலும் முலாம்பழம் சிறுநீரில் கற்கள் சேராமல் தடுத்துவிடும். கடுமையான சொறி, சிரங்கு முதலியவற்றையும் குணப்படுத்திவிடும். இதற்காக தினசரி இரண்டு டம்ளர் என்ற அளவில் இப்பழச்சாறை அருந்தி வந்தால் போதும்.

தாம்பத்தியம் இனிக்கும்!

ஆண்களுக்கு விந்து உற்பத்தி அதிகரிக்க தொடர்ந்து ஒரு மாதம் முலாம்பழத்தில் கற்கண்டு சேர்த்து இரண்டு டம்ளர் அளவு சர்பத்

போலச் சாப்பிட்டு வந்தால் தாம்பத்திய வாழ்வில் நாட்டம் அதிகரிக்கும். எப்போதும் சிடுசிடுப்பாக இருக்கும் பெண்களும் இதே முறையில் கற்கண்டு சேர்த்து அருந்தி வந்தால், கோபம் அகன்று தாம்பத்தியத்தில் நாட்டம் அதிகரிக்கும்.

முலாம் பழத்தை அளவுடன் சாப்பிட்டு வந்தால் ஆஸ்துமாவும், கண்நோய்களும் குணமாகிவிடும். இவர்கள் இப்பழத்தை அதிகம் சாப்பிட்டால் மேற்கண்ட இரு நோய்களும் அதிகமாகி விடும். முலாம் பழத்தால் இருமலும் அதிகரிப்பதால் எல்லா வயதினரும் 200 கிராம் பழச் சதைக்கு மேல் சாப்பிட வேண்டாம். ஆனால், இரண்டு மூன்று காரணங்களுக்காக தினமும் இப்பழத்தை அளவுடன் சாப்பிட்டு வருவது மிக நல்லது.

1. பொட்டாசியம் உப்பைப் போல ரத்தத்தை திரவ நிலையிலேயே வைத்திருந்து மாரடைப்பு, பக்கவாதம் போன்றவற்றைத் தடுப்பது.

2. பீட்டாகரோட்டீன் தாராளமாக இருப்பதால் நுரையீரல் புற்றுநோய் உட்பட எல்லாவகையான புற்றுநோய்களும் தடுக்கப்படும். நுரையீரல் புற்றுநோயை முற்றிலும் தடுக்க முலாம்பழத்தில் மஞ்சள் நிறமுள்ள தோலிலுள்ள நிறமிகளே குணப்படுத்துகின்றன.

3. தெரிந்தும் தெரியாமலும் கொழுப்புச் சத்துள்ள உணவுகளைச் சாப்பிட்டிருந்தாலும் இப்பழத்தில் உள்ள அடினோசைன் (Adinosine) என்ற பொருள் ரத்தத்தைத் திரவ நிலையில் இருக்குமாறு பார்த்துக் கொள்கிறது. நார்ச்சத்தும், பொட்டாசியம் உப்பும் பற்றாக்குறை ஏற்பட்டாலும் அடினோசைன் ரத்தக்குழாயில் ரத்தம் உறைவதை முழு ஆற்றலுடன் தடுத்து விடுகிறது.

ஆக, கோடைக்காலத்தில் அளவுடன் ஒன்று அல்லது இரண்டு டம்ளர் முலாம்பழச்சாறு சாப்பிட்டு உற்சாகத்துடன் வாழ்வோம்.

வாழைப்பழம்

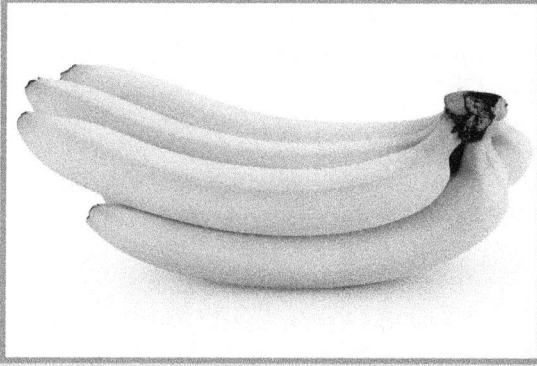

ஜெர்மனி நாட்டைச் சேர்ந்த டென்னிஸ் வீரர்கள் எல்லாம் சர்வதேசப் போட்டிகளில் விளையாடும்போது மிகவும் சுறுசுறுப்பாக ஓடி மிக வேகமாக வரும் பந்தைக்கூட அழகாக அடித்து விளையாடுவார்கள். இதனால் இவர்களுக்கு மனமோ உடலோ சோர்வடைவதில்லை.

பிற நாட்டு வீரர்களும் இதேபோல ஓடிப் பந்தை எதிர்கொள்வார்கள். ஆனால், அவர்களுக்கு இதில் ஓரளவு சிரமும் தெரியும். களைப்பும் அடைவார்கள்.

காரணம் என்ன?

ஜெர்மனி நாட்டு வீரர்கள் பயிற்சிக் காலத்தின் போது அடிக்கடி வாழைப்பழம் சாப்பிடுவது தான். இதனால் இவர்கள் கால்கள் மிகவும் உறுதியாக இருக்கும். இத்துடன் மனமும் மிகவும் உற்சாகமாக இருக்கும். இவர்கள் சாப்பிடும் வாழைப்பழத்தில் தாராளமாக உள்ள

க்ஷயரோகத்துக்கு மருந்தாகும் பழம்!

டிரைப்டோபன் என்ற அமினோ அமிலம் ரத்தத்தில் கலந்ததுமே மூளையில் செரோட்டனின் என்ற பொருள் நன்கு சுரக்கிறது. இந்த அமிலம் மூளையிலும் உடலில் நரம்பு மண்டலங்களிலும் பரவுவதால் பரபரப்பு பதற்றம் முதலியன அடங்கி ஓய்வான மனநிலையும், அதே நேரத்தில் உற்சாகமும் தொடர்ந்து கிடைக்கிறது. இதனால்தான் ஜெர்மனியின் டென்னிஸ் வீரர்கள் படு உற்சாகமாக களத்தில் விளையாடுகின்றனர்.

இவர்களைப் பார்த்தே பிற நாடுகளின் டென்னிஸ் வீரர்களும், கால்பந் தாட்ட வீரர்களும் வாழைப்பழத்துக்கு முக்கியத்துவம் கொடுத்துச் சாப்பிட ஆரம்பித்துவிட்டார்கள்.

டிரைப்டோபன் அமினோ அமிலம் மூளைக்கு நன்கு கிடைத்தால் தான் செரோட்டனின் நன்கு தயாரிக்க முடியும். எனவே, மலச்சிக்கலுக்கு மட்டுமல்ல நம்முடைய மனத்தை அமைதிப்படுத்துவதற்கும் வாழைப் பழம் நன்கு உதவுகிறது.

மிகப்பெரிய விருந்துகளின் இறுதியில் வாழைப்பழம் சாப்பிடுவது இதனால்தான். 'சாப்பாடு நன்றாக இருந்தது. குறையில்லை' என்று சொல்லிவிடுவார்கள். விருந்து வைத்தவர்கள் மீது கோபமோ, பொறாமையோ வராமல் இந்த செரோட்டனின் நல் அமைதியின் சிகரமாக நம் மனத்தை மாற்றிவிடும்.

எனவே, உங்கள் வீட்டில் சிறிய அளவில் விருந்து வைத்தாலும் விருந்துக்குப் பிறகு விருந்தினர்கள் அமரும் இடத்தில் வெற்றிலை பாக்குத் தட்டுடன் ஒரு டஜன் அல்லது இரண்டு டஜன் வாழைப்பழத்தை இன்னொரு தட்டில் வைத்து விடுங்கள். விரும்பியவர்கள் எடுத்துச் சாப்பிடுவார்கள். ஆப்பிள் பழத்துண்டுகளை விட வாழைப்பழம் அனைவரின் மனத்திலும் நல்ல அமைதியை ஏற்படுத்தித் தரும். குறை ஏதும் சொல்லாமல் புறப்பட்டுச் செல்வார்கள்.

வாழைப்பழத்தின் இன்னொரு மாபெரும் சிறப்பு!

கிறித்துவர்கள் இலவசமாக நடத்தும் சில மருத்துவமனைகளில் படுக்கையில் இருந்து சிகிச்சை பெறும் நோயாளிகளுக்கு பார்வை யாளர்களும், உறவினர்களும் வாழைப்பழம் மட்டுமே தர அனுமதிக்கப் படுவார்கள். வேறு வகைப் பழங்களோ, பிஸ்கட்டோ அனுமதிக்க மாட்டார்கள்.

உணவே மருந்தாக உள்ளதால் வாழைப்பழம் மட்டும் தரலாம் என்கிறார்கள். அங்கேயும் நோயாளிகளின் மூளையில் செரோட்டனின்

திரவத்தை வாழை நன்கு சுரக்க வைத்துவிடுகிறது. நரம்பு மண்டலம் முழுமையாக அமைதி அடைந்து விடுகிறது. இதனால் நோயாளி நோய்க்காக சாப்பிட்ட மருந்து விரைவாக வேலை செய்து அவரைக் குறுகிய காலத்தில் குணமாக்கிவிடுகிறது.

இப்படி அற்புதங்கள் செய்யும் அற்புதப் பழமாக இருப்பதால்தான் எல்லாப் பெட்டிக்கடைகளிலும் வாழைப்பழம் ஆண்டு முழுவதும் தாராளமாகக் கிடைக்கிறது. நம்மை உடனுக்குடன் குணப்படுத்திக் கொள்ளவும் உற்சாகப்படுத்திக் கொள்ளவும். இயற்கையே நமக்கு வழங்கிய அரிய உணவு மருந்து வாழைப்பழமே.

இரைப்பை, சிறுகுடலில் தோன்றும் புண்களுக்கு வாழைப்பழமும் பாலும்தான் சிறந்த மருந்து என்று தென்னாப்பிரிக்கா, அமெரிக்கா போன்ற நாடுகளில் உள்ள மருத்துவர்கள் நோயாளிக்குச் சிபாரிசு செய்கின்றனர்.

100 கிராம் எடையுள்ள வாழைப்பழத்தில் உள்ள சத்துகள்:

புரதம் 1.2 கிராம், கொழுப்பு 0.3 கிராம், நார்ப்பொருள் 0.4 கிராம், மாவுப்பொருள் 27 கிராம், கால்சியம் 17 மில்லி கிராம், பாஸ்பரஸ் 36 மில்லி கிராம், இரும்பு 0.9 மில்லி கிராம், தயாமின் 8.65 மில்லி கிராம், வைட்டமின் சி 7 மில்லி கிராம், ரிபோஃப்ளாவின் 0.08 மில்லி கிராம், நியாசின் 0.5 மில்லி கிராம், கரோட்டீன் 78 மில்லி கிராம், மக்னீசியம் 34 மில்லி கிராம், சோடியம் 37 மில்லி கிராம், பொட்டாசியம் 88 மில்லி கிராம், செம்பு 0.40 மில்லி கிராம், கந்தகம் 7 மில்லி கிராம், குளோரின் 8 மில்லி கிராம்.

இவை மட்டுமா? ஒவ்வொரு நூறு கிராம் வாழைப்பழத்திலும் 0.19 நைட்ரஜன் உள்ளது. ஒரு கிராம் நைட்ரஜனில் உள்ள அம்னோ அமிலங்கள்:

ஆர்ஜினைன் 0.36 கிராம், ஹிஸ்டிடின் 0.37 கிராம், லைசின் 0.27 கிராம், டிரிப்ஃடோபன் 0.07 கிராம், ஃபீனைல் அலனின் 0.26 கிராம், டைரோசின் 0.16 கிராம், மீதியோனைன் 0.08 கிராம், சிஸ்டின் 0.17 கிராம், திரியோனைன் 0.19 கிராம், லியூசின் 0.32 கிராம், ஐசோலியூசின் 0.25 கிராம், வேலைன் 0.26 கிராம். (இந்த 12 வகையான அமினோ அமிலங்கள் உள்ளதால் தான் வாழைப்பழம் சிறந்த புரத உணவாகவும் திகழ்கிறது.)

இவ்வளவு சத்துகளும் தரமான புரதமும் உள்ளதால்தான் குழந்தை சாப்பிடும் முதல் திட உணவாக வாழைப்பழம் இருக்கிறது. 100 கிராம்

வாழைப்பழம் மூலம் 100 கலோரி கிடைப்பதால்தான் உடலுக்கு உடனடியாக சக்தி கிடைத்துவிடுகிறது.

தவிர, பழத்தில் பி வைட்டமின்கள் தாராளமாக இருப்பதாலும் உடனடியாக உடலுக்குச் சக்தி கிடைத்துவிடுகிறது. நியாசின் என்ற வைட்டமின் பி 5, நோய் எதிர்ப்பு சக்தியை உண்டாக்கும் 'கிலைன் செல்'களை உற்பத்தி செய்து ரத்தத்தில் கலந்து விடுகிறது.

பெரிடாக்ஸின் என்ற வைட்டமின் பி6, உடலில் உள்ள கழிவுப் பொருள்கள் வெளியேற வழி அமைத்துக் கொடுத்து உடலில் சோர்வு ஏற்படுவதைத் தடுக்கிறது. மேலும் மாத விலக்கிற்கு முன்பு வரும் சோர்வையும் எரிச்சலையும் இது கட்டுப்படுத்துகிறது.

மேலும் வாழைப்பழத்தில் நோய் எதிர்ப்பு மண்டலத்தைப் பலப் படுத்தும் வைட்டமின் சி, மாங்கனீஸ் உப்புடன் சேர்ந்து வைரஸ் கிருமி களைக் கொல்லும் புரதப்பொருளான இன்டர்பெஃப்ரானை அதிக அளவில் உற்பத்தி செய்து விடுகின்றன. இதனால் எப்படிப்பட்ட காய்ச்சலாக இருந்தாலும் விரைவாகக் குணமாக ஆரம்பிக்கிறது. இத்துடன் பழத்தில் தாராளமாக உள்ள பொட்டாசியம் உப்பு ரத்தத்தைத் திரவநிலையில் இருக்கும்படி பார்த்துக்கொள்வதுடன் நரம்பு மண்டலத்தையும் சீராக இயங்க வைக்கிறது.

இதே பொட்டாசியம் உப்பு சதை அமைப்பையும் ஆரோக்கியமாகப் பராமரிப்பதால் உயர் ரத்த அழுத்தத்தைக் குறைத்து இதயநோய்கள் தாக்காமல் பாதுகாத்து விடுகிறது. குறிப்பாக இதயத்திற்கு ரத்தம் கொண்டு செல்லும் குழாய்களில் ரத்த உறைவு ஏற்படாமல் பாதுகாப்ப தால் மாரடைப்பும் தடுக்கப்பட்டு விடுகிறது.

எனவே, காய்ச்சலின்போது இரண்டு அல்லது மூன்று வாழைப்பழம் சாப்பிட்டு விட்டு உடனடியாக மருத்துவரைச் சந்தியுங்கள்.

மருந்து சாப்பிடும் காலத்திலும் வாழைப்பழம் சாப்பிட மருத்துவரிடம் அனுமதி பெறுங்கள். இதனால் விரைந்து குணமாவீர்கள் என்பது நிரூபிக்கப்பட்ட உண்மையாகும்.

பசியை அடக்கும் பழம்!

கடுமையான காய்ச்சல் நேரத்தின்போது மூன்று பூவன் வாழைப் பழங்களையோ, பச்சை நாடான் பழங்களையோ பிடிக்கவில்லை என்றாலும் சாப்பிட்டால் உடலுக்குச் சக்தி கிடைக்கும். கடுமையான காய்ச்சலும் குணமாக ஆரம்பிக்கும்.

காய்ச்சலா? இரண்டு வாழைப்பழம் போதும்!

வாழைப்பழம் சக்தி தருவதுடன் நம்பமுடியாத உலகின் முதல் துரித உணவாகவும் அதுவே உள்ளது. எந்த விதமான கிருமிகளும் நுழையமுடியாதபடி தடித்த தோல் போர்த்தப்பட்டு மிகவும் சுகாதாரமாகக் கிடைக்கும் ஒரே பழம் வாழைப்பழம் தான். நாம் பழத்தைக் கழுவாமல் தோலை உரித்து உடனே சாப்பிடும் ஒரே பழமும் இதுதான். இதனால்தான், காய்ச்சல் நேரத்தில் உடல் சீராகச் சக்திப் பெற்று குணமாக வாழைப்பழமும் பாலும் சிபாரிசு செய்யப்படுகின்றன.

வாழைப்பழம் சாப்பிட்டதும் உடனடியாக மூளையில் செரோட்டனின் சுரந்து காய்ச்சலினால் ஏற்படும் மனக் கவலையைத் துரத்தியடித்து நன்கு தூங்க வைக்கிறது. இதற்காக பழத்தில் சிறிதளவே உள்ள டிரிப்டோபன் அமிலம் உதவுகிறது. இதனால் செரோட்டனின் தங்கு தடையின்றி சுரக்கிறது.

பழங்களுள் ஈரப்பதம் குறைவாகவும், திட வடிவில் கலோரி அதிக மாகவும் உள்ள முதல் பழம் வாழைப்பழம்தான். இதனால் தான் காய்ச்சல் நேரத்திலும் சத்துணவு கிடைத்ததுபோல் வயிறு நிறைகிறது.

தினமும் வாழைப்பழம் சாப்பிட்டால் மூட்டுவலி, முழங்கால் வீக்கம் முதலியன கட்டுப்பாட்டுக்குள் இருக்கும். அந்த அளவுக்கு மருத்துவக் குணம் நிரம்பியுள்ள பழம் இது.

வாழைப்பழத்தில் உள்ள மக்னீசியம் உப்பு இதய நோய்களைக் கட்டுப்படுத்துவதில் சிறந்து விளங்குகிறது.

வாழைப்பழத்தில் உள்ள இரும்புச்சத்து ரத்த சோகையை உடனடியாகக் குணப்படுத்துகிறது. இதில் உள்ள பழச்சர்க்கரை உடனடியாகவும், அதே நேரத்தில் மெதுவாகவும் சீராகவும் ரத்தத்தால் உறிஞ்சப்படுவதால் உடலுக்குத் தொடர்ந்து சக்தியும் கிடைக்கிறது. ரத்தசோகையும் குணமாகிறது.

விளையாட்டு வீரர்களுக்கும், ஓட்டப்பந்தய வீரர்களுக்கும் உடலின் சதைப்பகுதி உறுதியாக இருக்கவும், சோர்வை அகற்றவும் மிகவும் மதிப்புள்ள மாவுச்சத்து நிரம்பிய உணவு வாழைப்பழமே!

மாவுச்சத்து அதிகமாக இருப்பதால் இதைச் சாப்பிடுகிறவர்களுக்குச் சிறுநீரகம் சம்பந்தப்பட்ட கோளாறுகள் ஏற்படாது. **ஆனால்,**

சிறுநீரகம் பாதிக்கப்பட்டுச் சிகிச்சை எடுத்து வருபவர்கள் மட்டும் வாழைப்பழம் சாப்பிடக்கூடாது.

இதே போல **நீரிழிவு நோயாளிகளும் வாழைப்பழம் சாப்பிட மருத்துவரின் அனுமதி பெற வேண்டும்.**

மலச்சிக்கல் தடுக்கப்படும்!

மலச்சிக்கலை தடுப்பதில் பூவன் பழம் முதலிடத்தில் இருக்கிறது. ரஸ்தாளி பித்தத்தை மட்டுமே நன்கு போக்கும். அகோரப் பசியைத் தவிர்க்கும். ஆனால் மலச்சிக்கலைப் போக்கும் சக்தி குறைவாகவே இருக்கிறது. வாத நோயாளிகள் ரஸ்தாளியைத் தவிர்க்க வேண்டும்.

மலை வாழைப்பழம் ரத்தத்தை விருத்தி செய்வதுடன் மலச்சிக்கல், பித்தம், உடல்சூடு போன்றவற்றையும் குணமாக்கும்.

நேந்திரன் பழம் ரத்தசோகையைக் குணமாக்கும். இதற்காகத் தேனில் தொட்டு இப்பழத்தைச் சாப்பிட வேண்டும். சிறுநீரகக் கோளாறுகளும் இந்தப் பழத்தால் குணமாகும். மலச்சிக்கலும் குணமாகும்.

மலச்சிக்கலுக்கு வாழைப்பழத்தைப் போல் சிறந்த உணவு மருந்து இல்லை. இரவு உணவிற்குப் பிறகு இரண்டு பூவன் பழம் சாப்பிட்டால் இவற்றில் தாராளமாக உள்ள நார்ச்சத்து உணவுப் பாதையை நன்கு சீரமைத்து உணவை செரிமானம் செய்து வெளியேற்றிவிடும்.

மலச்சிக்கல், சீதபேதி குணமான பிறகும் வாழைப்பழம் சாப்பிட்டு வந்தால் ஜீரணப்பாதை புதுப்பிக்கப்பட்டு ஆரோக்கியமாக இருக்கும்.

நெஞ்செரிச்சல், வயிற்றில் புண் போன்ற பிரச்னைகள் இருந்தால் இரண்டு வாழைப்பழம் சாப்பிடவும். சிலருக்குத் தேநீர் சாப்பிட்டதும் நெஞ்செரிச்சல் ஏற்படும். இவர்கள் தேநீர் சாப்பிடுவதற்கு முன்பு இரண்டு வாழைப்பழம் சாப்பிட்டால் போதும்.

இதேபோல இரவு நேரத்தில் நெஞ்செரிச்சல் பிரச்னையால் அவதிப் படுவோர் சாப்பாட்டுக்கு முன்பாக இரண்டு பழம் சாப்பிடவும். வாழைப் பழத்தில் எஃப்ஓஎஸ் (FOS) என்ற பொருள் இருக்கிறது. fos (fructo - oligo - saccharides) என்ற இந்தப் பொருள் சிறுகுடலில் நல்ல பாக்டீரியாக்களை உருவாக்கி விடுகிறது. இதனால் ஜீரணம் எளிதில் நடைபெறும். இரவு உணவு ஜீரணப் பாதைக்கு வந்ததும் இந்த நல்ல பாக்டீரியாக்களால் உடனடியாகச் செரிமானம் ஆகிவிடும்.

எனவே, குடலில் உள்ள புளிபை அகற்றும் அன்டாசிட் மருந்து போலச் செயல்படுவதால் புளிப்பு ஏப்பம் விடுகிறவர்களும் வாழைப் பழம் சாப்பிடுவது நிவாரணம் தரும்.

எல்லாவற்றையும் விட உணவுக்கு முன்பும், பின்பும் வாழைப்பழத்தால் மலச்சிக்கல் உறுதியாகக் குணமாகும்.

நிலையான இளமை!

தினமும் இரண்டு வாழைப்பழம் சாப்பிட்டு வந்தால் இளமைத் துடிப்புடன் வாழலாம். காரணம், இப்பழம், பாஸ்பரஸ், நைட்ரஜன் முதலியவற்றைத் தட்டிக்கொடுத்து, உடலில் உள்ள திசுக்களை மறுசீரமைப்பு செய்கிறது. இதனால் உடல் பலமும் இளமைத் தோற்றமும் நிலையாகவே நமக்குக் கிடைக்கின்றன.

பொட்டாசியம் உப்பு நன்கு மூளைக்குக் கிடைப்பதால் உற்சாகம் தொடர்கிறது. உடற்பயிற்சி செய்வதால் டாப்பமைன் என்ற திரவம் சுரந்து உடலையும் உள்ளத்தையும் புதுப்பிக்கும். பொட்டாசியம் உப்பால் தங்கு தடையின்றி மூளைக்கு வெள்ளம் போல் ஆக்ஸிஜன் கிடைப்பதால் இதே டாப்பமைன் திரவம் நன்கு சுரந்துவிடும். எனவே, எளிதில் உற்சாகம் தொடரும். அலுவலகங்களில் பணிபுரியும் மனிதர்கள் மதிய உணவுக்குப் பிறகு வாழைப்பழம் சாப்பிடுவது இதனால்தான். மூளையில் செரோட்டனின், டாப்பமைன் நன்கு சுரக்க வாழைப்பழம் உதவுகிறது. எனவேதான் மதிய உணவுக்குப் பிறகு சோர்வின்றி வேலை செய்ய பலரும் வாழைப்பழம் சாப்பிடுகின்றனர். மனத்திருப்தியைத் தரும் அதிசயப் பழம் இது.

ரத்த அழுத்த நோயாளிகளுக்கு உப்பு சேர்க்காத உணவுகளைத் தயாரிக்கலாம். அந்த உணவுகளுடன் வாழைப்பழம் சேர்த்துச் சாப்பிட இதில் உள்ள சோடியமும் பொட்டாசியமுமே ரத்த அழுத்த நோயாளிகளுக்கும் போதுமானதாக இருக்கிறது.

க்ஷயரோகம் குணமாக! மலட்டுத்தன்மை நீங்க!

பாலிலோ அல்லது தண்ணீரிலோ வேகவைத்த பழுத்த வாழைப் பழங்கள் க்ஷயரோகத்தைக் குணப்படுத்துகின்றன. இரண்டு மாதங்கள் இந்த முறையில் பழத்தைச் சாப்பிட வேண்டும்.

வாழைப்பழம் கல்லீரலில் ஏற்படும் கோளாறுகளையும் விரைந்து குணமாக்குகிறது. சிறுநீர் நன்கு பிரியவும் பயன்படுகிறது. இதற்காக இரண்டு, மூன்று வாழைப்பழங்களை இரவு உணவுக்குப் பின் சாப்பிட வேண்டும்.

இந்த முறையில் இரவு உணவுக்குப் பிறகு மூன்று பழங்கள் சாப்பிட்டால் தாம்பத்தியத்தில் ஆர்வம் ஏற்படும். விந்து உற்பத்தியும் அதிகரிக்கும். கணவனுக்கும் மனைவிக்கும் மலட்டுத்தன்மையும்

குணமாகும். இதற்காக வாழைப்பழத்தில் உள்ள ஆர்ஜினைன் என்ற அமினோ அமிலம் உதவுகிறது.

உடல் எடை அதிகரிக்க! உடல் எடை குறைய!

இரண்டிற்கும் வாழைப் பழமே துணை! ஆமாம்! குண்டாய் இருப்பவர்கள் தினமும் ஆறு பூவன் பழங்களையும், 100 கிராம் காய்கறிகளைப் பச்சையாகவோ அல்லது அவித்தோ சாப்பிட்டால் உடல் எடை குறைய ஆரம்பிக்கும். உடல் பருமனைக் குறைப்பதிலும் ஆர்ஜினைன் படுவேகமாகச் செயல்படுகிறது. உங்கள் வயது, உயரத்திற்கு ஏற்ப எவ்வளவு எடை இருக்க வேண்டும்? என்பதை முதலில் குறித்துக் கொள்ளுங்கள். பிறகு இந்த முறையில் 15 நாட்கள் சாப்பிடவும். பசித்தால் இரண்டு வேளை கொழுப்பு நீக்கிய தயிர் சாப்பிடவும். 15 நாட்களுக்குப் பிறகு தினமும் நான்கு வாழைப்பழங்கள், 100 கிராம் பச்சைக் காய்கறி என்று சாப்பிடவும். 21 நாட்களில் நீங்கள் குறித்து வைத்த எடை வந்ததும் வழக்கம் போலச் சாப்பிடலாம். இதன் பிறகு அளவுடன் சாப்பிட்டு, நடைப் பயிற்சி செய்து வந்தால் எடை அதிகரிக்காமல் இருக்கும்.

உடல் எடை அதிகரிக்க இரவு உணவிற்குப் பின் நான்கு வாழைப் பழங்களை பாலுடன் சேர்த்துச் சாப்பிட்டால் போதும். பாலில் தேன் சேர்த்து உட்கொண்டாலும் உடல் எடை அதிகரிக்கும். பாலில் உள்ள கால்சியம், பழத்தில் உள்ள மாவுச்சத்தால் ஊளைச் சதை இல்லாமல் கட்டுறுதி கொண்ட உடலாக மாற்றித் தரும். உடலில் கொழுப்பு இருந்தால் அவற்றைப் பாலும் தேனும் கரைத்துவிடும். இதனால் வயது, உயரத்திற்கு ஏற்ப கச்சிதமான தோற்றத்துடன் எடை அதிகரித்திருக்கும்.

காலை நேர உணவு!

காலை நேரம் எதுவும் சாப்பிடவில்லை என்றால் இரண்டு அல்லது மூன்று வாழைப்பழங்களைச் சாப்பிடவும். இது மிகச் சிறந்த சத்துணவு. புரதமும், மாவுச்சத்தும் போதிய அளவில் இருப்பதால் மதிய உணவு வரை பசி இருக்காது.

அசைவத்தைத் தவிர்த்திருக்கலாம்! வாழைப்பழமே போதும்!

புரத உணவுக்காக அசைவம் சாப்பிட வேண்டி உள்ளது. வாழைப்பழம் தினமும் சாப்பிட்டால் (அதிகபட்சம் தினமும் மூன்று பழம்) எல்லா வகையான புரதமும் சுகாதார முறையிலேயே நமக்குக் கிடைத்துவிடும்.

திசுக்களைப் பழுதுபார்த்து புதிய திசுக்களை உருவாக்கும் ஹிஸ்டிசின், நரம்பு மண்டலத்தை அமைதிப்படுத்தும் வாலைன், வைரஸ் கிருமிகள் நுழையாமல் தடுக்கும் லைசின், தைராய்டு சுரப்பியை நன்கு கட்டுப்

படுத்துவதால் உடல் எடை மிகச்சரியாக இருக்கும் விதத்தில் பராமரிக்கும் ஃபீனல் அலனின், மன இறுக்கத்தைப் போக்கும் டைரோசின், கல்லீரலைப் பாதுகாக்கும் மெதியொனின், சிகரெட், மது போன்றவற்றால் உடல் கெடாமல் இருக்கவும், குறிப்பாக மூளையும், கல்லீரலும் சிதையாமல் இருக்கவும் சிஸ்டின், குழந்தைகளின் மூளை சிறப்பாகச் செயல்படவும், கொழுப்பு வெளியேறவும் திரியோனைன், புரதத்தை செரிக்க வைத்து உடலுக்குச் சக்தியைத் தரும் லியூசின், உடல் தானே தயாரித்துக் கொள்ளும் புரதம், வளர்சிதை மாற்றம், தைமஸ் சுரப்பி, மண்ணீரல் மற்றும் பிட்யூட்டரி சுரப்பி போன்றவை சிறப்பாகச் செயல்படவும், ஹீமோகுளோபின் உருவாக்கத்தில் உதவவும் ஐசோலியூசின், நல்ல தூக்கத்தை வரவழைக்கும். டிரிப் டோஃபன், நோய் எதிர்ப்பு மண்டலத்தைப் பலப்படுத்துவதுடன் ஆண்மைக் குறைவைப் போக்கும் ஆர்ஜினைன் என்ற புரதம் உட்பட 12 வகையான அமினோ அமிலங்கள் வாழைப்பழத்தில் உள்ளன. அசைவ உணவில் இத்தனை புரதங்கள் இல்லை.

நமது முக்கனிகளான மா, பலா, வாழையை அமெரிக்கர்களும், ஜெர்மானியர்களும் நன்கு சாப்பிடுகின்றனர். இந்தியாவில் நான்காயிரம் ஆண்டுகளுக்கு முன்பு தோன்றியது வாழைப்பழம்.

இன்று அமெரிக்கர்கள் அதிகமாக வாழைப்பழம் சாப்பிடுகின்றனர். அதிக அளவில் இறக்குமதியும் செய்கின்றனர். இவர்களைப்போல ஜெர்மானியர்களும் வாழைப்பழப் பிரியர்கள். ஆனால், நமது முக்கனிகள் பற்றி அமெரிக்கர்களும் ஜெர்மானியர்களும் ஆய்வு செய்வதே இல்லை. அவை பற்றிய சிறப்புகளையும் புத்தகங்களில் எழுதுவது இல்லை. உணவு மருத்துவம் பற்றி எழுதுகிறவர்களுள் ஜீன் காப்பர் என்பவர் உலகப்புகழ் பெற்றவர். இவரும் இந்த மூன்று பழங்கள் பற்றிய சிறப்பையும், ஆய்வுகளையும் தமது நூல்களில் சேர்க்காமல் தவிர்த்துள்ளார்.

இதனால்தான் மா, பலா ஆகியவற்றிற்கு அடுத்து வாழைப்பழத்தின் சிறப்புகளை, குறிப்பாக 12 வகை புரதங்களின் முக்கிய பணிகளையும் இந்தக் கட்டுரையில் சுட்டிக் காட்டியுள்ளேன்.

எனவே, தினமும் வாழைப்பழமும் சாப்பிட்டு நீண்ட நாட்கள் ஆரோக்கியத்துடன் வாழ்வோமாக!

விளாம்பழம்

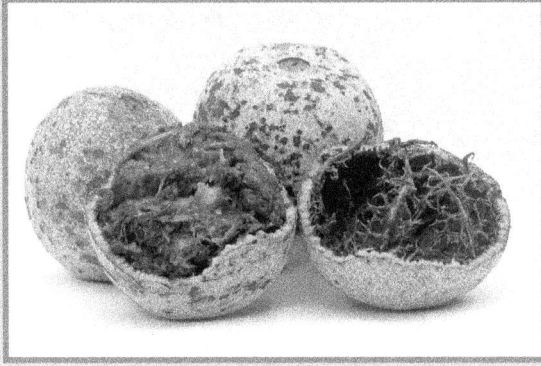

தென்னிந்தியாவைத் தாயகமாகக் கொண்ட விளாமரம் 40 அடி உயரம்வரை வளரும். விளாம்பழத்தை wood apple என்றுதான் ஆங்கிலத்தில் வழங்கி வருகின்றனர். காரணம் என்ன தெரியுமா?

விளாம்பழத்தின் தோல் மரப்பொருளால் ஆனது. கடினமானது. அதனால்தான் உட் ஆப்பிள் என்று பெயர்.

விளாம்பழத்தை எப்படிச் சாப்பிடுவது?

பழத்தை உடைத்ததும், அதாவது பழத்தின் ஓட்டை உடைத்ததும் இனிப்பும் மணமும் கொண்ட ஆசையாகச் சாப்பிடக்கூடிய சதைப் பகுதி இருக்கும். அந்த சதைப் பற்றை அப்படியே சாப்பிடலாம் அல்லது சர்க்கரை (வெல்லம்) சேர்த்து பிசைந்தும் உண்ணலாம். பெரும்பாலானோர் சர்க்கரை சேர்த்துப் பிசைந்துதான் சாப்பிடுகின்றனர். காலையில் எழுந்ததும் இந்த முறையில் விளாம்பழத்தைச்

மார்புப் புற்றுநோயைத் தடுக்கும் மகத்தான பழம்!

சாப்பிட்டால் பித்தம் முழுமையாகக் குணமாகும்.

நாட்டுச்சர்க்கரை சேர்க்காமல் அப்படியே சதையைச் சாப்பிடுவதால் நீர் ஊறுதல், தொண்டைப் புண், கல்லீரலில் புண் முதலியன குணமாகும். வாய் நாற்றம் அகலும். நல்ல பசி உண்டாகும். பேதி, சீதபேதி குணமாகும்.

விளாம்பழச் சதையை மிக்ஸியில் போட்டுச் சாறாகவும் அருந்தலாம். இதிலும் நாட்டுச் சர்க்கரை சேர்க்க வேண்டும். இந்த முறையில் அருந்தி வந்தால் செரிமான மருந்தாகவும், களைப்பை நீக்கும் பானமாகவும் அசல் டானிக் போலவும் விளாம்பழச்சாறு திகழ்கிறது.

விளாம்பழச் சர்பத்தால் (சாறால்) உடல் சூடு தணியும். குளிர்ச்சியைத் தரும் விளாம்பழச் சாறு உடலுக்கு வலுவைத் தருவதுடன் மண்ணீரல், மஞ்சள் காமாலை, இருமல், சளி, இதயநோய்கள், அதிகமாக நாக்கு வறட்சி, ஆஸ்துமா, கண்நோய்கள் வயிற்றுப் பொருமல், வயிற்று உப்புசம், சீதள பேதி, பித்த மயக்கம், பெண்களுக்கான ரத்தப்போக்கும், தாம்பத்திய உறவில் விருப்பமின்மை, சிறுநீர் கழிப்பதில் கஷ்டம், உணவு செரியாமை ஆகிய கோளாறுகளைப் போக்குவதில் விளாம்பழச்சாறும், சதையும் சிறப்பாகச் செயல்படுகிறது.

தொடர்ந்து எழும் விக்கலைத் தடுக்க விளாம்பழச் சதையுடன் புளி, உப்பு முதலியவற்றைச் சேர்த்துச் சட்டினியாகவோ, சர்பத்தாகவோ தயார் செய்து சாப்பிடவும்.

சொறி, சிரங்கு உள்ளவர்கள் நாட்டுச் சர்க்கரை சேர்த்து சதையைப் பிசைந்து சாப்பிட்டு வந்தால் போதும்.

பித்தநீர் வெளியேற...

பித்த நீர் வெளியேறவும், பித்த மயக்கம் குணமாகவும், உணவு செரியாமை அகலவும் விளாம்பழச் சாறுடன் ஒரு தேக்கரண்டி தேன், இரண்டு ஏலக்காய், அரை தேக்கரண்டி சீரகம் முதலியவற்றைச் சேர்த்து அருந்தவும். வெல்லம் சேர்த்து மிக்ஸியில் சர்பத் தயாரிக்கும்போதே இந்த மூன்றையும் மிக்ஸியில் கலந்துவிடவும்.

பெண்கள் இந்த முறையில் வெறும் வயிற்றில் அருந்தி வந்தால், மார்புப் புற்றுநோய் வராமல் தடுக்கலாம். குழந்தைப் பேறு இல்லாத தம்பதிகள் இதே முறையில் அருந்தி வந்தால் நல்ல பயன்கள் விரைவில் கிடைக்கும்.

விளாம்பழத்தின் 100 கிராமில் கிடைக்கும் சத்துகள்:

குளிர்ச்சி தரும் இப்பழத்தில் புரதம் 7 கிராம், கொழுப்பு 4 கிராம், மாவுச் சத்து 16 கிராம், நார்ச்சத்து 5 கிராம், கரோட்டீன் 60 மைக்ரோகிராம்,

கால்சியம் 130 மில்லி கிராம், பாஸ்பரஸ் 110 மில்லி கிராம், தயாமின் 0.6 மில்லி கிராம், ரிபோஃப்ளாவின் 0.04 மில்லி கிராம், நியாசின் 0.8 மில்லி கிராம், வைட்டமின் சி 3 மில்லி கிராம், செம்பு 80 மில்லி கிராம், கலோரி 130.

இருதயம் இயங்குவதற்காக தசை சுருங்க வேண்டும். இத்தசை சுருங்கும் செயலுக்குக் கால்சியம் தேவைப்படுகிறது.

மாவுச்சத்தும் கொழுப்புச் சத்தும் உடலில் விரைந்து வளர்சிதை மாற்றம் அடைய பாஸ்பரஸ் உப்பு தேவை.

அதிக ரத்தப்போக்கும், தலைவலி, உடல் வலி என மூன்றையும் குணமாக்கும் செம்பு உப்பும் இப்பழத்தில் தாராளமாக உள்ளது. கால்சியம், பாஸ்பரஸ், செம்பு ஆகியவற்றுக்காகவும் இப்பழம் கிடைக்கும் காலங்களில் நன்கு சாப்பிட வேண்டும்.

பழத்தைப் போலவே விளாமரத்தின் இலை, காய், பிசின், பட்டை முதலியவையும் மருத்துவத்தில் நன்கு பயன்படுகின்றன.

சிறு குழந்தைகளின் குடல் கோளாறுகளைக் குணப்படுத்த இலைச் சாற்றுடன் பால், சர்க்கரை ஆகியவற்றைச் சேர்த்துக் கொடுக்க வேண்டும். பெரியவர்களும் இதே முறையில் அருந்தினால் வயிற்றுப் போக்கு குணமாகும்.

இலைச்சாற்றை பித்த வெடிப்பு, தோல் வறட்சிக்குத் தடவினால் நல்ல பலன்கள் கிடைக்கும்.

மரப்பட்டையைக் காய்ச்சி இறக்கிய கஷாயத்தைத் தொடர்ந்து அருந்தினால் பித்தம் நீங்கி நல்ல பலன்கள் கிடைக்கும். காபி, தேநீர் ஆகியவற்றால் உண்டான பித்தவாந்தி, குமட்டல் முதலியன உடனே குணமாகும்.

அடிக்கடி சிறுநீர் கழிப்பவர்கள், நெஞ்செரிச்சல், வெள்ளை, வெட்டை ஆகியவற்றைக் குணப்படுத்த விளாம் பிசினை பாலில் ஊறவைத்து சர்க்கரை கலந்து அருந்தி வரவேண்டும். இதனால் ரத்த ஓட்டமும் சீராகி, உடல் உறுதி பெறும்.

எனவே, விளாம்பழத்தையும் அதன் இலை, காய், பட்டை, பிசின் முதலியவற்றையும் நன்கு பயன்படுத்துவோம்.

வில்வக்கனி

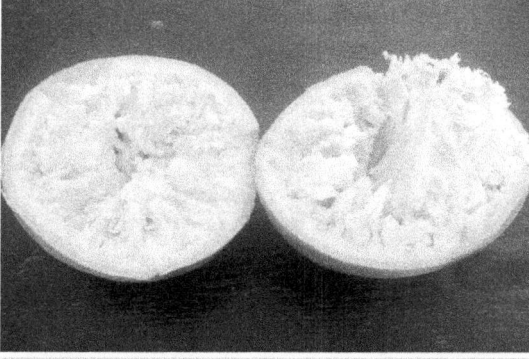

நான்காயிரம் ஆண்டுகளுக்கு முன்பு இந்தியாவில் தோன்றிய பழம்தான் வில்வக்கனி.

வில்வக்கனி பச்சையும் மஞ்சளும் கலந்த நிறத்தில் முட்டை வடிவிலும் இருக்கும். வட இந்தியாவில் தோன்றிய இம்மரம் இந்துமத ஆலயங்களினுள் அல்லது குளக் கரையில் காணப்படும். ஆலயங்களில் இறைவனுடைய வழிபாட்டுக்கு இதன் இலையைப் பயன்படுத்துகின்றனர்.

யஜுர் வேதத்தில் வில்வமரம் பற்றிய குறிப்புகள் காணப்படுகின்றன. இது சிவனுக்குரிய மரமாகப் போற்றப்படுகிறது. சிவன் வில்வமரத்தின் அடியில் இருப்பதாக ஐதீகம். அதனால்தான் சிவனுக்குப் பூஜை, அர்ச்சனை செய்யும்போது வில்வ இலைகள் பயன்படுத்தப்படுகின்றன.

குடலுக்கு நன்மை தரும் வல்லமைக் கனி

ஆங்கிலத்தில் 'பேல்' (Bael) என்று வில்வமரத்திற்குப் பெயர். அதனால் தான் ஆங்கிலத்தில் இதை 'பேல்ஃப்ரூட்' என்கிறோம்.

உடல் உறுதிக்கும், ஆரோக்கியத்துக்கும் ஊட்டச்சத்து மிகுந்த பழமாக வில்வக்கனி திகழ்கிறது.

குடல் கோளாறுகள் குணமாகும்!

குடலுக்கு நன்மை தரும் பழங்களுள் வில்வக்கனி தலைசிறந்து விளங்குகிறது. எல்லாவிதமான மலச்சிக்கலுக்கும் சிறந்த பேதி மருந்து வில்வக்கனி. இது சீதபேதியையும் குணப்படுத்தக் கூடியது.

மலச்சிக்கல் உள்ளவர்கள், வில்வக்கனியின் ஓட்டை உடைத்து, அதில் உள்ள சதைப்பகுதியை விதையில்லாமல் சலித்து எடுக்க வேண்டும். பிறகு, பழத்தை மிக்ஸியில் போட்டு பாலையும், சர்க்கரையையும் சேர்த்து மிக்ஸியில் அடித்தால் வில்வப்பழ சர்பத் ரெடி! இந்த சர்பத்தை அருந்தினால் ருசிக்கு ருசி, உடலுக்கும் ஊட்டம் தரும். மலச்சிக்கலும் விரைந்து குணமாகும்.

இப்பழத்தை இப்படி சர்ப்பத்தாகத் தயாரித்துச் சாப்பிட்டால் குடல் சுத்தமாகி மலச்சிக்கலின்றி வாழலாம். பேதி மருந்தான இந்த வில்வக்கனி சர்பத் சீதபேதியையும் குணப்படுத்தக்கூடிய அதிசய மருந்தாகும்.

சளியையும், கோழையையும் இக்கனி குணப்படுத்துகிறது. இதற்கும் வில்வக்கனி சர்பத்தையே காலை, மாலை என காபியைப் போல அருந்தினால் போதும்.

வயிறு மந்தம், உடல் பலவீனம் முதலியவற்றிற்கு நாட்டுச் சர்க்கரைக்குப் பதிலாக பனங்கற்கண்டு சேர்த்து சர்பத்தாக தயாரித்து அருந்தி வர வேண்டும்.

இருதயம் மற்றும் மூளை நோய்களுக்கும் சிறந்த நிவாரண மருந்து, வில்வக்கனி. இது சிறந்த உணவு மருந்தாகும்.

மூல நோயைக் குணமாக்க உணவுக்குப் பிறகு இந்தப் பழ சர்பத் அருந்த வேண்டும். இந்த சர்பத்தில் இரண்டு சிட்டிகை மிளகுத்தூள் சேர்த்து அருந்த வேண்டும்.

100 கிராம் வில்வப்பழத்தில் உள்ள சத்துக்கள்:

புரதம் 18 கிராம், கொழுப்பு 0.3 கிராம், ஈரப்பதம் 62%, மாவுச்சத்து 32 கிராம் என அதிக அளவில் உள்ளன. கால்சியம் 85 மில்லி கிராம், பாஸ்பரஸ் 50 மில்லி கிராம், இரும்பு 0.6 மில்லி கிராம், தயாமின் 0.13 மில்லி

கிராம், நியாசின் 11 மில்லி கிராம், ரிபோஃபிளாவின் 0.13 மில்லி கிராம், வைட்டமின் சி, 8 மில்லி கிராம், பொட்டாசியம் 600 மில்லி கிராம், தாமிரம் 0.21 மில்லி கிராம், கரோட்டீன் 55 மைக்ரோகிராம்.

பொட்டாசியம் மிகவும் தாராளமாக இருப்பதால் மாரடைப்பு இன்றி நீண்ட நாட்கள் வாழலாம், எனவே சிவன் கோயிலுக்குச் சென்றால் வில்வக்கனியையும் அங்கிருந்து வாங்கி வாருங்கள்.

வில்வக்கனி மட்டுமல்ல வில்வ மரத்தின் இலை, பூ, பிஞ்சு, காய், வேர், பிசின், பட்டை, ஓடு, வேர்ப்பட்டை போன்றவைகளும் மருந்துக்கு உதவுகின்றன. மூலிகை அல்லது சித்த வைத்தியர் உதவியுடன் வில்வமரத்தின் அனைத்துப் பாகங்களையும் பயன்படுத்தி நீண்ட நாட்கள் ஆரோக்கியமாக வாழலாம்.

வில்வக்காயால் வெண்படை குணமாகும்!

கனியைப் போலவே வில்வக்காயும் பசியைத் தூண்ட வல்லவை. ஸ்கர்வி நோயையும் குணமாக்க வல்லவை.

காய், சற்று துவர்ப்பாக இருக்கும். இதைச் சாப்பிட்டால் கடுமையான வயிற்றுப்போக்கு, வயிற்றுக் கடுப்பு முதலியவை குணமாகும். காயைத் துண்டு துண்டாக வெட்டி, வெயிலில் உலர்த்தி, அதைத் தூளாக்கிக் காற்றுப்புகாத புட்டிகளில் வைத்துக்கொண்டு நீண்ட நாட்களுக்கு மேற்கண்ட இரு கோளாறுகளுக்கும் பயன்படுத்தலாம். ஒரு தேக்கரண்டிப் பொடியை வாயில் போட்டுக்கொண்டு ஒரு டம்ளர் தண்ணீர் அருந்தினால் போதும்.

துவர்ப்பாக இருக்கும் வில்வக்காயைக் கடித்துச் சாப்பிட்டால் பித்த நீர் வெளியேறிவிடும். வில்வக்காய் இரைப்பை மற்றும் குடல்களைப் பாதுகாத்து ஆரோக்கியமாக இருக்கச் செய்கிறது. சீதபேதியால் பலவீனமடையும் குடல்களுக்குப் பலத்தைத் தருகிறது.

உலர்ந்த வில்வக்காயைச் சந்தனக் கட்டையில் பசும்பால் விட்டு அரைக்கவும். இதை எடுத்து வெண்புள்ளி உள்ள இடங்களிலும், தோல் வெண்மையாக வெளுத்திருக்கும் இடங்களிலும் இரவில் படுக்கைக்குச் செல்லும் முன்பு தடவி வர மூன்று, நான்கு மாதங்களிலேயே நல்ல குணம் தெரியும்.

இல்லையெனில் உலர்ந்த வில்வக்காயை வெட்டி சிறு துண்டுகளாக்கி மிக்ஸி மூலம் தூளாக மாற்றவும். இந்தத் தூளை சந்தனத் தூளுடன் கலந்து வெண்புள்ளி உள்ள இடங்களில் பூசி வரவும். இரவு படுக்கைக்குச் செல்லும்போது இப்படி தடவிக்கொண்டு படுத்தால் விரைவில் வெண்புள்ளிகள் மறையும்.

ஆஸ்துமா குணமாக...

வில்வக்கனி சாப்பிட்டால் ஆஸ்துமாவும் குணமாகும். இத்துடன் இருமல், ஜலதோஷம் உள்ளவர்களும் வில்வக்கனியுடன் வில்வ இலைச் சாறுடன் சுடுதண்ணீர், இரண்டு சிட்டிகை மிளகுத்தூள் என அருந்தி வந்தால் மூன்று பிரச்னைகளும் குணமாகி நல்ல பலன் கிடைக்கும்.

கல்லீரல் பலம் பெற...

வில்வ இலையை நன்கு அரைத்து ஒரு நெல்லிக்கனி அளவு இதை எடுத்து அதில் ஒரு சிட்டிகை மிளகுத்தூளும் சேர்த்து சாப்பிட வேண்டும். இந்த உருண்டையை தண்ணீர் குடித்து விழுங்கியவுடன் ஒரு டம்ளர் பால் அல்லது மோர் சாப்பிட வேண்டும். இதன்மூலம் கல்லீரல் பலம் பெறும், மஞ்சள் காமாலை நோய் குணமாகும்.

வில்வ இலைகளை இரவு முழுவதும் தண்ணீரில் ஊறவைத்துக் காலையில் அதை வடிகட்டி அருந்தினால் வயிற்றுப்புண் குணமாகும். இந்த இலைகளில் தாராளமாக உள்ள டானின் என்ற துவர்ப்புப் பொருளே, ஜீரண உறுப்புகளில் ஏற்பட்டுள்ள புண், வலி, கட்டி முதலியவற்றைக் கொஞ்சம் கொஞ்சமாக குணமாக்கி விடுகிறது.

எனவே, வயிற்றுப் புண்ணால் அவதிப்படுவோர் வில்வக்கனி சர்பத் சாப்பிட்டு வருவதுடன், சில வாரங்கள் தண்ணீரில் ஊறவைத்த இலைக் கஷாயத்தையும் அருந்தி வரவும்.

அதிகம் பயன்படுத்தப்படாமல் இருக்கும் வில்வக்கனி, இலை, காய் முதலியவற்றை நன்கு பயன்படுத்தி, வாழ்வில் ஆரோக்கியத்தையும் வெற்றியையும் நன்கு பெறுவோம்.

ப்ளூபெர்ரி பழம்

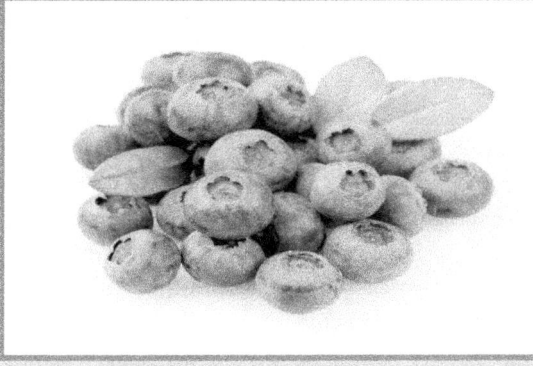

உலகில் அதிக ஆண்டுகள் வாழ விரும்பினால் தினமும் ஒரு வேளை ப்ளூபெர்ரி பழங்கள், வாரத்திற்கு மூன்று முறை பசலைக்கீரை, வஞ்சிர மீன் சாப்பிடுங்கள். இந்த மூன்று உணவுகளால் உங்கள் வாழ்நாள் அதிகரிக்கும் என்கிறார்கள் பிரிட்டனைச் சேர்ந்த ஸ்டீவன் பிராட், கதி மாத்யூ என்ற இரு உணவு மருத்துவ நிபுணர்கள்.

இதிலும் குறிப்பாக ப்ளூபெர்ரி மட்டும் கூடப் போதும். மற்ற இரண்டும் கிடைக்காத சூழ்நிலையிலும் ப்ளூபெர்ரி உங்கள் வாழ்நாளை அதிகரிப்பதுடன் உங்களின் வருமானத்தையும் அதிகரித்துத்தரும் என்கின்றனர்.

காரணம் என்ன?

உலகிலேயே எந்த ஒரு பழத்தையும் அல்லது எந்த ஒரு காய்கறியையும் விட நோய்களை எதிர்த்துப் போராடிக் குணப்படுத்தும் ஆன்ட்டி ஆக்ஸிடென்ட்டுகள் மிகவும் தாராளமாக உள்ள ஒரே உணவு ப்ளூபெர்ரி பழங்கள்தான்.

இளமை தரும் இன்பப் பழம்

கறுப்பு நிறத்தில் உள்ள திராட்சையை நாம் கொத்து கொத்தாகச் சாப்பிடுகிறோம். இதே போல சதைப்பற்றும் சாறும் நிறைந்த கனியாக கறுப்பு அல்லது அடர் ஊதா நிறத்தில் கொத்து கொத்தாக ப்ளூபெர்ரி பழங்கள் தொங்குகின்றன. இந்தப் பழத்தை அப்படியே சாப்பிடலாம். சாறாகவும் அருந்தலாம்.

இளமை எப்போதும் உண்டு!

நோய் எதிர்ப்பு மண்டலத்தைப் பலப்படுத்துவதுடன் மிகவும் வயதான காலத்திலும் நமது மூளையில் புதிய செல்களையும் துளிர்க்கச் செய்துவிடுகிறது. இதனால்தான் 96, 100, 102 வயதிலும் கூட சிலர் அல்சீமர், டிமென்ஷியா போன்ற ஞாபகமறதி நோய்கள் இன்றி முழு ஞாபகசக்தியுடன் நல்ல ஆற்றலுடனும் வாழ்கின்றனர். இதனால் ப்ளூபெர்ரி பழத்தை மூளையைப் புதுப்பிக்கும் கனி, இளமை தரும் கனி என்றெல்லாம் போற்றுகின்றனர்.

ஐந்து முறை காரட், ஆப்பிள், ப்ராக்கோலி என இவற்றில் எதைச் சாப்பிட்டாலும் கிடைக்கும் வைட்டமின் ஈ-யை விட ஒரு கோப்பை ப்ளூபெர்ரி பழங்கள் சாப்பிட்டால் 1740 சர்வதேச அலகு வைட்டமின் ஈ-யும், 1200 மில்லி கிராம் வைட்டமின் சி-யும் கிடைத்துவிடுகின்றன. வைட்டமின் ஈ-யும் சி-யும் இரண்டு சக்தி வாய்ந்த ஆன்ட்டி ஆக்ஸிடென்ட்டுகள். இதனால் புற்றுநோய், இருதய நோய் என இரண்டும் தடுக்கப்படுவதுடன் தோலும், ஆரோக்கியமாகப் பராமரிக்கப்படுவதால், 18 வயதில் நமது தோல் எப்படி பளபளப்பாக விறைப்புத்தன்மையுடன் இருந்ததோ அதையே வைட்டமின் ஈ-யும், சி-யும் பராமரித்து விடுகின்றன.

வைட்டமின் ஈ-யை மாத்திரையாகச் சாப்பிட்டால் 200 சர்வதேச அலகுதான் சாப்பிடவேண்டும். இதற்கு மேல் சாப்பிட்டால் பலன் எதுவுமில்லை. ஆனால், பழத்தின் மூலம் 1740 சர்வதேச அலகுகள் கிடைப்பதால் உடல் நன்கு பயன்படுத்திக்கொள்ளும். தேவையில்லாத பழைய மற்றும் புதிய திசுக்களையும் அழித்துவிடுவதால் தோல் மிகவும் இளமைத்துடிப்புடன் காணப்படும்.

உடல் ரீதியாகவும் மன ரீதியாகவும் ஏற்படும் இறுக்கத்தை வைட்டமின் சி குணப்படுத்தி விடுகிறது. குறிப்பாக 1200 மில்லி கிராம் வைட்டமின் சி சுற்றுப்புறச் சூழ்நிலை, உணவு, மருந்து, தண்ணீர் போன்றவற்றின் மூலம் உடலுக்குள் உருவாகும் விஷம் நிறைந்த ரசாயனப் பொருள்களை உடனுக்குடன் போராடி அழித்துவிடும். ஆப்பிள் என்றால் குறைந்தது 15 முதல் 20 பழங்கள் வரை சாப்பிட்டால்தான் இந்த அளவு வைட்டமின் சி கிடைக்கும். இத்தனை பழங்களை ஒருவர் ஒரே நேரத்தில் சாப்பிட முடியுமா? எனவே தான் ப்ளூபெர்ரி நோய்களை

முறியடிக்கும் எளிமையான உணவு மருந்தாகத் திகழ்கிறது. தினமும் 100 கிராம் அளவு சாப்பிட்டால்கூட வைட்டமின் சி-யையும் வைட்டமின் ஈ-யையும் நாம் நன்கு பெற்றுவிடமுடியும்.

இதுமட்டுமல்ல! வைட்டமின் சி-யும் வைட்டமின் ஈ-யும் சிறந்த ஆன்ட்டிஆக்ஸிடென்ட்டுகள் என்பதால் இவை ரத்தத்தில் அதிகரிக்க அதிகரிக்க மார்புப் புற்று நோயை உண்டாக்கும் திசுக்கள் அழிக்கப் படும். நீரிழிவு நோயும் குணமாகும்.

அமெரிக்க இந்தியர்கள் மலச்சிக்கலுக்கும், எளிமையாகக் குழந்தை பிரசவிக்கவும் ப்ளூபெர்ரியை பயன்படுத்தி வருகிறார்கள். இவர்களைப் பார்த்துத்தான் நகரங்களில் உள்ள அமெரிக்கர்கள் ப்ளூபெர்ரியை விரும்பிச் சாப்பிட்டார்கள்.

மூளையைப் பாதுகாக்கும் பழம்!

மலச்சிக்கல் குணமாக தினமும் ஒரு வேளை ப்ளூபெர்ரி பழச்சாறு அருந்தவும். அல்லது இரண்டு கோப்பை பழங்களாகவும் சாப்பிடலாம். தினமும் ஒரு வேளை அல்லது இரு வேளை இப்பழத்தைச் சாப்பிடு வதால் மலச்சிக்கல் மட்டுமல்ல வயதான நிலையிலும் மூளை சோர்வுறாமல் காக்கப்படுகிறது.

இளமையான தோற்றத்தையும் புதுப்பிக்கப்பட்ட உடல் உறுப்பு களையும் வைட்டமின் சி-யும் வைட்டமின் ஈ-யும் தருவது போல் மூளையில் புதிய செல்களை இப்பழத்தில் உள்ள அந்தோசையனின் (Anthocyanin) என்ற ஃபிளாவோனாயிட் தந்துவிடுகிறது. உடலுக்கு இன்றியமையாத நுண்ணிய சத்துக்களில் ஃபிளாவோனாயிட் என்ற சத்தும் மிக முக்கியமாகும். ப்ளூபெர்ரி பழத்திற்கு ஊதா நிறத்தைத்தரும் அந்தோசையனின் தான் மூளையில் புதிய செல்களை வளரச் செய்கிறது. இதனால் அல்ஜீமர், டிமென்சியா போன்ற ஞாபகமறதி நோய்கள் இன்றி வாழலாம்.

சீதபேதியா? சிறுநீர்ப்பை அழற்சியா?

சுவீடன் நாட்டு மருத்துவர்களும் பாட்டிமார்களும் 15 கிராம் அளவு உலர்ந்த ப்ளூபெர்ரி பழத்தை சூப்பாகத் தயாரித்து சீதபேதியால் அவதிப் படும் குழந்தைகளுக்குக் கொடுக்கின்றனர். காரணம் சீதபேதியை உண்டாக்கும் ஈ கோலியையும், (E. coli) பிற நோய் நுண்மங்களையும் இப்பழத்தில் தாராளமாக உள்ள அந்தோசைனோசைட்ஸ் (Anthocynaosides) என்ற பொருள் கொன்று அழித்து விடுகிறது. பெரிய வர்கள் எனில் 25 கிராம் அளவு உலர்ந்த ப்ளூபெர்ரி பழத்தை சூப்பாகத் தயாரித்து அருந்தவும்.

ஆண்களை விடப் பெண்களுக்கு சிறுநீர்ப்பை அழற்சி என்ற தொற்று நோய் அதிகம் தொற்றிப் பரவுகிறது. நமது உணவு செரிமான அடிக் குழாயில் ஈ கோலி (E.coli) என்ற நோய் நுண்ணுயிரி வசிக்கிறது. சீதபேதியை ஏற்படுத்தும் அதே பாக்டீரியா தான் இது. இந்த பாக்டீரியாக்கள் அப்படியே பெண்களின் சிறுநீர்ப்பைக்குப் போய் நன்கு பரவிவிடுகிறது.

சிறுநீர்ப்பையில் தொற்றும் இந்தத் தொற்றுநோயை உலகில் இரண்டே இரண்டு பழங்கள் மட்டுமே முற்றிலும் அழிக்கின்றன என்று இஸ்ரேலில் உள்ள வைஸ்மேன் அறிவியல் கழக விஞ்ஞானிகள் கண்டுபிடித்தனர். இதற்காக முக்கியமான பழச்சாறுகளை ஆய்வில் சோதித்தனர். இந்தப் பழச்சாறுகளுள் கிரான்பெர்ரி மற்றும் ப்ளூபெர்ரி சாறுகள் மட்டுமே ஈ கோலி பாக்டீரியாவை சிறுநீர்ப்பாதையிலிருந்து முற்றிலும் அழித்ததைக் கண்டுபிடித்தனர். எனவே, சிறுநீர்ப்பை அழற்சி நோயால் அவதிப்படும் பெண்கள் கிரான்பெர்ரி சாற்றைப் போலவே ப்ளூபெர்ரிச் சாற்றையும் நன்கு அருந்தி வரவும். இரண்டு பழங்களும் ஒரே வகை செடிக் குடும்பத்தைச் சேர்ந்தவை. அதனால்தான் ஒரே மாதிரியான ஆற்றலுடன் குணப்படுத்துகின்றன.

முதுமையிலும் பார்வைத்திறன் அதிகரிக்கும்!

ஈ கோலியைக் கொல்லும் அந்தோசைனோசைட்ஸ் என்ற கூட்டுப் பொருள் வயதாக வயதாக பார்வை மங்குவதைத் தடுத்து பார்வைத் திறனை அதிகப்படுத்தும்.

ஈகோலி மட்டுமல்ல வேறு எந்த விதமான நோய்க்கிருமிகளும் உடலுக்குள் நுழையவிடாமல் ப்ளூபெர்ரியும் கிரான்பெர்ரியும் தடுக்கின்றன. நெஞ்சுவலியைத் தடுக்கவும், இதய நோய்களைக் குணப்படுத்தவும் ஆஸ்பிரின் மாத்திரை சாப்பிடுகிறவர்கள் இயற்கையான ஆஸ்பிரினான ப்ளூபெர்ரியைத் தினமும் சாப்பிடலாம். அந்த அளவுக்கு ஆஸ்பிரின்போல இதயத்தைப் பாதுகாக்கிறது ப்ளூபெர்ரிப் பழம்.

முதுமையிலும் இளமைத்துடிப்புடன் அறிவுடன் சிந்தித்து வாழ உதவும் அந்தோசையனின் என்ற ஃபிளாவோனாயிட் என்ற நுண்ணிய சத்துப் பொருள் ரத்தக்குழாய்களில் எங்குமே ரத்த உறைவு ஏற்படாமல் - அதாவது ஆஸ்பிரின் மாத்திரை போலக் கரைத்து மாரடைப்பு ஏற்படாமல் தடுக்கிறது.

புற்றுநோயா?

வால்நட், ஸ்ட்ராபெர்ரி, அமெரிக்க பாதாம்பருப்பு, மாதுளம் பழம் இவற்றில் உள்ளதைவிட மூன்று முதல் ஒன்பது மடங்கு அதிகமாக

முதுமையிலும் இளமையான பளபளப்பான தோல் உண்மையில் உருவாகுமா?

நிச்சயமாக உருவாகும்! பழத்துக்கு நிறத்தைக் கொடுக்கும் அந்தோசையனின் சக்தி வாய்ந்த ஆன்ட்டிஆக்ஸிடென்ட்டாகும். இத்துடன் முதுமையை யும், நோய்களையும் உருவாக்கும் ஃப்ரீராடிக்கல் என்னும் திரவத்தை அதிகம் சுரக்க விடாமல் தடுத்துவிடுகிறது. சுரந்துள்ள ஃப்ரீராடிக்கல் திரவத்தையும் அழித்துவிடுகிறது. இதனால் திசுக்களை நோய் தாக்குவது தடுக்கப்படுகிறது.

மேலும் வைட்டமின் சி-யுடன் எளிதில் இணைந்து செயல்படு கிறது அந்தோசையனின். வைட்டமின் சி புதிய திசுக்களை உருவாக்கி தோலைப் புதுப்பிக்கிறது. அதற்கு மிக உறுதியாக அந்தோசையனின் இருந்து உதவுகிறது. இதனால் இளமையான பளபளப்பான தோலைப் பெற முடிகிறது. இத்துடன் நாடி நாளங்களை குணமாக்கும் நுண்புளை நாளங்களையும் அந்தோசையனின் நன்கு கழுவிப் புதுப்பித்தும் விடுகிறது. இதனால் ரத்தக் குழாய்களும் இளமையை, ஆரோக்கியத்தைப் பெறுகின்றன. இதனால் ஆரோக்கியத்துடன் தவிர்க்கமுடியாதபடி இளமையான தோற்றத்துடனேயே 90, 100 வயதைக் கடந்தும் வாழலாம்.

எல்லாஜிக் அமிலம் ப்ளூபெர்ரியில் இருக்கிறது. மற்ற பழங்கள், காய்கறிகளில் உள்ளதைவிட 15 மடங்கு அதிகமாக ப்ளூபெர்ரியில் இந்த எல்லாஜிக் அமிலம் இருக்கிறது.

இதனால் உடலில் எந்த உறுப்பில் புற்றுநோய்க் காரணி இருந்தாலும் இந்த எல்லாஜிக் அமிலம் படுவேகமாகச் சென்று அழித்துவிடும்.

எனவே, புற்றுநோயைக் குணப்படுத்தவும், புற்றுநோய் வராமல் தடுக்கவும் தினமும் ப்ளூபெர்ரி பழங்கள் சாப்பிடுமாறு பார்த்துக் கொள்ளுங்கள்.

முகத்தில் சுருக்கம் விழாமல் இருக்க ஒரு கைப்பிடி உலர் ப்ளூபெர்ரியை காலை நேநீருடன் சேர்த்துச் சாப்பிட்டு வந்தால் போதும்.

மூளையில் புதிய செல்கள் உருவாவதால் நன்கு சிந்தித்து உழைப்பீர்கள். இதன் மூலம் முதுமையிலும் ஏதேனும் ஒரு தொழிலில் ஈடு பட்டிருப்பீர்கள். ப்ளூபெர்ரி பழத்தில் உள்ள அந்தோசையனின் என்ற

நிறமிதான் டி.என்.ஏ-க்களையே பாதிக்கும் ஃப்ரீராடிக்கல் திரவத்தைக் கட்டுப்படுத்துவதால் எப்போதும் பொருளாதார ரீதியாக முன்னேற இளமையாகச் சிந்தித்து உற்சாகத்துடன் உழைப்பீர்கள். மேலும் முதுமையில் வரும் பார்வைக் குறைபாட்டையும் அந்தோசையனின்ஸ் தடுத்துக் காப்பாற்றுகிறது. இத்துடன் பார்வைத் திறனைக் கூட்டும் கரோட்டினாய்டும் இப்பழத்தில் தாராளமாக உள்ளன.

கிடைக்கும் சத்துகள்...

வாதத்தை முறியடிக்கும் சாலிசைலிக் அமிலம் (Salicylic acid), கொலஸ்ட்ராலைக் கரைக்கும் பெக்டின் என்ற அற்புத நார்ச்சத்து குயிர்சிட்டின், காட்சின்ஸ் என்ற பாலிபெனால்கள், வைட்டமின் சி, வைட்டமின் ஈ, பொட்டாசியம், மக்னீசியம், மாங்கனீஸ், இரும்பு, ரிபோஃப்ளாவின், நியாசின், பைட்டோ எஸ்ட்ரோஜன், 100 கிராம் பழம் தரும் சக்தி 59 கலோரி. லைகோபென், துத்தநாகம், மனத்தையும் மூளையையும் புதுப்பிக்கும் டிரைப்டோபன் என்ற அமினோ அமிலம், செலினியம், நீரிழிவைக் குணமாக்கும் டெரோஸ்டில்பென் (Pterostilbene) என்ற அரியசக்தி, இந்த அரிய டெரோஸ்டில்பென் சத்து கொலஸ்ட்ராலைக் குறைப்பதுடன் எந்த வயதிலும் அறிவாற்றலும் புலனுணர்வும் குறையாமல் பாதுகாக்கிறது.

மூளையையும் நரம்பு மண்டலத்தையும் சரிவிகிதமாக இந்த 'ஒன்டர் பெர்ரி' பாதுகாக்கிறது. இதனால் 80 வயதிற்கு மேற்பட்டபோதும் நரம்பு மண்டலமும் மூளையும் சமமான ஒத்திசைவுடன் இருக்க இப்பழம் உதவுகிறது. பாடகர்களும், விளையாட்டு வீரர்களும் தங்கள் பயிற்சிகளால் பெறும் இப்பலனை நாம் ப்ளூபெர்ரி பழம் சாப்பிட்டு வருவதன் மூலம் எளிதில் பெறலாம். இப்பழத்தில் உள்ள டானின் என்ற சத்து இருமல், ஜலதோஷப் பிரச்னையை எளிதில் குணப்படுத்தி விடுகிறது.

உங்களுக்குப் பிடித்த விதவிதமான பழங்கள் சாப்பிட்டாலும், ப்ளூபெர்ரி பழத்தை மட்டும் தவறாமல் தினசரி சாப்பிடவே இத்தனை தகவல்கள் திரட்டிக் கொடுக்கப்பட்டுள்ளது.

முதுமையிலும் அறிவிலே தெளிவு, நெஞ்சிலே துணிவு, செய்து முடிப்பதில் ஆர்வம் என மூன்றையும் இப்பழம் தருவது நிரூபிக்கப் பட்ட உண்மைகளாகும்.

ஸ்ட்ராபெர்ரி பழம்

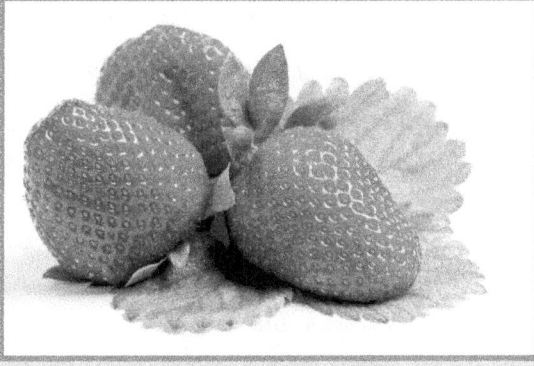

உலகில் உள்ள அனைத்து வகையான சிறிய பழங்களுள் அதிகளவு நறுமணச் சுவையுடைய முதல் பழம் ஸ்ட்ராபெர்ரி பழம்தான்! பெர்ரி என்றாலே சதைப்பற்றுள்ள பழம்தான். மாதுளை முத்துக்களைக் கூம்பு வடிவில் அடுக்கி வைத்தது போல சிவப்பு நிறத்தில் காணப்படும் இந்தப் பழத்தைச் சாப்பிட்டதும் மனத்தில் பெரிய அளவில் மகிழ்ச்சி பெருக் கெடுத்து ஓடும்.

அந்த அளவுக்கு சுவை, மணம், கவர்ச்சி நிறைந்தது. ஸ்ட்ராபெர்ரி பழங்களை அப்படியே சாப்பிடலாம். இதன் நறுமணச் சுவைக்காகவே ஐஸ்கிரீம், ஜாம் போன்ற தின்பண்டங்கள் செய்கின்றனர்.

ஸ்ட்ராபெர்ரி பழங்களைச் சாப்பிட்டால் உடலுக்குக் குளிர்ச்சி உண்டாகும். உடல் வெப்பம் நீங்கும். ரத்தத்தை முழுமையாகச்

கல்லீரலையும் பித்தப்பையையும் காப்பாற்றும் நறுமணப் பழம்

சுத்தப்படுத்தும் பழங்களுள் தலைசிறந்த முதல் பழம் இது. குறிப்பாக, தோல் தொடர்பான நோய்களினால் அவதிப்படுவோர் சாப்பிட வேண்டிய முக்கியப் பழம் இது. பெண்கள், தங்கள் அழகுக்கு ஒளியூட்ட ஸ்ட்ராபெர்ரி பழத்தைச் சாப்பிடுவது நல்லது. அந்த அளவுக்கு உடலுக்கு உரமூட்டுவதுடன் அழகையும் புதுப்பிக்கிறது.

புது வலுவூட்டுகின்ற அரிய சத்து மருந்தாகவும் இப்பழம் திகழ்கிறது.

எலுமிச்சை, ஆரஞ்சு ஆகியவற்றில் உள்ளதைவிட அதிக அளவில் வைட்டமின் சி உள்ள பழம் இது. இதனால் ஸ்கர்வி நோய் தடுக்கப்படுகிறது.

ஸ்ட்ராபெர்ரியின் இலைகளுக்கு சிறுநீரைத் தூண்டுகிற சக்தி உள்ளது. இலையைக் கஷாயமாக்கி அருந்த வேண்டும். இந்தக் கஷாயம் அதிக ரத்தப்போக்கு, வயிற்றுப்போக்கு, சிறுநீரகங்கள், பித்தப்பை போன்ற வற்றில் ஏற்பட்டுள்ள கேடுகளையும் நீக்கும்.

100 கிராம் ஸ்ட்ராபெர்ரி பழத்திலுள்ள சத்துகள்:

ஈரப்பதம் 87, புரதம் 0.7 கிராம், நார்ப்பொருள் 1 கிராம், மாவுப்பொருள் 10 கிராம், கால்சியம் 5 மில்லி கிராம், பாஸ்பரஸ் 10 மில்லி கிராம், இரும்பு 1.8 மில்லி கிராம், வைட்டமின் சி 52 மில்லி கிராம், தயாமின், ரிபோஃப்ளாவின் போன்ற பி குரூப் வைட்டமின்கள் சிறிதளவு, வைட்டமின் கே, ஃபோலிக் அமிலம், செம்பு, மக்னீசியம், மாங்கனீசு, அயோடின், பொட்டாசியம், ஃப்ளாவோனாயிட்ஸ், ஒமேகா-3 என்ற கொழுப்பு அமிலம், எல்லாஜிக் அமிலம் என்று இந்தச் சின்னஞ்சிறு பழத்தில் சத்துகள் பொங்கி வழிகின்றன.

ரோமானியர்களின் பழம்!

பண்டைய ரோமானியர்கள் அனைத்து விதமான நோய்களுக்கும் ஸ்ட்ராபெர்ரி பழத்தையே உணவாகப் பயன்படுத்தி வந்தனர். காரணம், கல்லீரலையும், பித்தப்பையையும் நலம் தரும் விதத்தில் செயல்பட வைக்கிறது ஸ்ட்ராபெர்ரி. மேலும், கீல்வாதம், சிறுநீரகக் கற்கள், மூட்டு வீக்கம் போன்றவை குணமாகவும் இப்பழத்தையே உணவு மருந்தாகக் கொடுத்து குணப்படுத்தினார்கள் பண்டைய ரோமானிய மருத்துவர்கள். அந்த அளவுக்கு சக்தி வாய்ந்த அருமருந்து உணவு ஸ்ட்ராபெர்ரி.

ஸ்ட்ராபெர்ரி பழமானது அடிக்கடி வைரஸ் கிருமிகளோ, புற்றுநோய்க் கிருமிகளோ உடலுக்குள் செயல்படாமல் அழிந்துபோகச் செய்கிறது. மேலும், எல்லாவிதமான புற்றுநோய் வகைகளும் முற்றுவது தடுக்கப் பட்டு அழிக்கப்படுகிறது.

நீடிக்கும் இளமை!

உலகிலேயே மிகவும் கஷ்டமான காரியம், இளமையான தோற்றத்தைக் காப்பாற்றுவதுதான். இதற்கு ஒரே வழி, ரத்தத்தைச் சுத்தப்படுத்திக் கொண்டே இருந்தால் போதும். இதனால் நோய்கள் அனைத்தும் முறியடிக்கப்படுவதுடன் வயதாவதால் உடல் முதுமை அடைவதைத் தடுக்கப் போதுமான அளவில் வைட்டமின் சி யும் ஸ்ட்ராபெர்ரியில் இருக்கிறது.

எலுமிச்சை, கொய்யா, பப்பாளி, போன்ற பழங்களின் மூலம் வைட்டமின் சி கிடைக்கிறது. ஆனால், ஸ்ட்ராபெர்ரியில் புற்றுநோயை அடக்கும் சத்துகளுடன் வைட்டமின் சி கிடைக்கிறது.

இந்த வைட்டமின் சி தோலில் உள்ள குறைகள், சுருக்கம் முதலிய வற்றைப் போக்கி உடலிலும் நோய் எதிர்ப்புச் சக்தியை அதிகரிக்கிறது. எலும்புகளிலும் திசுக்களிலும் காணப்படும் புரதப்பொருளான கொலாஜனை உருவாக்கும் பணியைச் செய்வது இந்த வைட்டமின் சி தான். இந்த வைட்டமின் சி குறைந்தால் ஒவ்வொரு செல்லையும் இணைத்துக்கட்ட உதவும் கொலாஜன் தயாரிப்புக் குறைந்து போய் விடும். இதன் காரணமாக ஆறாத புண்களுடன் முதுமைத் தோற்றமும் ஏற்படும். அதற்கு ஏற்ப தோலின் விறைப்புத்தன்மையும் நெகிழ்ந்து போய்விடும். தினமும் ஸ்ட்ராபெர்ரி சாப்பிடுவதால் வைட்டமின் சி கிடைத்து தோல் பாதுகாப்பாகவும், தூய்மையாகவும் இருக்கும். கருப்பாக இருந்தாலும் அதற்கு பளபளப்பான ஒருவித நிறத்தை இந்த வைட்டமின் சி தந்து விடுகிறது. தினமும் 25 கிராம் கொண்டைக் கடலை சுண்டலுடன் இந்தப் பழத்தைச் சாப்பிட்டால் நீங்கள் எப்போதும் 30 வயதுக்கு உட்பட்டவரைப் போலவே இளமைத் துடிப்புடன் காட்சியளிப்பீர்கள்.

ஸ்ட்ராபெர்ரி பழத்தில் ஒரு சிட்டிகை மிளகுத்தூள் போட்டுச் சாப்பிட்டு வந்தால் உடல் பருமன் படிப்படியாகக் குறையும்.

இதய நோயா? பக்கவாதமா?

ஸ்ட்ராபெர்ரியை அதிசயப் பழம் என்று போற்றுகிறார்கள். இந்தப் பழத்தில் சோடியம் உப்பு அதிக அளவில் இருக்கிறது. அதனால் ஸ்ட்ராபெர்ரி பழத்தை, இளமையைப் புதுப்பிக்கும் அரிய உணவு என்கிறார்கள்.

உங்களுக்கு அடிக்கடி மூக்கடைப்பு, தடுமன் முதலியன ஏற்பட்டால் உங்கள் உடம்பில் சோடியம் உப்பு குறைவாக உள்ளது என்று அர்த்தம். அதற்காகவே இப்பழத்தைச் சாப்பிட ஆரம்பியுங்கள்.

இதில் உள்ள பொட்டாசியத்தால் ரத்தக்கொதிப்பும் கட்டுப் படுத்தப் படுகிறது. எனவே, பக்கவாதம், இதய அடைப்பு, போன்றவற்றைத் தடுக்க தேடிப்பிடித்துச் சாப்பிட வேண்டும். காரணம், அதிக அளவில் உள்ள சோடியத்தால் ரத்தக்கொதிப்பு ஏற்படாமல் தடுக்க பொட்டாசியத்துடன் மக்னீசியம் உப்பும் இப்பழத்தில் தாராளமாக உள்ளன.

மூளை பலம் பெற...

வயதானவர்களுக்கு மூளை பலவீனமடைவதால் ஞாபகசக்தி குறைகிறது. இதனால் நரம்பு மண்டலமும் பலவீனமடைகிறது. மூளையிலும் ஃப்ரீராடிக்கல் அதிகம் சுரந்து மேலும், மூளையைப் பலவீனப்படுத்துகிறது. இந்த நிலையில் ஸ்ட்ராபெர்ரி மூலம் கிடைக்கும் வைட்டமின் சி, கேம்ப்ஃபெரோல் (Kaempferol) என்ற ஃபிளாவோனாயிட் ஆகிய மூன்றும் ஃப்ரீராடிக்கல் திரவத்தைச் சமன் செய்து வெளியேற்றுவதால் மூளையும் நரம்பு மண்டலமும் புதுப்பிக்கப்படுகிறது. எங்கேயாவது புற்றுக்காரணி இருந்தால் இப்பழத்தில் உள்ள குயிர்சிட்டின் (Quercetin) என்ற ஃபிளாவோனாயிட் அடித்துப் பிடித்து அழித்துவிடும்.

புதுப்பிக்கப்பட்ட மூளையையும், நரம்பு மண்டலத்தையும் ஆரோக்கிய மாகப் பராமரிக்க நம் உடல் இளமையோடு இருக்க இப்பழத்தில் மிகவும் தாராளமாக உள்ள அயோடின் சத்து உதவுகிறது.

இதயம் பலம் பெற...

பெக்டின் என்ற நார்ச்சத்து இந்தப் பழத்தில் தாராளமாக உள்ளது. இத்துடன் ஃபோலிக் அமிலம், உயர்தரமான ஆன்ட்டிஆக்ஸி டென்ட்டுகள் (வைட்டமின் சி, அந்தோசையனின்ஸ்) போன்றவை உள்ளன. கொழுப்பு இல்லாத பழம். இதனால் மிகுந்த ஆற்றலுடன் கொலஸ்ட்ரால் உடலில் குறைக்கப் படுகிறது. பழத்தில் உள்ள தயாமின், ரிபோஃப்ளாவின், நியாசின் போன்ற பி குரூப் வைட்டமின்கள் இதயத் தசைகளை வலிமைப்படுத்தி இதயம் சிறப்பாக இயங்க உதவுகின்றன. இதயத்தைப் பாதுகாக்கும் இந்த அனைத்துச் சத்துகளும் புற்றுநோயையும் தடுக்கின்றன என்பது குறிப்பிடத்தக்கது.

மூட்டுகள் பலம் பெற...

அமெரிக்கர்கள் விரும்பிச் சாப்பிடும் பழம் இது. பாஸ்பரஸ், இரும்புச்சத்து, வைட்டமின் ஏ-யும் உள்ள பழம் இது. முக்கியமாக நீர் நிறைந்த பழம். இதனால் எடை கூடாமல் ஆரோக்கியமும் இளமையும் பாதுகாக்கப்படுவது உறுதி.

மூட்டுவலி, பக்கவாதம், எலும்பு வலி உள்ளவர்கள் ஆப்பிள் பழச்சாறும், ஸ்ட்ராபெர்ரி பழச்சாறும் அருந்தி வந்தால் யூரிக் அமிலம் வெளியேறிப் பக்கவாதம், மூட்டுவலி முழுமையாகக் குணமாகிவிடும். ரத்தமும் சுத்தமாகி விடும். இந்தச் சாறு தயாரிக்க இரண்டு ஆப்பிளும், ஆறு ஸ்ட்ராபெர்ரி பழங்களும் தேவை. இந்தச் சாறு எளிதில் குணப்படுத்தும். மருந்துச் செலவு மிச்சம். கீல்வாத நோயாளிகள் விரைந்து குணமாகலாம். இந்தப் பழங்களில் உள்ள கால்சியத்தால் எலும்புக் கோளாறுகளும் குணமாகும்.

கண்கள் பலம் பெற...

கண்கள் தொடர்பான அனைத்துப் பிரச்னைகளையும், குறிப்பாக கண்களில் ஏற்படும் அதிக ரத்த அழுத்தத்தையும் இப்பழத்தில் உள்ள பெனோலிக் பைட்டோ கெமிக்கல்ஸ், எல்லாஜிக் அமிலம், பொட்டாசியம் ஆகியவை குறைத்து குணமாக்கிவிடும். ஆன்டி ஆக்ஸிடென்ட்டுகள் ஃப்ரீராடிக்கல் திரவத்தை வெளியேற்றி கண்களுக்கு நன்கு வைட்டமின் சி கிடைக்கவும் உதவுகின்றன.

நாள் முழுவதும் உற்சாகமாக உழைக்க!

காலையில் சாப்பிடும் இட்லி, தோசை இவற்றுடன் ஒரு கப் (அல்லது ஆறு பழங்கள்) ஸ்ட்ராபெர்ரி பழம் சாப்பிட்டால் நாள் முழுவதும் மிகுந்த சக்தியுடன் உற்சாகமாக வாழலாம். அந்த அளவுக்கு சக்தி தருகிறது இந்தப் பழம். கொழுப்பே இல்லாத பழம் இது. ஒரு கோப்பை பழத்தில் 0.6 கிராம் அளவே கொழுப்பு உள்ளது.

பசியை அடக்கி, வளர்சிதை மாற்றத்தைத் துரிதப்படுத்த இது உதவுகிறது. இதனால் உடல் எடையைக் குறைக்கும் ஹார்மோன்கள் நன்கு செயல்பட உதவுகின்றன.

உடல் பருமன் குறைய...

உடல் பருமன் குறைந்து கச்சிதமாக மாறவும், அதே நேரத்தில் அதிக உடல் எடை குறையவும் 200 மில்லி ஸ்ட்ராபெர்ரி பழச்சாற்றில் ஒரு தேக்கரண்டி ப்ரீவெர்ஸ் ஈஸ்ட் (Brewers Yeast), ஒரு பேரிக்காய், ஒரு வாழைப்பழம் என சேர்த்துச் சாப்பிடவும். பத்து நாள் இந்த முறையில் அருந்தி வந்தால் உடலும் மனமும் கலகலவென்று ஆகிவிடும். உடல் எடையும் குறைய ஆரம்பிக்கும்.

மலச்சிக்கல், விந்து சுரப்பி வீக்கம், மன இறுக்கம், உடலில் வறட்சி மற்றும் வறட்டுத்தோல், தோல் நோய்கள், மற்றும் அழகைப் பாதுகாக்க விரும்பும் அனைத்து வயது ஆண்களும் பெண்களும் இதே முறையில் 200 மிலி ஸ்ட்ராபெர்ரி பழச்சாறு சாப்பிட்டு வரவும். ஈஸ்ட்

பளிச் வெண்மை நிறப் பற்களுக்கு...

ஒரு பழத்தை நறுக்கி பற்களிலும் ஈறுகளிலும் அழுத்தித் தேய்க்கவும். இதனால் ஈறுகள் பலம் பெறும். பற்களில் உள்ள மஞ்சள் கறைகள் மறைந்து பற்கள் பளிச் என்று இருக்கும். அதே நேரத்தில் 21 நாட்களாவது இதே முறையில் பற்களை ஸ்ட்ராபெர்ரி பழம் மூலம் சுத்தம் செய்ய வேண்டும். வாய் நாற்றம் இல்லாமல் இருக்க குடலைச் சுத்தம் செய்யும் விதத்தில் ஒரு கோப்பை வீதம் இப்பழத்தைச் சாப்பிட்டு வரவேண்டும்.

இதனால் குடல் பாதையில் உள்ள மிச்சம் மீதி உள்ள கழிவுகளும் வெளியேற்றப்படுவதால் உடல் இளமையாக ஆரோக்கியமாக நீடிக்கும்.

கிடைக்கவில்லை என்றால் ஒரு தேக்கரண்டி தேனை இந்தச் சாறில் சேர்க்கிறோம்.

இப்பழத்தில் உள்ள பி வைட்டமின்கள் மன இறுக்கத்தைக் குண மாக்குகின்றன. இரும்புச் சத்து ரத்த சோகையையும் சோம்பேறியான மன நிலையையும் குணமாக்குகின்றன. குடலில் நல்ல பாக்டீரியாக் களை உருவாக்குகின்றன.

செலவு கொஞ்சம் அதிகமானாலும் ஸ்ட்ராபெர்ரி பழத்தைத் தினமும் ஒரு வேளையாவது சாப்பிட ஆரம்பியுங்கள். இதனால் உடல் நலமும் வாழ்நாளும் நீடிப்பது உறுதி.

ஸ்ட்ராபெர்ரி பழத்தைச் சாப்பிடும் முறை

ஸ்ட்ராபெர்ரி பழங்களைக் குளிர்ந்த நீரில் சில நிமிடங்கள் மூழ்க வைத்துப் பின்னர் கழுவி எடுத்துச் சாப்பிட வேண்டும். பழத்தின் மேற்புறம் இருக்கும் காம்பு, இலை போன்றவற்றை விரலால் லேசாகப் பிதுக்கி எடுத்துவிட முடியும். ஆடையின் மீது துண்டுத் துணிகளைப் போட்டுக் கொள்வது பழச்சாற்றால் கறை படிவதில் இருந்து காப்பாற்றும்.

பகல் 11 மணிக்கும், மாலை 4 மணிக்கும் ஸ்நாக்ஸ் போல சாப்பிட்ட ஏற்ற கனி ஸ்ட்ராபெர்ரி.

பழத்தை இரண்டாக வெட்டி முகத்தில் தேய்த்தால் கரும்புள்ளிகளும், முதுமையில் ஏற்படும் சுருக்கங்கள் அகலும். இளமைப்பொலிவுடன் முகம் காட்சியளிக்க முப்பது வயதில் இருந்தாவது இது போல முகத்தில் தேய்த்து இருபது நிமிடங்கள் கழித்து முகத்தைக் கழுவினால் முகம் பளிச்! வாரம் ஒரு முறை செய்தால் இறந்த செல்கள் புதுப்பிக்கப்பட்டு முகம் ஒளி வீசிப் பிரகாசிக்கும்.

ராஸ்பெர்ரி பழம்

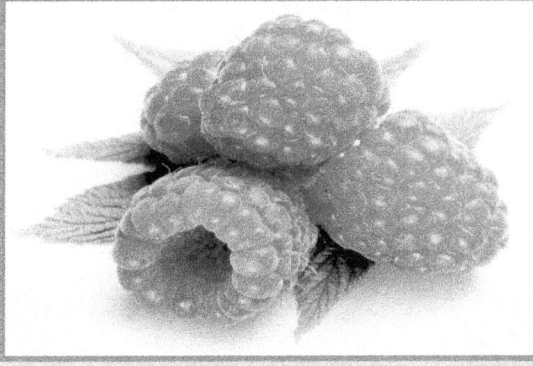

சதைப்பற்று நிறைந்துள்ள அரிய கனி ராஸ்பெர்ரி. ஸ்ட்ராபெர்ரி பழத்தைப்போல சிவப்பு நிறத்தில் காட்சியளிக்கும். கூம்பு வடிவில் மாதுளை முத்துக்களைப் பதித்து வைத்ததுபோல் காணப்படும் இப்பழம் மெல்லிய சதை கொண்ட பழம்! சாப்பிடச் சாப்பிட ஆசையைத் தூண்டும் அரிய பழம் இது.

வைட்டமின் பி2, வைட்டமின் பி3, வைட்டமின் பி5, பீட்டா கரோட்டீன், பயோட்டின், ஃபோலிக் அமிலம், கால்சியம், தாமிரம், அயோடின், இரும்பு, மக்னீசியம், மாங்கனீசு, பாஸ்பரஸ், செலினியம், பொட்டாசியம், எல்லாஜிக் அமிலம், துத்தநாகம், ஃப்ளாவோனாயிட்ஸ், நார்ச்சத்து என ராஸ்பெர்ரியில் சத்துகள் பொங்கி வழிகின்றன.

ராஸ்பெர்ரி சாப்பிடுவதால்...

★ நோய் நுண்மங்கள் உடலுக்குள் நுழைவது தடுக்கப்படு கிறது.

வயிற்றுப் பிரச்னைகள் தீர்க்கும் அரிய பழம்

★ நச்சு நுண்மங்களும் தடுக்கப்படுகின்றன.

★ ஆன்ட்டிஆக்ஸிடென்டுகள் நிறைந்தவை. எனவே, இருதய நோய், புற்றுநோய் தடுக்கப்படுகின்றன.

★ உடலில் வீக்கம், அழற்சி முதலியன தடுக்கப்பட்டு, குணப் படுத்தவும் படுகிறது.

★ ஏ, சி, ஈ போன்ற வைட்டமின்கள் வயதுக்கு மீறிய முதுமையைத் தடுப்பதுடன் எப்பொழுதும் இளமைத் தோற்றத்துடன் காட்சி யளிக்க உதவுகின்றன.

★ உடலிலுள்ள விஷபொருள்கள் உடனுக்குடன் வெளியேற்றப்படு கின்றன.

★ ரத்தத்தில் சர்க்கரை அளவு அதிகரிக்காமல் சரியாக இருக்க உதவுகிறது.

★ உடலுக்கு சக்தி அதிகரிக்கிறது.

★ மூளை புதுப்பிக்கப்படுகிறது.

★ இப்பழத்திலுள்ள சத்துகள் நகங்கள், முடி, பற்கள் நன்றாகப் பராமரிக்கப்படவும் உதவுகிறது.

★ தோல், கண்கள், நோய் எதிர்ப்பு மண்டலம், தசை எலும்பு மண்டலம், ஜீரண மண்டலம் ஆகியவற்றிற்கு நன்மை செய்யும் சத்துகள் இப்பழத்தின் மூலம் கிடைக்கின்றன.

உடல் நலனை மேம்படுத்தும் ராஸ்பெர்ரி பழம் நோய்களையும், தொற்றுநோய்களையும் துடிப்பான போர்வீரனைப் போலத் துரத்தி அடித்து உடல் நலனைப் பாதுகாக்கிறது.

நார்ச்சத்து நிரம்பியுள்ள பழம் என்பதால் கொலஸ்ட்ரால் கரைக்கப் பட்டு, ஜீரணமண்டலம் சிறப்பாகச் செயல்படுத்தப் படுகிறது. இத்துடன் குரோமியம் உப்பைப்போல் ரத்தத்தில் சர்க்கரை அளவை இதே நார்ச்சத்து கட்டுப்படுத்தி விஷப்பொருள்களையும் உடலிலிருந்து வெளியேற்றி விடுகின்றன.

ராஸ்பெர்ரி இயற்கையிலேயே துவர்ப்புச் சுவை உள்ள பழம். இதனால் வயிற்றுக் கோளாறுகள், சீதபேதி முதலியவை குறுகிய நேரத்தில் குணமாகின்றன.

செரிமான மண்டலத்தில் நோய்களை உண்டாக்கும் பாக்டீரியாக்களும், காளான்களும் உருவாகாமல் தடுக்கின்றது இந்தப் பழத்தின் துவர்ப்புப் பொருள்.

கேன்டிடா அல்பிகான்ஸ் என்ற வகை பாக்டீரியா பெண்களின் யோனிக்குழாயில் எரிச்சலை உண்டாக்கி மெல்லிய புடைப்பு களையும் உருவாக்கி விடுகிறது. இதே 'Candida albicans' ஜீரணப்பாதையில் குடல் பகுதியில் எரிச்சலையும் அழற்சி யையும் ஏற்படுத்தி விடுகிறது. இந்த நோய் பரப்பும் நோய் நுண்மத்தையும் பழத்தின் துவர்ப்புப் பொருளே அடித்து நொறுக்கி அழித்துவிடுகிறது.

புற்றுநோயைக் குணமாக்கும் மற்றும் தடுக்கும் எல்லாஜிக் அமிலம் இந்தப் பழத்திலும் தாராளமாக இருக்கிறது. ஆனால், ஒரு வித்தியாசம். இவை தாராளமாகவும் சக்தி வாய்ந்ததாகவும் இருப்பதால் திசுக்கள் சேதமடைவது தடுக்கப்படுகிறது. குறிப்பாக வாய், தொண்டை, பெருங்குடல் போன்றவற்றில் புற்றுநோய் ஏற்படாமல் தடுத்து விடுகிறது. இத்துடன் உடலிலும் புண்கள் எங்கே இருந்தாலும் விரைந்து குணமாக்குகிறது. எல்லாஜிக் அமிலத்தைப் பெறவே அரபு நாடுகளில் தினசரி இரண்டு மாதுளம் பழம் சாப்பிட்டு அனைத்து வகையான புற்று நோய்களையும் முன் கூட்டியே தடுத்துக் கொள் கின்றனர். இதே போல நன்மை பெற தினமும் ராஸ்பெர்ரி பழம் சாப்பிட நாமும் முயற்சி செய்ய வேண்டும்.

தொற்றுநோயை எதிர்த்துப் போராடும் வைட்டமின் சி தாராளமாக உள்ள பழம் இது. இதய நோய்களிலிருந்து கண் நோய்கள் வரை உடலின் எல்லா உறுப்புகளிலும் நோய் எதிர்ப்பு சக்தியை அதிகரிக்க உதவுகிறது வைட்டமின் சி. இது மட்டுமல்ல, உடல் உடனே நன்கு உறிஞ்சிக் கொண்டு ஆரோக்கியத்தை மேம்படுத்த கால்சியம், பொட்டாசியம், இரும்பு, மக்னீசியம் போன்ற தாது உப்புகளும் இப்பழத்தில் உள்ளன.

மிக முக்கியமாக இருதய நோய்கள், சோர்வு, மன இறுக்கம் மற்றும் நோயிலிருந்து குணமாகி உடல் நலம் புதுப்பிக்கவும் ராஸ்பெர்ரி பழம் பெரிய அளவில் உதவுகிறது. எனவே, எப்போதும் சோர்வாகவும், பணக் கவலை, வீட்டுக் கவலை, என்றிருப்பவர்கள் உற்சாகம் பெற்று தினமும் மகிழ்ச்சியுடன் வாழ ராஸ்பெர்ரி சாப்பிட ஆரம்பியுங்கள். இயற்கையான ஆஸ்பிரின் மாத்திரை போல இப்பழம் செயல்படுவதால் இதய நோயாளிகளும் அசைவ உணவுப் பிரியர்களும் திடீர் மாரடைப்பைத் தடுக்க இப்பழத்திற்கு முக்கியத்துவம் கொடுத்து (இரவு உணவிற்குப் பிறகு) சாப்பிடுவது நல்லது.

பெண்களுக்கு...

ராஸ்பெர்ரி செடியின் இலைகளைக் கஷாயமாக்கி அருந்தினால் பெண்களின் கருப்பை சுருங்குதல் குணமாகும்.

அலர்ஜி, மூட்டுவலிக்கு குட்பை!

சிலருக்கு வெந்தயம், பூண்டு போன்றவை ஒவ்வாமையை (alerji) ஏற்படுத்தும். திருமண விருந்துகளுக்குச் செல்லும்போது ஒரு கப் ராஸ்பெர்ரி பழம் சாப்பிட்டு விட்டுச் சென்றால் எந்த விதமான ஒவ்வாமையும் தாக்காது.

அந்தோசையனின்ஸ் என்ற சக்தி வாய்ந்த ஆன்ட்டிஆக்ஸி டென்ட், பெர்ரி பழங்களிலேயே மிகவும் தாராளமாக இருப்பது ராஸ்பெர்ரியில்தான்.

இந்த அந்தோசையனின்ஸ் நம் உடல் செல்களில் உள்ள தீங்கு விளைவிக்கும் பொருள்களை விரட்டி அடிக்கிறது. மேற்படி பொருள்கள் படை எடுத்து வந்து தாக்காமலும் தடுக்கிறது.

எரிச்சல், வீக்கம், அழற்சி முதலியவற்றையும் இந்தப்பொருள் தடுக்கிறது. இதனால் மூட்டுவலி பறந்துபோய்விடுகிறது.

ஃப்ராகரைன் (Fragarine) என்ற பொருள் இந்தக் குத்துச் செடியின் இலைகளில் உள்ளது. இதுவே கருப்பை சுருங்கி இருப்பதைக் குணமாக்குகிறது. கருப்பை அதன் உரிய அளவுக்கு வந்துவிடும். பிரசவம் சுகமாக நடக்கவும், மாதவிலக்கின்போது ஏற்படும் வலிகளைக் குறைக்கவும் இதே முறையில் ராஸ்பெர்ரி இலைகளைக் கஷாயமாக்கி அருந்தவும். பத்து இலைகளை தண்ணீரில் கொதிக்க வைத்து இறக்கி வடிகட்டி பிறகு அருந்தவும்.

கடுமையான காய்ச்சலின்போது ராஸ்பெர்ரி பழச்சாறை அருந்தினால் வெப்பம் குறைந்து குளிர்ச்சி உண்டாக்கி காய்ச்சல் குறையும்.

ராஸ்பெர்ரி இலைத் தேநீர் ஹெல்த் ஸ்டோர்களில் டீ பைகள் போலக் கிடைக்கின்றன. இதை கிரீன் டீ போலத் தயாரித்து அருந்தினால் சீதபேதி, வயிற்றுவலி, வயிற்றுப்புண், உடலிலுள்ள புண்கள் விரைந்து குணமாகும். ஒரு டம்ளர் வெந்நீரில் இந்த டீ பேக்கை விட்டுவிட்டு எடுத்தால் ராஸ்பெர்ரி டீ தயார். அருந்திய டீக்குப் பிறகு மிச்சம் உள்ள டீயை வாயைக் கொப்பளிக்கவும் பயன்படுத்தலாம். இதனால் வாயில் புண்கள் ஏற்படாது.

அற்புதப் பழமான ராஸ்பெர்ரியைத் தேடிப்பிடித்துத் தினமும் சாப்பிடுவோம். ஆரோக்கியம் காப்போம்.

செர்ரி பழம்

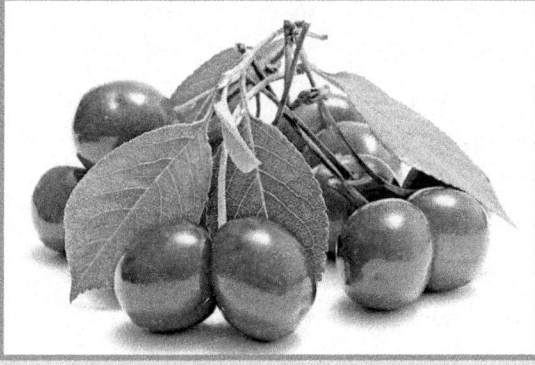

கனிகளுக்காகவே வளர்க்கப்படும் அரிய தாவரம் செர்ரி! உலகம் முழுமையும் பரவியுள்ள அரிய பழம் இது. ஏராளமான சத்துப்பொருள்களையும் நோய் எதிர்ப்புப் பொருள்களையும் கொண்டுள்ளது செர்ரி பழம்.

இனிப்பு மற்றும் புளிப்புச் சுவை கொண்டது செர்ரி பழம். இரண்டுமே உடலுக்கு நலம் மிக்க சத்துக்களைத் தருகின்றன.

ஆரோக்கியமான தோலுக்கும் கொலஸ்ட் ராலை உறுதியாகக் கரைக்கும் வைட்டமின் பி3 என்ற நியாசின், நரம்பு மண்டலத்தையும் மூளையையும் ஆரோக்கியமாகப் பராமரிக்கும் வைட்டமின் பி5 என்ற பெரிடாக்ஸின், இவை இரண்டும் (பி3, பி5) நல்ல மன நிலையையும் தொடர்ந்து நமக்குள் உருவாக்கும்.

இளமையைப் புதுப்பித்து வாழ்நாளை ஆரோக்கியமாக அதிகரித்துத் தரும் பீட்டா கரோட்டீன், ரத்தச் சோகையைத் தடுக்கும்

நரம்பு மண்டலக் கோளாறுகளை எதிர்க்கும் பழம்!

ஃபோலிக் அமிலம், எலும்பு மண்டலத்திலுள்ள கால்சியம் உறுதியாக இருக்க போரான் உப்பு, மற்றும் இரும்பு, கால்சியம், மக்னீசியம், மாங்கனீசு, பாஸ்பரஸ், பொட்டாசியம், திசுக்களை இளமையாகப் பராமரிக்கும் செலினியம், குயிர்சிட்டின், ஃபிளாவோனாயிட்ஸ், எல்லாஜிக் அமிலம், நார்ச்சத்து, மாவுச்சத்து என சத்துகள் பொங்கி வழியும் அரிய பழம் செர்ரி.

உடலிலுள்ள விஷப்பொருள்களை எல்லாம் வெளியேற்றி எதிர்ப்புச் சக்தியுடன் வைத்திருந்து பராமரிக்க இந்தச் சத்துகள் உதவுகின்றன.

கருப்பு மற்றும் ஊதா நிறத் திராட்சை போல தனித்தனியாக உள்ள பழம் இது. செர்ரி பழங்களை அப்படியே நேரடியாகச் சாப்பிடலாம்.

பீச் பழம், அன்னாசி, திராட்சை போன்ற கனிகளுடன் செர்ரியைச் சேர்த்து பழக் கலவையாகவோ, பழ சாலட்டாகவோ தயாரித்துச் சாப்பிடலாம்.

கேக், ரொட்டி, பிஸ்கட், ஐஸ்கிரீம் போன்ற தயாரிப்புகளில் உலர்த்தப் பட்ட செர்ரிப் பழங்கள் சேர்க்கப்படுகிறது.

அந்தோசையனின்ஸ் என்ற ஃப்ளாவோனாயிட்ஸ் தான் பழத்திற்கு ஊதா நிறத்தைத் தந்துள்ளது. இது சக்தி வாய்ந்த ஆன்ட்டி ஆக்ஸிடென்ட். எனவே, வயதாகும்போது வரும் எலும்பு மெலிவு நோய், எலும்புகளைப் பிணைத்திருக்கும் தசைநார் பலவீனமடைவது போன்றவற்றைத் தடுத்து நரம்பு மண்டலத்தை உறுதியுடன் வைத்திருக்கிறது. இந்தப் பணிக்குத் தேவையான போரான் உப்பையும் இப்பழமே வழங்கிவிடுவதால் எலும்பு மண்டலம் மிகவும் உறுதியாகி விடுகிறது. இதனால் முதிய வயதிலும் சுறுசுறுப்பாக ஆடிப்பாடி வேலை செய்ய முடிகிறது.

மேலும் இந்த அந்தோசையனின்ஸ் ரத்தக் குழாய்களை உறுதிப்படுத்து வதால் உடல் தோல் பளபளப்பாக இளமைத் தோற்றத்துடன் நீடிக்கிறது.

சிவப்பு நிற மது எந்த அளவு இதயத்தைப் பாதுகாத்து ஆரோக்கியமாக வைக்கிறதோ அதே அளவுக்கு செர்ரிப் பழத்திலுள்ள அந்தோசை யனின்ஸூம் இதயத்தைப் பாதுகாக்கிறது.

புற்றுநோயைக் குணமாக்கும் குயிர்சிட்டின் என்ற ஆன்ட்டிஆக்ஸி டென்ட் செர்ரியில் தாராளமாக இருக்கிறது. மூட்டு வீக்கம், அழற்சி, கீல்வாதம் போன்றவற்றை அந்தோசையனின்ஸ் தடுப்பது போலவே இந்த குயிர்சிட்டினும் தடுத்துவிடுகிறது. கூடுதலாக ரத்தத்தில் யூரிக் அமிலம் இல்லாமல் கரைத்து விடுகிறது. இதனால் மூட்டு வீக்கம், கீல்வாதம் போன்றவை முழுமையாகக் குணம் பெறுகின்றன.

எல்லாவற்றையும்விட இரண்டு அரிய ஆன்ட்டிஆக்ஸிடென்ட்டு கள் இப்பழத்தில் மட்டுமே உள்ளன.

ஒன்று சூப்பர் ஆக்ஸைட் டிஸ்முட்ஸ் (Dismutase). இந்த ஆக்சைட் எலும்பு இணைப்புகள் மூச்சுக்குழல், உணவுப்பாதை போன்றவற்றை ஆரோக்கியமாகப் பராமரிக்கிறது.

இரண்டாவது, மெலாட்டோனின் (Melatonin). இது ஃப்ரீராடிக்கல் திரவத்தை தெருப்பெருக்கும் சக்திவாய்ந்த இயந்திரம்போல துடைத்து வெளியேற்றுகிறது. இத்துடன் நோய் எதிர்ப்புச் சக்தியையும் அதிகரிக்கிறது. மெலாட்டோனின் உள்ள ஒரே பழம் இதுதான் எனலாம்.

தூக்கமின்மை, வெண்புள்ளி, மார்பகப் புற்றுநோய் போன்றவை மெலாட்டோனின் குறைவால் ஏற்படுபவையே. விமானப் பயணிகள் நன்கு தூங்க மெலாட்டோனின் என்ற இந்த வேதிப்பொருள் நன்கு சேர்க்கப்பட்ட உணவுப்பொருள் களையும் சாப்பிடக் கொடுத்து விடுவார்கள்.

மெலாட்டோனின் சிறந்த நோய் எதிர்ப்புப் பொருளாகும். ரத்த ஓட்டத்தில் தடை ஏற்பட்டு மூளையில் கட்டி உண்டாகாமல் பாதுகாக் கிறது. இது போன்ற பாதிப்புகளில் வலியைக் கட்டுப் படுத்துகிறது. தலைவலி மற்றும் நரம்பு மண்டலக் கோளாறு களுக்கு எதிராகவும் மெலாட்டோனின் செயல்படுகிறது. இத்துடன் பழத்தில் உள்ள வைட்டமின் பி3, பி5ம் கூட மெலாட்டோனைத் தனியாகத் தயாரித்து ரத்தத்தில் கலந்து விடுகிறது. எனவேதான் செர்ரி ஓர் இன்றியமையாத பழமாக உள்ளது.

செர்ரிப் பழத்தில் உள்ள இன்னொரு ஆன்ட்டிஆக்ஸிடென்ட் புரோஅன்த்தோசைனின்ஸ். இது ஹிஸ்டாமைன் என்ற அமினோ அமிலம் உடலில் அதிகம் சுரந்து கலக்காமல் பார்த்துக் கொள்வதால் உடலில் எந்த ஓர் உறுப்பிலும் வீக்கம் என்பதே ஏற்படாது. வீக்கம் ஏதேனும் இருந்தால் இந்த புரோஅன்த்தோசைனின்ஸ் எளிதாகக் குணப்படுத்திவிடும்.

உடல் முதுமை அடைதல், நரம்பு வியாதிகள், நீரிழிவு போன்ற பிரச்னைகளுக்கு எதிராக உடலைக் காக்கும் ஆற்றல் புளிப்பு செர்ரிக்கு உண்டு.

புளிப்பு செர்ரியில் உள்ள லுட்டின் வயதாவதால் ஏற்படும் பார்வைக் குறைபாட்டை சரி செய்கிறது. ஜியாக்ஸ் ஆன்த்தின் என்ற ஆன்ட்டி ஆக்ஸிடென்டும் பார்வைத் திறனை அதிகரிக்க உதவுகிறது.

தொற்றுநோய்களை விரட்டும் செர்ரி!

பெர்ரி, செர்ரி பழ வகைகளுள் புற்றுநோயைக் குணமாக்கும் எல்லாஜிக் அமிலம் செர்ரிப் பழத்தில் தாராளமாக உள்ளன. எனவே, புகைப் பிடிப்பவர்களும் தினசரி அசைவம் சாப்பிடுகிற வர்களும் தேவையான அளவு வைட்டமின் சி-யைப் பெற குறைந்தது 100 கிராம் செர்ரிப் பழங்களாவது சாப்பிட்டு வரவும். உலர்ந்த செர்ரிப்பழம் என்றால் 25 கிராம் கூடப் போதும்.

அந்த அளவுக்கு வைட்டமின் சி நிறைந்துள்ள பழம் இது. முதுமையையும் நோய்களையும் உண்டாக்கும் ஃப்ரீராடிக்கல் என்னும் திரவத்தை வைட்டமின் சி கட்டுப்படுத்தி விடுவதால் வைரஸ் மற்றும் பாக்டீரியா மூலம் பரவும் தொற்றுநோய்களில் இருந்தும் ஆரோக்கியமாக வாழலாம்.

கண் தொடர்பான நோய்கள் வராமலும் வைட்டமின் சி பாதுகாப்பை பலப்படுத்துகிறது. இத்துடன் நோய் எதிர்ப்பு மண்டலத்தின் சக்தியை அதிகரிக்கும் செலினியம் என்ற தாது உப்பும் செர்ரிப் பழத்தில் தாராளமாக உள்ளது.

இப்பழத்தில் உள்ள பீட்டாகரோட்டீன் வெயிலால் உடல் பாதிப்படை யாமல் இருக்கவும், நுரையீரல் புற்றுநோய் குணமாகவும் மற்றும் தைமஸ் சுரப்பி நன்கு செயல்பட டி.செல்களின் செயல்திறனை அதிகரிக்கத் தூண்டிவிடுகிறது. இதனால் நோய் எதிர்ப்பு சக்தி அதிகரிக்கிறது. நோய் ஏற்படாமல் தடுக்கும் சுரப்பி தைமஸ் சுரப்பி என்பது குறிப்பிடத்தக்கது.

எனவே, ஆண்டு முழுவதும் கிடைக்கும் உலர் செர்ரிப் பழங்களைச் சாப்பிட்டு இளமைத் துடிப்புடன் ஆரோக்கியமாக வாழ்வோம்.

தக்காளிப் பழம்

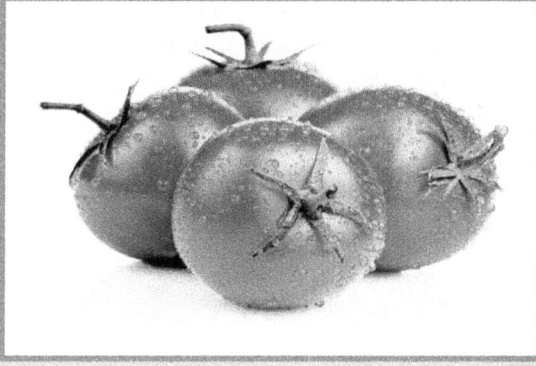

உடல் பருமனையும் நீரிழிவு நோயையும் குணமாக்கும் அதிசயமான பழம் தக்காளி. இது மட்டுமல்ல, எலுமிச்சை, வாழைப்பழம், திராட்சை போல ஆண்டு முழுவதும் பயன் படுத்தக் கிடைக்கும் அற்புதப் பழம் இது.

தினமும் தங்க பஸ்பம் போலவும், அரிய மருந்து போலவும் அளவுடன் சாப்பிட்டு உடல் நலத்தை ஆரோக்கியமாக வைத்துக்கொள்ள தக்காளி ஓர் அமுதசுரபி.

அருநெல்லிக்கு அடுத்த எந்த நிலையிலும் வைட்டமின் சி அழியாமல் கிடைப்பது தக்காளியின் சிறப்பாகும்.

தக்காளியில் உள்ள வைட்டமின் சி எளிதில் அழியாதபடி இதில் உள்ள அமிலங்கள் பாதுகாக்கின்றன. மேலும் பழுத்த பழத்தில் தான் வைட்டமின் சி மிக அதிகமாக இருக்கிறது.

உடல் பருமன் குறைக்கும் அதிசயப் பழம்

பழுத்த பழத்தில் தயாரித்த 150 மில்லி தக்காளிச்சாறு ஒரு நாளின் தேவையான வைட்டமின் சி-யில் 33 சதவிகிதத்தை எளிதில் தந்துவிடுகிறது. வளரும் குழந்தைகளுக்கு ஆரஞ்சுப் பழச்சாறை விட மூன்று மடங்கு சிறந்த பானமாக தக்காளிச் சாறு இருப்பதாக லண்டனைச் சேர்ந்த விட்டல் ஃபேக்டர்ஸ் ஆப் ஃபுட்ஸ் நூலின் ஆசிரியர்கள் கார்லட்டன் எலிஸ், அன்னி லூயிஸ் மாக்லீட் என்னும் இரு ஆய்வாளர்கள் கூறுகின்றனர்.

100 கிராம் தக்காளியில் உள்ள சத்துகள்:

தண்ணீர்	94.3%
புரதம்	0.9%
கொழுப்பு	0.4%
மாவுச்சத்து	4%
தாது உப்பு	0.9%
வைட்டமின் ஏ	100 சர்வதேச யூனிட்டுகள்
வைட்டமின் சி	100 கிராமில் 39 மில்லி கிராம் உள்ளது.

இத்துடன் வைட்டமின் பி1, பி2, பி5, பி6, கால்சியம், பாஸ்பரஸ், கந்தகம், குரோமியம், பொட்டாசியம், மக்னீசியம், குளோரின், சோடியம், இரும்பு, அயோடின், துத்தநாகம், ஃபோலிக் அமிலம், பயோட்டின், நார்ச்சத்து, லைகோபென்.

தக்காளியை எதற்காக, எப்படிச் சாப்பிடுவது?

உடல் பருமன் குறையவும், நீரிழிவு நோய் குணமாகவும், ஆரோக்கியமாக வாழவும் இரண்டு பெரிய தக்காளியையோ, அல்லது மூன்று சிறிய தக்காளியையோ தண்ணீரில் வேகவைக்கவும். நன்கு வெந்ததும் நீரை வடித்துவிட்டு வெந்த தக்காளியை மிக்ஸியில் இட்டு சாறாக மாற்றவும். பிறகு சாற்றில் இரண்டு தேக்கரண்டி நாட்டுச் சர்க்கரை கலந்து அருந்தவும்.

காலையில் வெறும் வயிற்றில் இதைத் தொடர்ந்து சாப்பிட்டு வந்தால் உடல் எடை குறைய ஆரம்பிக்கும்.

உடல் பருமன் குறைவது மட்டுமல்ல! நீரிழிவும் குணமாகும்!

நாட்டுச்சர்க்கரை அல்லது வெல்லத்தூள் சேர்த்த இந்த தக்காளிச் சாற்றைத் தினமும் காலையில் ஒரு வேளை வீதம் அருந்தி வந்தால் 21 முதல் 42 நாள்களுக்குள் உடல் எடை உறுதியாகக் குறையும். தக்காளியில் உள்ள குரோமியம் உப்பு ரத்தத்தில் சர்க்கரையின் அளவைக்

கட்டுக்குள் வைக்கிறது. இதன் மூலம் நீரிழிவுக்காரர்களின் சிறுநீர்ச் சர்க்கரையின் அளவு கட்டுப் படுத்தப்படுகிறது.

100 கிராம் தக்காளிப் பழத்தில் கிடைக்கும் கலோரி 20 தான். இதனால் தான் எத்தனை பழங்கள் சாப்பிட்டாலும் உடல் பருமன் அதிகரிக்காது. பழத்தில் போதிய அளவு உள்ள கால்சியம், பாஸ்பரஸ், வைட்டமின் சி, வைட்டமின் ஏ முதலியவையும் உடல் பருமனைக் குறைக்க உதவுகின்றன. இவற்றின் மூலம் உடலுக்குச் சத்துணவும் கிடைத்து விடும்.

தக்காளியில் மாவுச்சத்து குறைவாக இருப்பதால் உடல் எடையும் அதிகரிக்காது. இதனால் உடல் நலக்குறைவு ஏற்படாமல் உடல் பருமனை எளிதில் குறைக்கலாம்.

நன்கு பழுத்த தக்காளிப் பழத்தையே சாறாக மாற்றி உடனே அருந்த வேண்டும். பழுத்த பழத்தில் தான் நோய்த் தடுப்பு வைட்டமின் சி தாராளமாக இருக்கிறது. இதனால் உடலில் உள்ள நோய்க்கிருமிகள் அனைத்தும் அடித்து விரட்டப்படுகிறது.

பெரிய தக்காளி என்றால் இரண்டு பழங்களையும், சிறிய தக்காளி என்றால் மூன்று அல்லது நான்கு பழங்களையும் மேற்கண்ட முறையில் மிக்ஸியில் சாறாக்கி நாட்டுச் சர்க்கரை சேர்த்து அருந்தி வாருங்கள்.

இதுவே சத்துணவு என்பதால் உடல் பருமனைக் குறைக்க விரும்புகிற வர்கள் காலைப் பலகாரம் என்று வேறு எதுவும் சாப்பிட வேண்டாம்.

நீரிழிவு நோயாளிகளுக்கும் தக்காளிச் சாறு அருந்துவதால் காலை உணவு தேவையில்லை. இருப்பினும் தங்கள் மருத்துவரின் ஆலோசனைப்படி காலை உணவு சாப்பிடவும்.

ரத்தம் சுத்தமாக தக்காளியே துணை! சிறுநீரகக் கற்கள் வெளியேறும்!

ரத்தத்தைச் சுத்தப்படுத்துவதில் எலுமிச்சைக்கு அடுத்ததாக தக்காளி மிகச் சக்திவாய்ந்த உணவு மருந்தாக இருக்கிறது. காரணம், இதில் உள்ள சிட்ரிக், பாஸ்போரிக், மாலிக் ஆகிய மூன்று அமிலங்களும் ரத்தத்தை எளிதில் சுத்தப்படுத்தி விடுகின்றன.

சிட்ரிக் அமிலம் ரத்தத்தில் கலப்பதால் காரச்சத்து (அல்கலைன்) அதிகரித்து விடுகிறது. இதனால் உடலில் ரசாயன மாற்றம் ஏற்பட்டு நோய்கள் உடனே குணமாகின்றன.

இதனால் சிறுநீரகத்தில் உள்ள கழிவுப்பொருள்கள் அனைத்தும் வெளியேறும். குறிப்பாக, சிறுநீரகக் கற்கள் கரைந்து

வெளியேறிவிடும். விஷப்பொருள்கள் இருந்தாலும் அவற்றையும் வெளியேற்றிச் சிறுநீரகங்களைப் புதுப்பித்து விடுகிறது தக்காளிச்சாறு.

கல்லீரல் பலம் பெற...

தற்போது மது அருந்துவோர் எண்ணிக்கையும், டீக்கடைகளில் பஜ்ஜி, வடை சாப்பிடுகிறவர்கள் எண்ணிக்கையும் அதிகரித்து வருகிறது. இதனால் இவர்களின் கல்லீரல் பாதிக்கப்பட்டு மஞ்சள் காமாலை வரும் வாய்ப்பு அதிகரிக்கிறது. எனவே இவர்கள் நான்கு தக்காளிப் பழங்களைச் சிறிது தண்ணீர் விட்டு மிக்ஸி மூலம் சாறாக மாற்றி அருந்தி வந்தால் போதும். கல்லீரல் பலம் பெறும். மஞ்சள் காமாலை நோய் வருவது தடுக்கப்படும்.

மேனி சிவப்பழகு பெற...

காய்ச்சலில் உள்ளவர்கள் நாக்கு வறட்சியை மேற் சொன்ன முறையில் தணிக்கலாம். தக்காளிப் பழத்தில் உள்ள தாமிரம் என்ற தாது உப்பும், லைகோபன் என்ற சத்தும் உடலை மினுமினுப்பாக மாற்றும். இதனால் விரைவில் சிவப்பு நிறத்திற்கு மாறவும் வாய்ப்புள்ளது.

சிறுநீர் கழிக்கும்போது எரிச்சல், மேகநோய், உடலில் வீக்கம், குடல் கோளாறுகள் போன்றவற்றை இந்த முறையில் எளிதில் குணமாக்கிக் கொள்ளலாம்.

பித்த வாந்தியா?

காலையில் எழுந்ததும் ஏற்படும் காய்ச்சல், பித்த வாந்தி, மலச்சிக்கல், உணவு செறியாமை, வாயுத் தொந்தரவு போன்றவை குணமாக ஒரு டம்ளர் தக்காளிச்சாறு போதும். குறிப்பாக நெஞ்செரிச்சலால் அவதிப்பட்டு ஜெலுசில் மாத்திரை சாப்பிடுகிறவர்களும் காலையில் ஒரு டம்ளர் தக்காளிச் சாறு அருந்த வேண்டும். இவர்கள் அனைவரும் தக்காளிச்சாற்றில் தலா ஒரு சிட்டிகை உப்பு, மிளகுத்தூள் சேர்த்து அருந்தி வரவேண்டும்.

மிளகுத்தூள் சேர்வதால் உடல் பருமனும் குறையும்.

ரத்த சோகையா?

தக்காளியில் உள்ள இரும்புச்சத்து எளிதில் ஜீரணமாகிறது. பழத்தில் உள்ள வைட்டமின் சி-யே இரும்புச்சத்தை எளிதில் கிரகித்து ரத்தத்தில் சேர்த்து விடுவதால் ரத்த சோகை எளிதில் குணமாகும். ரத்த சோகை நோயாளிகள் தினமும் 3 அல்லது 4 பழங்களை இரு வேளை சாறாகத்

மூட்டுவீக்கத்தைக் குணமாகும் காதல் பழம்!

தக்காளியைச் சாறாகவும், சூப்பாகவும், சாலட்டாகவும் எப்படி பயன்படுத்தினாலும் வைட்டமின் சி-யைப் போலவே போதிய அளவு கால்சியமும் கிடைப்பதால் மூட்டுவலி, மூட்டு வீக்கம் எளிதில் குணமாகும்.

மூட்டு சம்பந்தப்பட்ட நோயாளிகள் மட்டும் தக்காளி பயன் படுத்தும் போது கால்சியம் உப்பு தடையின்றி ரத்தத்தில் கலந்து எலும்பில் சிதையாமல் இருக்க போரான் உப்பு தாராளமாக உள்ள காரட், ஆப்பிள், பேரிக்காய் என இதில் எதையாவது ஒன்றையும் உணவில் சேர்த்து வந்தால் போதும். இதனால் குறுகிய நாட்களில் மூட்டு சம்பந்தமான நோய்கள் விரைந்து குணமாகும்.

பழத்திலுள்ள 'லைகோபென்' தான் மனிதர்களின் மனத்தில் வைட்டமின் பி2 உடன் சேர்ந்து அன்பு உணர்வை ஏற்படுத்து கிறது. இதனால்தான் தக்காளியை 'காதல் பழம்' என்கின்றனர். நாமும் தக்காளியைக் காதலிப்போம்.

தயாரித்து அருந்துவது நல்லது.

ஆஸ்துமா குணமாக!

ஆஸ்துமா, காசநோய், நுரையீரல் நோய் போன்ற மூச்சுக்குழல் நோய்களும் தக்காளிச்சாறால் குணமாகின்றன.

இரவு உணவின் போது 4 அல்லது 5 வெள்ளைப் பூண்டு பற்களை நல்லெண்ணெயில் வதக்கிச் சாப்பிட வேண்டும். படுக்கைக்குச் செல்லும்போது ஒரு டம்ளர் தக்காளிச் சாற்றில் தலா ஒரு தேக்கரண்டி தேனும், ஏலக்காய்த் தூளும் கலந்து அருந்த வேண்டும்.

இரவு உணவில் வெள்ளைப்பூண்டை வதக்கிச் சாப்பிடாதவர் கள், சாறை அருந்துவதற்கு முன்பு மூன்று உரித்த வெள்ளைப் பூண்டு பற்களை மாத்திரை போல தண்ணீர் மூலம் விழுங்க வேண்டும். பிறகு சாறை அருந்தினால் போதும்.

மேற்கண்ட மூன்று வகை நோயாளிகளுக்கும் மிக உயர்ந்த நன்மை யளிக்கும் சிகிச்சை முறை இது. சளி முற்றிலும் அகன்று விடும். உண்ட உணவுகளும் எளிதில் செரிமானமாகிவிடும். மலச்சிக்கலும் இராது. குடல் கோளாறுகளும் குணமாகும். மிக முக்கியமாக நன்கு பசி எடுக்கும்.

உணவு சாப்பிடுவதற்கு அரைமணி நேரம் முன்பாக தக்காளிச் சாறு அருந்தினால் ஏற்கெனவே சாப்பிட்டு ஜீரணமாகாத உணவுகளும் நன்கு ஜீரணமாகி நன்கு பசி எடுக்கும்.

இதே போல பெரிய விருந்துகளில் முதலில் தக்காளி சூப் தருவார்கள். இது நன்கு சாப்பிடத் தூண்டும். அதே நேரத்தில் வயிற்றில் பாதியை சூப் அடைத்துக் கொள்வதால் அதிகம் சாப்பிடாமல் அளவுடனேயே குறைவாகவே சாப்பிடுவீர்கள்.

கண்களைப் பாதுகாக்கும் தக்காளி...

பழுத்த தக்காளியில்தான் வைட்டமின் பி2 தாராளமாக உள்ளது. இவை நரம்பு மண்டலத்தை அமைதிப்படுத்தி சிறப்பாகச் செயல்பட வைப்பதால் எந்த வயதிலும் இளமைத் துடிப்புடன் வாழும் மனத்தையும், உடலை ஆரோக்கியமாக வைத்துக் கொள்ளவும் தூண்டுகிறது.

கண்களின் ஆரோக்கியத்துக்கு ரிபோஃப்ளாவின் என்ற வைட்டமின் பி2 அதிகம் உதவுகிறது. கண்களில் ஏற்படும் எரிச்சல், இறுக்கம் போன்றவற்றைப் போக்குவதுடன் காட்ராக்ட் பிரச்னை வராமலும் பாதுகாப்பு தருகிறது.

பெண்கள் ஆரோக்கியமாகவும் அழகாகத் தோற்றமளிக்கவும் முகத்தில் சுருக்கம் இன்றிக் காட்சியளிக்கவும் தக்காளியில் உள்ள வைட்டமின் பி2 பெரிய அளவில் உதவி புரிகிறது.

புற்றுநோய் முற்றிலும் குணமாகும்!

தக்காளிக்கு சிவப்பு நிறத்தைத் தரும் லைகோபன் என்ற பைட்டோ நியூட்ரியன்ட், ஆன்ட்டி ஆக்ஸிடென்ட்போல ஆற்றலுடன் செயல் பட்டு மார்பகப் புற்று நோய், விந்துச் சுரப்பி புற்றுநோய் உட்பட அனைத்து வகையான புற்றுநோய்களையும் அடித்து நொறுக்குகிறது. குறிப்பாக, தக்காளியின் விதைகளில் பி1 என்ற பொருள் இருக்கிறது. இதுவும் புற்றுநோய்க் காரணிகள் எங்கே இருந்தாலும் அடித்து நொறுக்குகிறது.

வீட்டு வேலை செய்யாத பெண்கள் மார்பகப் புற்றுநோய் போன்றவை வராமல் தடுக்க தினமும் 3 முதல் 5 தக்காளியைச் சாறாக அருந்திவருவது நல்லது. கருப்பையின் உள்வரிச் சவ்வு (Endometrium) ஆரோக்கியமாக இருக்கவும் உதவுகிறது.

தக்காளியில் பீட்டாகரோட்டீன் தாராளமாக இருக்கிறது. இதுதான் வைட்டமின் ஏ-யாக கண்களின் ஆரோக்கியத்தைப் பாதுகாக்கிறது.

நாடி நாளங்களை இணைக்கும் ரத்த நாளங்களை இந்த வைட்டமின் ஏ, எப்போதும் பாதுகாப்பாக, ஆரோக்கியமாக வைத்திருப்பதால் ஒவ்வொரு திசுவுக்கும் தேவையான ஆக்ஸிஜன் தொடர்ந்து இதன் மூலம் கிடைக்கும். இதனால் தோல் சுருங்காது. தொடர்ந்து ஒவ்வொரு செல்லுக்கும் ஆக்ஸிஜன் கிடைத்துக்கொண்டே இருப்பதால் வயதானாலும் முதுமை அடைவது தடுக்கப்படுகிறது. இளமையான தோற்றம் தொடர்ந்து நீடிக்கிறது.

உடலில் உள்ள எல்லாத் திசுக்களும் ஆரோக்கியமாக இருப்பதால் வாழ்நாளும் இயற்கையாக தடையின்றி அதிகரிக்கிறது.

எந்தெந்த நோய்க்கு எந்தெந்தப் பழங்கள்?

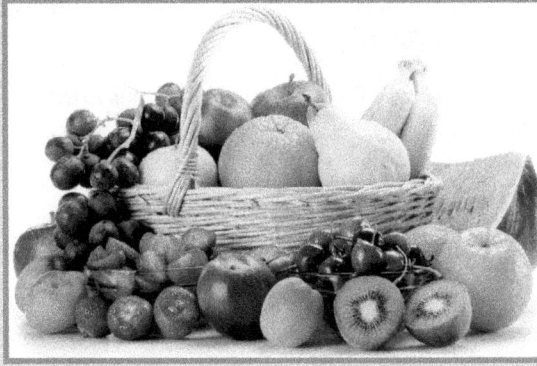

அடிக்கடி வரும் காய்ச்சல் அகல:

அத்திப் பழம், ஆப்பிள் (தினமும் இரு ஆப்பிள்), எலுமிச்சை, தக்காளிப் பழம், மாதுளம்பழம், பப்பாளி, அன்னாசிப் பழம்.

ஆஸ்துமா:

நெல்லிக்கனி (அவசியம்), பேரிக்காய், அத்திப்பழம், ஆரஞ்சு பழம், எலுமிச்சை, கிரான்பெர்ரி (ஆஸ்துமா உறுதியாகக் குணமாகும்), வில்வக் கனி, தக்காளிப் பழம்.

இதய நோய்கள்... இதயத்தைப் பாதுகாக்க...

அன்னாசி, அப்ரிகாட், பேரீச்சம்பழம் (மாரடைப்பு தடுப்பு), கிவி, ராஸ்பெர்ரி, அவாகோடா, அத்தி, ஆப்பிள், ஆரஞ்சு, (நல்ல கொலஸ்ட்ரால் அதிகரிக்கும்), கிரேப்ஃப்ரூட், நெல்லி, பேரிக்காய், மாதுளை, வாழைப்பழம்.

ரத்தம் சுத்தமாக:

ஆரஞ்சு, இலந்தை, ஆப்பிள், பேரீச்சை, நெல்லி, பேரிக்காய் (மிகவும் அவசியம்), மாம்பழம், மாதுளை, விளாம்பழம், ஸ்ட்ராபெர்ரி, தக்காளிப் பழம்.

ரத்த சோகைக்கு:

அப்ரிகாட், ஆப்பிள், எலுமிச்சை, கிசுமுசுப் பழம், சீதாப்பழம், பேரீச்சை, மாம்பழம்.

இளமைத் துடிப்புடன் வாழ...

செர்ரி, தர்ப்பூசணி, ஆப்பிள் (தினசரி இரண்டு பழம்), ஆரஞ்சு (தினசரி மூன்று பழம்), இலந்தை, பேரிக்காய், கிவி, திராட்சை, ஃப்ளம், மாதுளை, முலாம்பழம், வாழைப்பழம், ப்ளூபெர்ரி, ஸ்ட்ராபெர்ரி, தக்காளி (உடல் நிறமும் சிவப்பாக மாறும்).

உடல் சக்தி பெற...

அவாகோடா, அத்திப்பழம் (சக்தி பெற), எலுமிச்சை, (களைப்பு உடனே அகலும்), கிசுமுசுப் பழம், கொய்யா, பலா, பேரீச்சை.

உடல் பருமன் குறைய:

அன்னாசி (தொப்பை உடனே குறையும்), அப்ரிகாட், ஆப்பிள், ஆரஞ்சு (பெண்களுக்கு), எலுமிச்சை, சப்போட்டா, சாத்துக்குடி, பீச், மங்குஸ்தான், தக்காளி.

எலும்பு மெலிவு நோய்:

பேரீச்சை, அன்னாசி, ஆப்பிள், ஆரஞ்சு (தினசரி மூன்று பழங்கள்), செர்ரி, பேரிக்காய்.

கண் நோய்கள் குணமாக:

செர்ரி, கிரான்பெர்ரி (தினமும் இரு வேளை), ஆப்பிள், ஆரஞ்சு (காட்ராக்ட் குணமாகும்), ப்ளூபெர்ரி, ஸ்ட்ராபெர்ரி, தக்காளி.

கருக்கலைப்பு:

அன்னாசி.

காய்ச்சல் குணமாக:

கிரான்பெர்ரி (குளிர்க்காய்ச்சல் உடனே குறையும்), ஆரஞ்சு (விரைந்து குணமாகலாம்), சாத்துக்குடி, தக்காளி, இலந்தை, பீச், மங்குஸ்தான், வாழைப்பழம்.

காய்ச்சலின் போது நாக்குவறட்சி அகல...

அப்ரிகாட், ஆரஞ்சு, பப்ளிமாஸ் (சக்தி வாய்ந்த உணவு மருந்து இது), சப்போட்டா, மாதுளை, தக்காளி, அன்னாசி.

கால் ஆணிகள்:

அன்னாசி (மருக்களும் குணமாகும்).

கால் கைகளில் வீக்கம்:

கிரான்பெர்ரி, அன்னாசி, செர்ரி (மிகவும் அவசியம்), சப்போட்டா, திராட்சை.

கொலஸ்ட்ரால் குறைய:

கிரான்பெர்ரி, ஆப்பிள் (தினமும் இரண்டு ஆப்பிள்), செர்ரி, சாத்துக்குடி (நல்ல கொலஸ்ட்ரால் அதிகரிக்கும்), தக்காளி.

சளி, இருமல்:

ஆரஞ்சு, பீச், தக்காளி.

சிறுநீரகக் கோளாறுகள்:

நாவல்பழம், பேரிக்காய், ஆப்பிள் (கற்கள் உடனே கரையும்), இலந்தை, எலுமிச்சை, கிசுமுசு, பப்பாளி, அவாகோடா, அன்னாசி, கிரான்பெர்ரி, ப்ளூபெர்ரி (கிரான்பெர்ரி சாறு தினமும் அருந்தவும்), நெல்லி, பீச், முலாம்பழம், ப்ளூபெர்ரி, தக்காளி.

சொறி, சிரங்கு:

எலுமிச்சை, அவாகோடா, கொய்யா, இலந்தை (புண்கள் குணமாகும்), நெல்லி, முலாம்பழம், மாம்பழம், ஸ்ட்ராபெர்ரி.

தலைவலி:

அப்ரிகாட், சீதாப்பழம், வில்வப்பழம், கிசுமுசு பழம், மாம்பழம், எலுமிச்சை, பப்பாளி.

தசைவலி:

ஆப்பிள், பேரீச்சை, ஸ்ட்ராபெர்ரி, ப்ளூபெர்ரி, பேரிக்காய், வாழைப்பழம், அவாகோடா, கிசுமுசு பழம்.

தொண்டை நோய்கள் குணமாக:

எலுமிச்சை, அன்னாசி.

தொற்றுநோய்கள் ஓடிப் போக:

ஆரஞ்சு, செர்ரி, கிரான்பெர்ரி, சாத்துக்குடி, ராஸ்பெர்ரி.

தோல் நோய்கள்:

நாவல்பழம், அவாகோடா, கொய்யா (தொழுநோய் குணமாகும்), வில்வம் (வெண்படை குணமாகும்), ஸ்ட்ராபெர்ரி, ப்ளூபெர்ரி, தக்காளிப் பழம்.

நன்கு பசி எடுத்துச் சாப்பிட:

கொய்யா, தக்காளி, இலந்தை, ஆரஞ்சு, எலுமிச்சை, கிரேப்ஃப்ரூட், சாத்துக்குடி.

நெஞ்சு வலி:

ஆரஞ்சு, கிவி (மாரடைப்பு தடுப்பு மருந்து), திராட்சை.

நல்ல மனப்பான்மைக்கு:

சீதாப்பழம், நெல்லிக்கனி, ஆப்பிள், எலுமிச்சை, கிரான்பெர்ரி, சப்போட்டா, வாழைப்பழம், ஸ்ட்ராபெர்ரி.

நன்கு தூங்க:

அத்திப்பழம், அப்ரிகாட், ஆரஞ்சு (தினமும் இரண்டு), திராட்சை, பீச்.

நெஞ்செரிச்சல்:

எலுமிச்சை, சாத்துக்குடி, ஃப்ளம், வாழைப்பழம்.

பற்சொத்தை, பல்வலி:

கிரான்பெர்ரி, சாத்துக்குடி, ஆரஞ்சு, இலந்தை (ஈறு பிரச்னைகள்), எலுமிச்சை, மங்குஸ்தான், ஸ்ட்ராபெர்ரி.

பக்கவாதம்:

அத்தி, அப்ரிகாட், ஆரஞ்சு.

புற்றுநோய்:

செர்ரி, கிவி, சாத்துக்குடி, திராட்சை, ஆரஞ்சு (எல்லா வயதுக்காரர்களும் தினசரி மூன்று பழம் சாப்பிடவும்), எலுமிச்சை, கிசுமுசு, அப்ரிகாட், அவாகோடா, ஆப்பிள், கிரேப்ஃப்ரூட், தர்ப்பூசணி, பீச், மாதுளை, ப்ளூபெர்ரி, ஸ்ட்ராபெர்ரி, ராஸ்பெர்ரி, தக்காளி.

மலச்சிக்கல்:

அவாகோடா, அத்தி, அப்ரிகாட், அன்னாசி, ஆப்பிள், ஆரஞ்சு, சப்போட்டா, திராட்சை, பீச், பேரீச்சை, மங்குஸ்தான், வாழை.

மஞ்சள்காமாலை:

ஆப்பிள், கிரேப் ஃப்ரூட் (கல்லீரல் பலம் பெறும்).

மலட்டுத்தன்மை குணமாக:

திராட்சை, கொய்யா மற்றும் ஆலம்பழம் (விந்து உற்பத்தி அதிகரிக்கும்), அவாகோடா (தினமும் மூன்று பழங்கள்), அத்திப்பழம், கிசுமுசுப் பழம், தர்ப்பூசணி, நெல்லிக்கனி, பப்பாளி, பீச், பேரீச்சை, முலாம்பழம்.

அழகான குழந்தை பெற...

கிவி, ஆலம்பழம், வாழைப்பழம் (ஆண்குழந்தை பெற), (உலர் திராட்சை, சாத்துக்குடி, பேரீச்சை - பெண்குழந்தை பெற), சீத்தாப்பழம் (சிவப்பான குழந்தை பெற).

மாதவிலக்கு பிரச்னைகள்:

அன்னாசி, பீச் மற்றும் பேரி (இரண்டும் பெண்கள் அவசியம் சாப்பிட வேண்டிய பழங்கள்), வாழைப்பழம், மங்குஸ்தான் (அதிக ரத்தப் போக்கு) ராஸ்பெர்ரி.

மார்பகப்புற்று நோய்:

கொய்யா, ஆப்பிள், கிவி.

மூளை வளர்ச்சிக்கு... மூளையைப் பலப்படுத்த...

ஆப்பிள்(எழுத்தாளர்கள் தினமும் இரு பழம் சாப்பிடவும்), இலந்தை, எலுமிச்சை, கிசுமுசுப் பழம், அத்திப்பழம், அப்ரிகாட், திராட்சை, வாழைப்பழம், கிரான்பெர்ரி(தினமும் ஒரு வேளை சாறாக அருந்தவும்.), தர்ப்பூசணி, நெல்லி, பீச், ஸ்ட்ராபெர்ரி, வாழை, ப்ளுபெர்ரி.

மூட்டுவலி:

ஆப்பிள், எலுமிச்சை, கிவி, திராட்சை, பலா, பீச், பேரி, மாம்பழம், வாழைப்பழம், ஸ்ட்ராபெர்ரி.

மூலநோய் குணமாக:

செர்ரி, கொய்யா, அத்திப்பழம், இலந்தை, சப்போட்டா பழம், நாவல்பழம், வில்வக்கனி.

வயிற்றுவலி:

தர்ப்பூசணி, நாவல்பழம், அவாகோடா, ஆரஞ்சு, கிரான்பெர்ரி (வயிற்றுப்புண் உடனே குணமாகும்), கொய்யா, பப்பாளி, ராஸ்பெர்ரி.

வறட்டு இருமல்:

அத்திப்பழம், ஆப்பிள், தக்காளி.

வாய் நாற்றம்:

சாத்துக்குடி, பேரீச்சை, பீச்.

விந்துச்சுரப்பி:

கொய்யா, தர்ப்பூசணி, தக்காளி.

எந்த நோயானாலும் விரைந்து குணமாக:

அத்திப்பழம், அன்னாசி (உடல் நலம் புதுப்பிக்கப்படும்), கிசுமுசு, எலுமிச்சையைப் பிழிந்து ஒரு டம்ளர் வெந்நீர் + ஒரு சிட்டிகை உப்பு சேர்த்து அருந்தவும்.

வெண்புள்ளிகள்:

அத்திப்பழம்.

ஜலதோஷம்:

கிவி, மாம்பழம், ஆரஞ்சு, எலுமிச்சை, கிரான்பெர்ரி(மிகவும் அவசியம்).

ஜீரணக் கோளாறுகள்:

கிரேப்ஃப்ரூட், சப்போட்டா, அத்திப்பழம், அன்னாசி (அசைவ உணவு விரைந்து செரிக்கும்), ஆரஞ்சு (ஜீரணம் உறுதி), கொய்யா, பப்பாளி, ஃப்ளம், பீச், மாதுளை, முலாம்பழம், வில்வக்கனி.

நோய் எதிர்ப்புச் சக்தி அதிகரிக்க:

எலுமிச்சை, சாத்துக்குடி, திராட்சை, மங்குஸ்தான், மாம்பழம், மாதுளை, ப்ளுபெர்ரி, ஸ்ட்ராபெர்ரி, தக்காளி.

நீரிழிவு:

சப்போட்டா, பப்பாளி, புளிப்பு செர்ரிப்பழம் (மிகவும் அவசியம்), கிரேப் ஃப்ரூட், கிவி, கொய்யா, சீதாப்பழம், நாவல்பழம், ராஸ்பெர்ரி.

சீதபேதி:

ஆப்பிள், மங்குஸ்தான், மாதுளை, ப்ளுபெர்ரி, ராஸ்பெர்ரி.

விஷப்பொருள்களை அகற்ற:

கிரேப்ஃப்ரூட், கிவி, சாத்துக்குடி, திராட்சை, பேரீச்சை.

நாள்பட்ட நோய் குணமாக:

கிரேப்ஃப்ரூட், மாதுளை.

களைப்புத் தீர:

கிரேப் ஃப்ரூட், பேரீச்சை, பீச், மாதுளை.